Brazzo

Viszerale Automobilisation

AF892156

Marco Brazzo

Viszerale Automobilisation

Osteopathie für die inneren Organe

ELSEVIER
URBAN & FISCHER

URBAN & FISCHER

Zuschriften und Kritik an:
Elsevier GmbH, Urban & Fischer Verlag, Lektorat Komplementäre und Integrative Medizin, Karlstraße 45, 80333 München

Titel der Originalausgabe:
Ginnastica interna. red edizioni, Novara 2001
© Red Edizioni Spa, Novara

Wichtiger Hinweis für den Benutzer
Die Erkenntnisse in der Medizin unterliegen laufendem Wandel durch Forschung und klinische Erfahrungen. Der Autor dieses Werkes hat große Sorgfalt darauf verwendet, dass die in diesem Werk gemachten Angaben dem derzeitigen Wissensstand entsprechen. Das entbindet den Nutzer dieses Werkes aber nicht von der Verpflichtung, die Angaben zu überprüfen und seine Verordnung in eigener Verantwortung zu treffen.

Bibliografische Information Der Deutschen Bibliothek
Die Deutsche Bibliothek verzeichnet diese Publikation in der Deutschen Nationalbibliografie; detaillierte bibliografische Daten sind im Internet unter http://dnb.ddb.de abrufbar.

Alle Rechte vorbehalten
1. Auflage 2004
© Elsevier GmbH, München
Der Urban & Fischer Verlag ist ein Imprint der Elsevier GmbH.

04 05 06 07 08 5 4 3 2 1

Das Werk einschließlich aller seiner Teile ist urheberrechtlich geschützt. Jede Verwertung außerhalb der engen Grenzen des Urheberrechtsgesetzes ist ohne Zustimmung des Verlages unzulässig und strafbar. Das gilt insbesondere für Vervielfältigungen, Übersetzungen, Mikroverfilmungen und die Einspeicherung und Verarbeitung in elektronischen Systemen.

Um den Textfluss nicht zu stören, wurde bei Patienten und Berufsbezeichnungen die grammatikalisch maskuline Form gewählt. Selbstverständlich sind in diesen Fällen immer Frauen und Männer gemeint.

Planung und Lektorat: Komplementäre und Integrative Medizin
Übersetzung: Maria Anna Söllner, München
Herstellung: Kadja Gericke, Arnstorf
Satz: Kösel, Kempten
Druck und Bindung: Printer Trento S. r. L., Trento, Italien
Fotos: Giuseppe Fongaro
Zeichnungen: Franco Giradelli
Umschlaggestaltung: SpieszDesign, Neu-Ulm
Titelfotografie: Getty Images, München
Gedruckt auf 100 g LuxoSamtoffset

ISBN 3-437-55196-5

Aktuelle Informationen finden Sie im Internet unter **www.elsevier.com** und **www.elsevier-deutschland.de**

Inhaltsverzeichnis

Für meine Lehrer Giuseppe Gussoni und Giovanni De Antoni,
die in mir die Leidenschaft für die Bewegungslehre entfacht haben.

Über dieses Buch

Marco Brazzo stellt hier eine Methode der „indirekten Manipulation" der inneren Organe und Eingeweide vor, die darauf abzielt, Organfunktionen zu verbessern, Erkrankungen vorzubeugen und einige Krankheiten zu heilen. Es handelt sich dabei um Körperübungen, die vom Bewegungsapparat wie ganz normale Gymnastikübungen ausgeführt werden, jedoch gleichzeitig die Organe anregen und kräftigen. Die Übungen wirken sich positiv auf Bauch- (Magen-Darm-Trakt, Leber, Bauchspeicheldrüse, Milz, Nieren), Becken- (Harnwege, Geschlechtsorgane, Rektum), Hals- (Atemwege, Stimmbildungsorgane) und Kopforgane (Augen, Gehör, Gleichgewichtssinn) aus.

Die viszerale Automobilisation erweist sich als wertvolle Ergänzung zu konventionellen oder alternativen Therapieformen, wenn es darum geht, viszerale Erkrankungen zu heilen, aber auch als Prophylaxe einiger weit verbreiteter Erkrankungen der Atemwege (z. B. Asthma), der Augen (Kurzsichtigkeit), des Herzens (Herzinfarkt), der Geschlechtsorgane (Periodenschmerzen, Menopause), der Blutgefäße (Krampfadern) oder Lymphbahnen.

Über den Autor

Marco Brazzo studierte Sportwissenschaft und -pädagogik (Schwerpunkt: Geeignete körperliche Betätigung für Behinderte) und spezialisierte sich in Osteopathie. Als diplomierter Trainer u. a. für Volleyball und Gymnastik betreute er professionelle Sportler auch auf Olympia-Ebene. Er war außerdem Leiter des Kurzentrums Theatrum Sanitatis in Lavarone (Trentino). Im Moment ist Marco Brazzo vor allem in den Bereichen Sportunterricht und Rehabilitation tätig. Zudem leitet er Kurse für Musiker, die dabei eine gesunde Körperhaltung erlernen und auch psychisch auf ihre Konzerttätigkeit vorbereitet werden; zu diesem Thema veröffentlichte er diverse Titel. Er hat an der Enzyklopädie *Universo del Corpo* (Welt des Körpers) des *Istituto dell'Enciclopedia Italiana Treccani* mitgearbeitet. Seit 1986 ist er Mitglied des *Gruppo di studio della scoliosi e delle patologie vertebrali* (Studiengruppe für Skoliose und Wirbelsäulenerkrankungen).

Vorwort

Mit großer Freude möchte ich diesen klar konzipierten Band des Sportwissenschaftler und Osteopathen Marco Brazzo vorstellen. Ich wünsche diesem Buch eine breite Leserschaft, denn es behandelt ein zentrales Thema – und eine Auseinandersetzung lohnt sich bzw. ist wünschenswert. Nach aufmerksamer und prüfender Lektüre des Bandes schloss ich mich ohne Zögern sowohl den theoretischen Inhalten und als auch deren praktischen Umsetzung an.
Auch wenn es vielleicht offensichtlich erscheint, dass Bewegung mit den Lebensprozessen des Organismus eng verbunden ist, so ist jedoch die Idee der „inneren Gymnastik", wie sie der Autor nennt, zweifelsohne ungewöhnlich: Wohltuende Stimulierung entsteht durch eine ausgewogene Verknüpfung von Übungen für den Bewegungsapparat: Diese Übungen zielen in erster Linie nicht auf eine Verbesserung neuromuskulärer Leistungen ab, sondern sind vor allem darauf ausgerichtet, die inneren Funktionen der verschiedenen Apparate und Organsysteme anzuregen. Der Autor merkt richtig an, dass der Körper als komplexe Einheit nicht vergessen und nur einer vegetativen, unbewussten Autonomie überlassen werden darf, sondern vielmehr ständig „durchreist" werden soll, um seine Gesundheit zu erhalten.
Daran knüpft das überzeugende Konzept der Interaktion von „Behälter" und „Inhalt" an, das, um optimale Körperfunktionen zu erreichen, nicht einfach irgendwelche Diätnormen übernimmt, sondern die Verbindung herausarbeitet zwischen motorischen Aktivitäten und sekretorischen Vorgängen: Durch geeignete Übungen können z. B. die Stoffwechselvorgänge optimiert werden. Entsprechende Überlegungen betreffen dann Atem-, Kreislauf- und Sexualfunktionen usw.
Neben allgemein verständlichen anatomischen und physiologischen Anmerkungen am Anfang eines jeden Kapitels führt dieser wertvolle Leitfaden zu einem idealen Funktionieren unserer wunderbaren „Maschine" sowohl auf körperlicher als auch auf psychischer Ebene. Die gesundheitsfördernden Körperübungen (motorische Hygiene) sind Grundvoraussetzung einer perfekten Gesundheit – Ziel einer jeden heilenden und besonders präventiven Tätigkeit. Dieses Buch ist ein empfehlenswerter Ratgeber für alle!

Pier Gildo Bianchi

Der Arzt Pier Gildo Bianchi ist freier Dozent für Innere Medizin an der Universität Mailand.

Vorwort für die deutsche Ausgabe

Eines der schönen und wichtigen Dinge, die man bei Unterrichtstätigkeiten erleben darf, ist der Kontakt zu vielen Kollegen. Teilweise haben diese Kollegen eine andere Ausbildung oder auch andere Ansichten. Ich finde es ein enormes Privileg durch diese gegenseitigen Kontakte meinen eigenen Horizont erweitern zu dürfen, dazu lernen zu dürfen und auf diese Art den bunten Reichtum und die Vielfalt der Osteopathie und manuellen Medizin kennen zu lernen.

Eine besonders spannende Angelegenheit beim Kommunizieren mit Kollegen aus anderen „Strömungsrichtungen" ist das „Philosophieren" über die Definition der Osteopathie. Was versteht der Kollege unter Osteopathie … – Was verstehen Sie, lieber Leser, eigentlich unter Osteopathie?

In unserer modernen Welt gibt es mittlerweile so viele manuelle, energetische, mechanische, somato-emotionale, sogar esoterische etc. Therapieformen, so dass eine genaue Definition und Aufgabenbestimmung der „wahren" Osteopathie wahrscheinlich schier unmöglich geworden ist. Manchmal sehen bestimmte Techniken dann auch so „fürchterlich ähnlich" aus, was wir natürlich alle vehement abstreiten. Gibt es sie überhaupt, die einzig wahre Osteopathie? Kann ein Therapeut oder eine Therapie alle Nuancen der Osteopathie umfassen?

Osteopathie ist nicht nur eine Kunst, sondern gleichzeitig auch eine Wissenschaft und eine Philosophie.

Für mich ist Osteopathie eine „zärtliche" Anwendung von manuellen Techniken, deren Stärke und Einzigartigkeit in ihrer feinen Abstimmung auf die Bedürfnisse des Individuums liegt. So kann man sich die Frage stellen, ob Osteopathie sich beschränken lässt auf das Durchführen von beispielsweise passiven Techniken?

Ich persönlich als Osteopath der „älteren Garde" glaube, dass es auch wichtig ist, den Patienten aufzufordern, nach der Behandlung aktive Eigenmobilisationen und Übungen auszuführen, sozusagen als „Hausaufgabe". Aus dieser Sicht bin ich dankbar einem „Gleichgesinnten" begegnet zu sein, einem erfahrenen Osteopathen, der sich besonders viele interessante Gedanken in dieser Hinsicht gemacht hat und diese in dem vorliegenden Werk präsentiert. Marco Brazzo unterrichtet bei uns im DFO dieses Konzept und schenkt uns damit ein weiteres prächtiges Handwerkzeug. Er erinnert uns damit manchmal vielleicht an schon vergessene Grundprinzipien aus der Physiotherapie und zeigt die farbenreiche Vielfalt der Osteopathie. Dieses Buch kann gleichzeitig inspirierend sowohl für den Therapeuten selber als für den Patienten sein – Nicht nur der Patient braucht Aufforderung seinen Körper „fit" zu halten, auch der Therapeut selber sollte vorbeugend an sich arbeiten. Viel Spaß dabei!

Guido F. Meert

Osteopath D. O., Dipl. Physiotherapeut, Fachlicher Leiter des D. F. O., Deutsches Fortbildungsinstitut für Osteopathie Neutraubling (Regensburg) – Waldenburg
info@dfo-zentrum.de
www.dfo-zentrum.de

Abkürzungsliste

A.	Arteria, Arterie
Aa.	Arteriae, Arterien
M.	Musculus, Muskel
Mm.	Musculi, Muskeln
N.	Nervus, Nerv
Nn.	Nervi, Nerven
V.	Vena, Vene
Vv.	Venae, Venen

1 Grundlagen

1.1 Einführung

Der Mensch ist nur Mensch, wenn es ihm gelingt, die Natur, aus der er besteht und die ihn umgibt, mit allen Sinnen wahrzunehmen und zu enthüllen.
(F. Bacon)

Während meiner Osteopathie-Ausbildung erlernte ich die Kunst, mit den Händen Organe direkt zu mobilisieren. Als Bewegungswissenschaftler erlebte ich die positive indirekte Wirkung von Bewegung auf innere Organe. Ich beobachtete, dass der Effekt der manuellen Mobilisierung auf ein Organ nicht von Dauer ist, denn mit der Zeit verringert sich die Beweglichkeit des Organs wieder. Wenn ich jedoch dem Patienten zusätzlich täglich auszuführende Übungen – was für mich unter den Begriff „motorische Hygiene" fällt – zeige und ihm Ratschläge für eine gesunde Ernährung gebe, für eine „viszerale Hygiene", bleibt die Beweglichkeit der Organe erhalten.
Diese Methode der „inneren Gymnastik" ist nicht dazu gedacht, Krankheiten zu heilen, sondern eine traditionelle oder naturheilkundliche Therapie sinnvoll zu ergänzen. Sie ist zudem sehr effektiv bei der Prävention einiger Zivilisationskrankheiten, etwa der Lunge (z. B. Asthma bronchiale), der Augen (z. B. Kurzsichtigkeit), des Herzens (z. B. Herzinfarkt), der Leber (z. B. Lebervergrößerung), der Geschlechtsorgane (z. B. Menstruationsbeschwerden und Menopause), der Blut- oder Lymphbahnen (z. B. Krampfadern).
Leider kann in diesem Zusammenhang nicht auf die Darstellung der anatomischen Gegebenheiten verzichtet werden; es soll hier jedoch nur das Wichtigste beschrieben werden, um ein grundsätzliches Verständnis zu ermöglichen. Wer mehr darüber wissen möchte, sei auf die in der Bibliographie genannten Werke verwiesen.

1.1.1 Der Körper – eine wunderbare „Maschine"

Den menschlichen Körper kann man mit einer komplexen Maschine vergleichen, die aus dem Zusammenspiel vieler kleiner Maschinen besteht, also aus den Organen wie dem Gehirn, dem Herz, der Leber, den Lungen, den Nieren usw. Auch ein Auto ist eine komplexe Maschine, die ihrerseits aus vielen kleinen Maschinen zusammengesetzt ist: Anlasser, Lichtmaschine, Benzinpumpe, Vergaser, Ventilator etc. Wenn einer dieser Bereiche seine Aufgabe nicht mehr richtig erfüllt, kann dies die gesamte Funktionsfähigkeit des Autos beeinträchtigen. Bei unserem Körper verhält es sich genauso: Jede Art von Dysfunktion eines noch so kleinen Teils wirkt sich auf den gesamten Organismus unvermeidbar negativ aus – mit dem Unterschied, dass der Körper sehr viel komplizierter als ein Auto ist.
Unglücklicherweise vergessen in der heutigen Zeit die auf bestimmte Bereiche spezialisierten Fachärzte oft, den Organismus als ganzen zu berücksichtigen. Sie betrachten nur den kleinen Bereich, in dem sie am kompetentesten sind. Die Spezialisierung ist selbstverständlich nützlich, aber auf lange Sicht läuft man dabei Gefahr, das Wichtigste zu vergessen: das menschliche Leben. Das Leben, das wir führen und um uns herum wahrnehmen, ist Ergebnis eines harmonischen Zusammenspiels von allen Bestandteilen des menschlichen Körpers, die Psyche inbegriffen. Der Mensch liebt, arbeitet, läuft, spielt, lernt, schreibt, lehrt ... Wenn man diese Aktivitäten objektiv betrachtet, sieht man, dass der ganze Körper jedes Mal in Bewegung gebracht wird. Das gemeinsame Kennzeichen, der gemeinsame Nenner all dieser Tätigkeiten ist die Kontraktion der Skelettmuskeln, d. h. das menschliche Leben drückt sich durch Kontraktionen der gestreiften Muskulatur aus. Der Mensch wird von anderen allein durch sein Verhalten wahrgenommen. Er tritt mit der äußeren Welt durch eine Unmenge bis ins Kleinste kontrollierter Muskelbewegungen in Beziehung.
Das Gehirn ist nicht für die Art und Weise zuständig, wie seine Befehle ausgeführt werden. Oder anders gesagt: Wenn die Muskeln nicht normal arbeiten,

werden sie den erhaltenen Befehl nicht normal ausführen. Daraus folgt, dass das Gehirn gezwungen ist, seine Befehle (oder seine „Absichten“) umzustellen. Auch intellektuelle Leistungen, unsere ranghöchsten Betätigungen, haben nur einen Wert, wenn sie durch Muskeln ausgedrückt bzw. unserer Umgebung vermittelt werden. Durch den Bewegungsapparat wird das Innere, die Organe und Flüssigkeiten, in Bewegung gesetzt, und umgekehrt dient das Innere wiederum dem Bewegungsapparat. Der Bewegungsapparat sichert außerdem durch die Nahrungsbeschaffung die Energieversorgung des Organismus und reguliert so das Gleichgewicht zwischen Innen und Außen (die so genannte Homöostase).

1.1.2 „Motorische Hygiene“

Auf dem Planeten Erde sind alle Lebewesen mit einem Bewegungsapparat ausgestattet, der perfekt für die Umgebung geeignet ist, in der sie sich bewegen. Dieser Apparat bleibt gesund, wenn er sich in der Umgebung, für die er geschaffen ist, ausdrücken kann, aber er verliert an Effizienz und wird krank, wenn er andere Bewegungen ausüben muss. Er ist einem Formel-1-Wagen vergleichbar, dessen Karosserie und Motor dafür geschaffen sind, auf einer Piste zu rasen, der aber kaputt gehen würde, wenn er an einer Rallye teilnehmen müsste.
Das Pferd ist also mit den entsprechenden Skelettmuskeln fürs Galoppieren ausgestattet, die Schwalben zum Fliegen, der Delphin zum Schwimmen … Und der Mensch? Der menschliche Bewegungsapparat weist Hebel auf, die perfekt für das Klettern geeignet sind.
Spielplätze sehen heute ganz anders aus als früher: Die moderne Pädagogik hat eine psychomotorische Fehlentwicklung von Kindern bemerkt und daraufhin Spiele entworfen, die die Kinder zum Klettern anregen: Seile, vertikal aufgespannte Netze, Stangen, horizontale Leitern, Baumstämme usw. Denn das Kind erlernt durchs Klettern Koordination, Kraft, Widerstand, Mut, Besonnenheit … – alles Eigenschaften, die durch zu früh ausgeübten, spezialisierten Sport vernichtet werden: Das Kind hat nur noch die Fähigkeiten, die durch die praktizierte Sportart gefördert werden.
Alle Lebewesen passen ihren Organismus an Veränderungen ihrer natürlichen Umgebung an, wie die

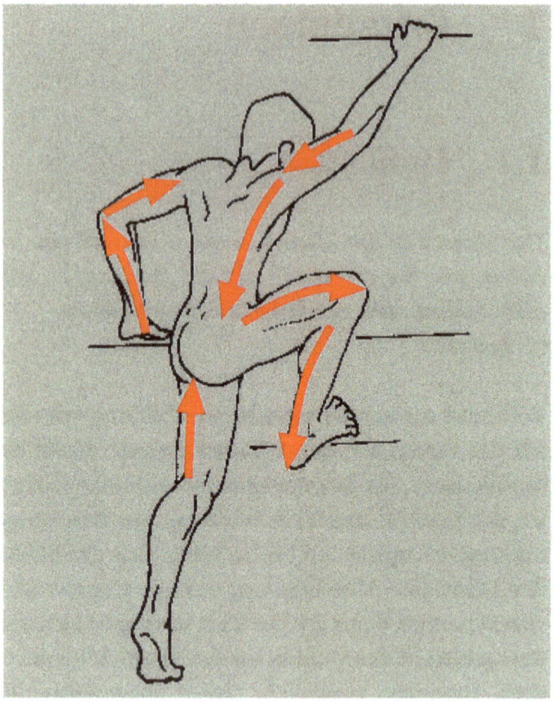

Abb. 1: Der Bewegungsapparat des Menschen ist perfekt zum Klettern geeignet.

Evolution zeigt, aber hier sind Veränderungen gemeint, die in einem Zeitraum von Millionen von Jahren geschehen sind. Der Mensch hat sich jedoch in kurzer Zeit eine seiner Physiologie entgegengesetzte Umgebung geschaffen, die nicht der von der Natur gegebenen entspricht; d. h., er hat keine Möglichkeit, sich anzupassen. Der Stuhl, der Tisch, der Computer, das Auto, das künstliche Licht usw. sind Bestandteile eines „Sportplatzes“, der den Menschen täglich dazu zwingt, seinen Bewegungsapparat auf unnatürliche und gesundheitsschädliche Weise zu „trainieren“. Noch schlimmer ist jedoch, dass der Mensch, der sich dieses Mankos durchaus bewusst ist, auf sportliche Aktivitäten zurückgreift und damit seinem Organismus definitiv schadet. Denn es gibt keine Sportart, durch die der Mensch die Hebel anwenden kann, für die seine Muskulatur geschaffen ist. Sportarten zielen nicht auf Gesundheit ab, sondern auf das Erlernen einer bestimmten Technik, um ein bestimmtes Ergebnis zu erreichen.
In der Natur ist es nicht vorgesehen, Tennis zu spielen oder zu schwimmen. Schließlich sind wir nicht mit einem unterschiedlichen Bewegungsapparat und mit „austauschbaren“ muskulären Hebelwirkungen ausgestattet, falls wir einmal die Sportart wechseln wollten.

Aber wann und wie oft klettert der Mensch im Alltagsleben? Es ist, als zwänge man ein Wildpferd dazu, sich acht Stunden nicht zu bewegen, still zu sitzen, den Kopf blockiert, und dann am Ende des Tages, wenn man sein Unwohlsein aufgrund der mangelnden Bewegung festgestellt hat, es statt es ein bisschen galoppieren, im Schwimmbad ein Bad nehmen zu lassen (da das Schwimmen „alle Muskeln bewegt"). Es scheint absurd, und doch geht der Normalbürger nach einem Arbeitstag ins Sportstudio oder ins Schwimmbad usw.
Diese schlechte Pflege unserer „wunderbaren Maschine" führt dazu, dass wir unseren Organismus als ganzen direkt und indirekt schädigen:

- direkt durch die Beziehung zwischen „Behälter" und „Inhalt", wie in den nächsten Kapiteln (☞ 1.2.2, 1.3, 1.4) zu sehen sein wird,
- indirekt über die Wirbelsäule.

Da die Wirbelsäule der tragende Pfeiler des Skeletts ist, zeigen sich zuerst an ihr die Folgen dieses unnatürlichen Verhaltens (steifer Hals, Schmerzen im unteren Rücken, Rückenschmerzen, Arthrosen usw.). Als Sitz des Rückenmarks (hier laufen die Nervenbahnen vom Gehirn zu den peripheren Organen und Geweben) wird sie im Falle einer Schädigung auch einen negativen Einfluss auf die inneren Organe haben. Deshalb wird in der modernen Zivilisation der Kinesiologe immer wichtiger. Den Indios Amazoniens könnte er nichts beibringen, aber für den zivilisierten Menschen, der schon nicht mehr seinen „täglichen Klettergang" praktizieren kann, ist er unverzichtbar.
Für die Prävention und Therapie von Rückenschmerzen (back school), von Osteoporose (bone school), für die Geburtsvorbereitung, die psychomotorische Erziehung, die Atemschulung usw. entsteht so die Notwendigkeit der „motorischen Hygiene".

Zehn Regeln für einen gesunden Bewegungsapparat

1. Wenn Sie stehen, halten Sie den Rücken gerade und bleiben Sie nicht längere Zeit in derselben Haltung, ohne sich zu bewegen: Beim Bügeln z. B. ist der Rücken meistens krumm, und es besteht die Gefahr, dass man lange dieselbe Haltung beibehält.
2. Wenn Sie sitzen, verwenden Sie Stühle, die für Ihre Größe geeignet sind. Lehnen Sie sich an die Stuhllehne an, die gerade oder gebogen sein kann, jedoch die Lendenwirbelsäule unterstützen sollte, um die korrekte Lordose (Wirbelsäulenkrümmung im Bereich des unteren Rückens) beizubehalten. Der Kopf soll in einer Linie mit dem Rumpf sein. Auch eine korrekte Sitzhaltung sollten Sie alle 20 – 30 Minuten unterbrechen, indem Sie aufstehen und ein paar Schritte tun. Auch hinter dem Lenkrad gilt: Fahren Sie nicht längere Zeit am Stück, steigen Sie wenigstens einmal pro Stunde aus.
3. Wenn Sie bei einer Tätigkeit mit dem Kopf in derselben Haltung verharren, z. B. während Sie lesen, lernen, am Computer arbeiten oder fernsehen, vergessen Sie nicht, alle zehn Minuten sanft den Hals in alle Richtungen zu bewegen.
4. Wenn Sie Sachen hochheben, beugen Sie, auch wenn es sich um leichte Dinge handelt, die Knie und halten Sie den Rücken gerade. Vermeiden Sie bei dieser Bewegung Drehungen der Wirbelsäule.
5. Wenn Sie schwere Dinge tragen, vermeiden Sie übermäßige Lasten, halten Sie sie nahe am Körper oder balancieren Sie sie seitlich.
6. Überstrecken Sie nicht den Rücken, wenn Sie Dinge von weiter oben herunterholen, sondern benützen Sie angemessene Hilfsmittel wie Hocker, Leitern usw.
7. Tragen Sie bequeme Schuhe. Hohe Absätze sind schädlich für die Wirbelsäule, da sie das Fußgewölbe verändern und die Spannung in der gesamten hinteren Muskulatur des Rumpfes erhöhen. Wenn möglich, gehen Sie barfuß über Wiesen, durch Wälder, auf Sand und über Kieselsteine; das stärkt das Gleichgewicht.
8. Wiederholen Sie dieselben Bewegungen nicht über einen längeren Zeitraum. Verändern Sie die Aufgaben, die Sie ausführen müssen.
9. Bei der Arbeit sollten Sie Hilfsmittel benutzen, die für ihre Statur geeignet sind, um nicht den Rücken krümmen zu müssen: Stuhl, Schreibtisch, Besen, Staubsauger, Rasenmäher usw.
10. Legen Sie sich beim Schlafen nicht auf den Bauch, benutzen Sie Matratzen, in die Sie nicht einsinken. Bei der Auswahl der Kissen achten Sie darauf, dass der Hals in jeder Lage – auf dem Rücken oder auf der Seite – in einer Linie mit dem Rumpf bleibt.

Dieses Buch befasst sich mit einem noch unerforschten Aspekt der Bewegungslehre: dem Einfluss der Bewegung auf die Funktion der inneren Organe. Der Motor (innere Organe) eines Mercedes macht die Karosserie (Bewegungsapparat) eines Renaults nicht besser. Jedes Individuum sollte also seine Karosserie zu schätzen wissen und sie so einsetzen, dass sein Motor besser läuft. Diese Überlegungen waren die Motivation für mich, ein Buch über viszerale Automobilisation bzw. innere Gymnastik zu schreiben.

1.2 Auch Organe machen Gymnastik

1.2.1 Die Struktur des Menschen

In einem anomalen Körper ist Krankheit genau so natürlich wie Gesundheit in einem normal strukturierten Körper. (A. T. Still)

Der „ideale" Gesundheitszustand ist provisorisch. Wenn man in der Gesundheit ein absolutes Gut sieht, glaubt man in gewisser Weise an einen unveränderlichen Menschen ohne einen bestimmten Zweck. Sieht man die Krankheit als Schicksal, verleugnet man die Existenz von unterschiedlichen Konstitutionstypen und sieht nur irgendwelche Mikroben in Aktion oder die oberflächliche Blinddarmentzündung. Die Sichtweise der Kinesiologie ist eine völlig andere: Der Mensch wird als gesund definiert, wenn sein Inneres im Gleichgewicht mit seinem Umfeld ist. Die Mechanismen des Körpers arbeiten beständig daran, dieses harmonische Gleichgewicht zu erhalten oder wiederherzustellen, denn dadurch sind normale Körperfunktionen erst möglich.
Die „Maschine" Mensch besitzt im Gegensatz zum Auto natürliche Ressourcen, um sich alleine zu reparieren; es ist, als hätte ein jeder seinen persönlichen Mechaniker. Was passiert z. B. bei einer Hautverletzung? Mit der Zeit bildet das Gewebe eine Narbe, der Schnitt schließt sich, die Schäden werden repariert. Deswegen sollten wir Abstand nehmen von drastischen Ratschlägen, eilig gegebenen Heilmitteln und systematischen Verstümmelungen (z. B. durch Medikamente und chirurgische Eingriffe). Überlassen wir diese grundlegende Aufgabe dem Körper mit seiner wunderbaren Anpassungs- und Kompensationsfähigkeit und beschränken wir uns darauf, ihn durch präzise, möglichst einfache und wirksame Normalisierungsmaßnahmen wieder ins Gleichgewicht zu bringen und seinen Rhythmus wieder zu beleben.
Bei der Körperarbeit empfinde ich immer wieder einen enormen Unterschied zwischen ausgeklügelten Krankheitsanalysen und deren Integration beim betroffenen Patienten. Ich bin z. B. davon überzeugt, dass der berühmte Bandscheibenvorfall, der bei Ischiasbeschwerden (Ischialgie) oft zu Recht als Ursache gesehen wird, bei einer Person mit gerader, starrer, aggressiver Haltung etwas völlig anderes bedeutet als bei einer Person mit einer schlaffen, eher schüchternen Haltung. Die Ursprünge des individuellen Verhaltens, also des Körperschemas, sind von den psychischen Gegebenheiten, von der Haltung im Beruf, von der Ernährung usw. geprägt und haben den Körper zu etwas Einzigartigem modelliert. Man kann hier also auf ein Leiden, das sich manchmal als Bandscheibenvorfall ausdrückt, nicht jedes Mal mit derselben Therapie reagieren.
Auch wenn eine Standardbehandlung auf wirklich wissenschaftlicher Basis für das lokale Wohlbefinden effektiv eingesetzt wird, laufen diese Heilbehandlungen, wenn sie den Menschen nicht in seiner Gesamtheit sehen, Gefahr, ihn auf ein spezielles, von der gesamten Persönlichkeit abgespaltenes Segment zu reduzieren. Ein Rückfall ist dann kaum zu vermeiden.
Einen Ischiasschmerz zu heilen, heißt nicht nur das Element „Schmerz" zu unterdrücken, sondern den Gesamtmechanismus zu verstehen und die Art, wie diese Krankheit aufgetreten ist. Ist die Krankheit durch Mikroben, Bakterien oder Viren ausgelöst, kann die Bewegungstherapie ihren Beitrag leisten, indem sie die Konstitution verbessert und somit die Fähigkeit, auf den Angriff zu reagieren.
Fassen wir die bisherigen Überlegungen zusammen, indem wir die gemeinsamen Prinzipien von Osteopathie und Kinesiologie darstellen:

- Der Körper ist eine biologische Einheit.
- Der menschliche Körper agiert in aufrechter Haltung.
- Diese Aktion erfordert eine rhythmische Bewegung und beeinflusst die Körperfunktionen.
- Der Köper besitzt Selbstheilungskräfte, nämlich überall da, wo das Blut normalerweise zirkuliert.

Jedes Individuum hat die Fähigkeit zur Anpassung, doch ein identischer Angriff wird abhängig von der jeweiligen Konstitution unterschiedlich aufgenommen und kompensiert.

Durch die Aufrichtung kann der Homo sapiens seine Hände frei bewegen. Dadurch dass er die Hände nicht mehr zur Fortbewegung, sondern für kreative Prozesse verwendet, konnte er das Gehirn entlasten und entwickeln.

Diese vertikale Statik ist jedoch nicht unbeweglich und starr. Der Kompromiss zwischen Bewegung und Stabilität muss gefunden werden, der Körper ist also zwei Bedürfnissen unterworfen:

- dem Bedürfnis nach Stabilität, um die Schwerkraft auszuhalten bzw. vielmehr um sie bei der Entwicklung von reaktiven Kräften zu nutzen; dem Bedürfnis nach einer festen Struktur, d. h. nach Knochen, Muskeln und Sehnen, die als dynamische Struktur agieren,
- dem Bedürfnis nach Beweglichkeit: Bewegung ist Leben, die Wurzel der Bewegung ist der Rhythmus. Fehlt der Rhythmus oder ist er nicht harmonisch (zu viel Bewegung beim Sport oder zu wenig Bewegung bei sitzenden Tätigkeiten), erhöht sich die Gefahr, dass sich eine Krankheit entwickelt, beträchtlich.

Das gilt sowohl für das Organ Wirbelsäule als auch für das Organ Herz sowie für jedes andere Organ. Der Wechsel zwischen Stabilität und Beweglichkeit muss ökonomisch vollzogen werden. Die Energie muss im Körper ohne Einschränkungen zirkulieren können, um auf die Umgebung ausgerichtet zu sein. Mit dieser aufgerichteten, handelnden Struktur ist das innere Funktionssystem, das viszerale System, eng verbunden. Es stellt die Werkstatt dar, in der alles, was von außen herangetragen wird, Sonnenenergie, Sauerstoff und Nahrung, in energetische Elemente umgewandelt wird. Die innere Werkstatt dient der Struktur, und wenn sie funktioniert, funktioniert auch die Struktur, durch die sich der Verstand mitteilt.

Genauer gesagt funktioniert der Mensch dank des Zusammenspiels von drei Systemen, die eng miteinander verbunden sind und die Einheit Mensch bilden:

- das Muskel-Skelett-System,
- das vegetative Nervensystem,
- das zentrale Nervensystem.

Das lebensnotwendige Gleichgewicht mit der Umgebung (Homöostase) wird durch die Struktur hergestellt – denn letztlich hängt das Überleben des Menschen von seiner Anpassungsfähigkeit an äußere Veränderungen ab.

- Das Muskel-Skelett-System ist für Motorik und Fortbewegung, Gleichgewicht, Koordination und Reflexe zuständig. Die motorische Funktion unterliegt dem Willen, während Reflexe unbewusst ausgeführt werden.
- Das vegetative Nervensystem ist ein unbewusstes System, das nicht dem Willen unterliegt und auf Reflexebene funktioniert, indem es sich ständig an innere und äußere Gegebenheiten anpasst. Es garantiert das Überleben der Organe des Individuums und reguliert Ernährung und Stoffwechsel.
- Das zentrale Nervensystem lenkt Verstand, Gedächtnis, Gedanken, Begabung, Verhalten, die Analyse von Entscheidungen, Gefühle und Gemütserregungen; es koordiniert die Aktivität der Organe durch das autonome Nervensystem (Sympathikus und Parasympathikus).

Die Funktion ist unabdingbar für die Struktur; umgekehrt ist das Viszerale mit der Struktur verbunden, weshalb sich jegliche Anomalie der einen auf der anderen Ebene niederschlägt. Bei Kunstturne-

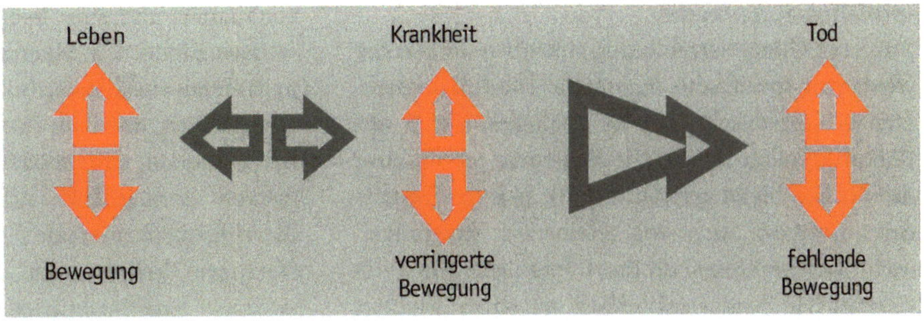

Abb. 2: Erhöhtes Krankheitsrisiko bei mangelnder Bewegung oder unharmonischem Rhythmus.

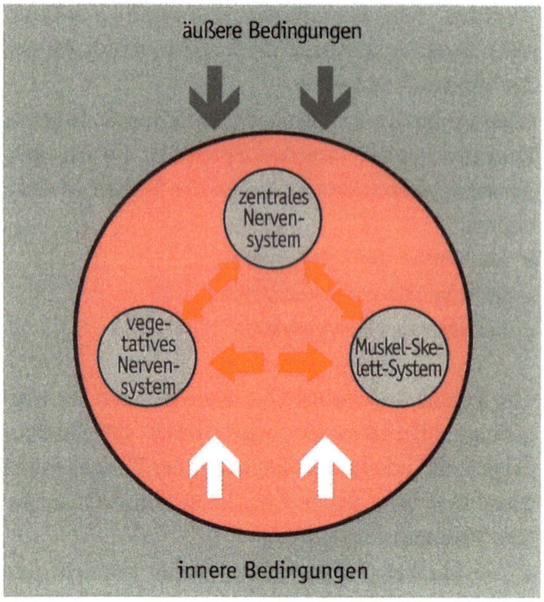

Abb. 3: Die Einheit Mensch wird durch drei Systeme gebildet.

rinnen z. B. treten häufig aufgrund der Belastung der Lendenwirbelsäule eine orthostatische Proteinurie und Albuminurie wie auch Menstruationsbeschwerden auf. Ein anderes Beispiel ist das kurzsichtige Auge, das bei Brillenträgern allmählich seine Beweglichkeit einbüßt, da das Gesichtsfeld ständig eingeschränkt wird. Die Sicht verschlechtert sich, und proportional zum Beweglichkeitsverlust entstehen Gehirnprobleme.

Bei vielen Patienten konnte ich feststellen, dass Lumbalgien (Schmerzen im unteren Rücken) auf Störungen des Dickdarms (Kolon) und Schmerzen im Kreuzbein (Os sacrum) auf Störungen der Blase oder der Geschlechtsorgane zurückgehen können (viszero-somatische Reflexe). Das Organ beeinflusst aber auch die Psyche und diese wiederum die äußere Gestalt. Körperlichen Anomalien folgen meist psychische Komplexe. Manche Mädchen z. B., deren Brust sich in der Pubertät schnell entwickelt, tendieren dazu, sich krumm zu halten, um das Missverhältnis zu verstecken.

Aus jeder Gestaltveränderung entstehen umgekehrt wiederum spezifische organische Modifikationen. Deshalb entwickelt sich bei Mädchen, die in der Pubertät Ballett lernen, die Brust nur gering, und der Rücken bleibt gerade. Auf der anderen Seite ist der Ausdruck „sich vor Schmerzen krümmen" mehr als eine Metapher: Das Organ beeinflusst die Gestalt. Die Psyche schließlich hat einen direkten Einfluss auf das Organsystem, z. B. bei psychosomatischen Störungen, etwa Appetitverlust, Amenorrhoe usw., die durch Magersucht (Anorexia nervosa) ausgelöst werden.

Einem guten Funktionieren der psychisch-viszeral-somatischen Einheit liegt eine rhythmische Bewegung zugrunde. Der Rhythmus im Inneren des Organs, aber auch der Rhythmus des Organs selbst, Fluss und Rückfluss: Fehlt dies, entsteht eine Stauung, ein Stein oder eine andere Blockade. Eine freie Zirkulation der Flüssigkeiten sorgt dafür, dass alle Körpergewebe versorgt werden. Deshalb müssen diese ohne Hindernisse hin- und zurückfließen können. Ein eklatanter Beweis dafür sind alte Patienten, die aufgrund eines Bruches für längere Zeit ans Bett gefesselt sind. Durch diese Hypomobilität entstehen zahlreiche Komplikationen: mangelnder Appetit, verlangsamte Verdauung, Verstopfung, Wundliegen, Rückenschmerzen, Schlaflosigkeit, Atemprobleme, Muskel- und Knochenschmerzen (Fibromyalgie), Knochenabbau (Osteopenie), Kreislaufprobleme, Depressionen usw., die häufig zum Tod führen.

1.2.2 Die Beziehung zwischen „Behälter" und „Inhalt"

Um die viszerale Beweglichkeit zu verstehen, sollen hier zwei Einheiten genannt werden, die die Grundlage des Verständnisses von viszeraler Mechanik bilden:

- der Inhalt, d. h. die inneren Organe und das, was diese wiederum enthalten, stellt eine verformbare und komprimierbare Einheit dar,
- der Behälter, d. h. die Wände, die den Inhalt umhüllen und an denen alle Organe des Körpers direkt oder indirekt befestigt sind, also der Haltestrukturen: Muskeln, Skelett und Faszien.

Die inneren Organe sind von serösen Häuten bedeckt und können sich aufgrund dessen in Bezug zueinander und zum Behälter frei bewegen. Diese serösen Häute, d. h. Membrane, die die großen Körperhöhlen auskleiden, bilden glatte verschiebbare Oberflächen, die dank Faszien, Bändern und anderen Geweben eine solche physiologische Beweglichkeit ermöglichen. Alle Modifizierungen der Beweglichkeit (viszerale Fixierungen, Organvergrößerungen, Verklebungen, so genannte Adhärenzen) zwischen zwei Strukturen lösen eine Krankheit aus.

Eine über längere Zeit anhaltende Veränderung der Beweglichkeit wird wichtige Veränderungen der Struktur selbst mit sich bringen (z. B. kann eine Anspannung der Augenmuskeln auf Dauer die Hornhautkrümmung verändern).

Der Muskel-Skelett-Apparat ist nach einem Gleichgewicht zwischen vorne und hinten über ein System von Hebeln erster Ordnung organisiert, die an der Wirbelsäule ihren Ursprung haben: Vorne ist das Gewicht der Eingeweide, des Brustkorbs und des Kopfes mit den wichtigen Lebensfunktionen Atmung, Ernährung, Fortbewegung, Sehen und Hören. Hinten befindet sich die gesamte Muskulatur des Gleichgewichts. Diese Einheit von Muskeln und Skelett ist also zusammen mit Faszien und Sehnen verantwortlich für eine gute Position im Raum und eine gesunde Funktion der inneren Organe.

Genauer gesagt, sind die Bewegungen der inneren Organe von drei Systemen abhängig:

- dem neuromuskulären System,
- dem autonomen (vegetativen) Nervensystem,
- der Motilität.

Das neuromuskuläre System

Für die Bewegung des Skeletts (Fortbewegung, Kauen usw.) ist die gestreifte Muskulatur verantwortlich, die Befehle des zentralen Nervensystems erhält. Diese komplexe Motorik ist die Summe von kleinen Bewegungen, die zahlreiche Gelenke in Bewegung setzen. Bewegungen des Behälters verändern auch die anatomischen Bezüge der inneren Organe untereinander: Die Beugung des Rumpfs nach vorne z. B. lässt die Leber nach vorne und unten auf den Zwölffingerdarm und das Kolon (Dickdarm) gleiten und schließt dabei die rechte Dickdarmkrümmung. Deformationen des Behälters aufgrund von Bewegungen werden also auch die viszeralen Bewegungen und Verhältnisse verändern.

Das autonome Nervensystem

Das autonome oder vegetative Nervensystem stellt ein unbewusstes System dar, das nicht vom Willen abhängt und durch Reflexe funktioniert; es sichert so das organische Leben des Individuums, nämlich die Atem-, Herz-, Verdauungs-, Stoffwechsel- und Sexualfunktion, wobei es sich ständig an äußere und innere Bedingungen anpasst. Es ist vom somatischen (willkürlichen) Nervensystem komplett unabhängig und setzt sich aus zwei zusammenarbeitenden und sich ergänzenden Systemen zusammen:

- dem Sympathikus, dessen Ganglien sich seitlich der Wirbelsäule befinden und der die vegetativen Funktionen „beschleunigt", und
- dem Parasympathikus, dessen Fasern vom Hirnstamm und vom Mark des Kreuzbeins ausgehen; er „bremst" die vegetativen Funktionen (in einigen Fällen sind die Rollen der beiden Systeme vertauscht).

Diese beiden Systeme müssen immer im Gleichgewicht sein. Ist eines stärker als das andere, entstehen aufgrund des Ungleichgewichts so genannte neurovegetative Krankheiten. Aufgabe des autonomen Nervensystems ist es also, das Stoffwechselgleichgewicht zu garantieren, oder anders gesagt, eine gute Homöostase zu bewahren.

Die Motilität

Motilität wird definiert als die motorische Fähigkeit eines jeden inneren Organs; es ist eine schwache, langsame, mit dem bloßen Auge nicht sichtbare Bewegung. Wir können die Mobilität sehen, nicht aber die Motilität. Die Motilität entspricht dem Zellleben im Organinneren, die man als Fortsetzung der embryonalen Bewegung sehen könnte (Zellgedächtnis). Der Motilität aller inneren Organe liegt ein Phänomen zugrunde, das primärer Atemmechanismus genannt wird. Dieses physiologische Phänomen umfasst die Beweglichkeit des Gehirns und des Rückenmarks, das Hin- und Herfließen des Liquors, die Beweglichkeit der Hirn- und Rückenmarkhäute (Meningen), der Schädelknochen und die vom Willen unabhängige Beweglichkeit des Kreuzbeins zwischen den Darmbeinen.

Betrachtet man nun den unbestreitbaren gegenseitigen Einfluss von Behälter und Inhalt, kann man feststellen, dass eine geeignete motorische Aktivität (die innere Gymnastik) einen sehr großen Wert für die Prävention und Therapie von Erkrankungen hat, da sie zu einer Verbesserung aller anderen Bestandteile des Organismus führt.

Durch die Korrektur oder Normalisierung biomechanischer Abweichungen können verbessert werden:

- das strukturale System (Gleichgewicht und Wirksamkeit der Bewegung),
- das System der Flüssigkeiten (freie Zirkulation des Blutes und der Lymphflüssigkeit, gute Drainage der Abfallprodukte des Stoffwechsels, gute Immunabwehr),

- das neurologische System (durch die Normalisierung der Wirbelsäule wird das Gleichgewicht von Sympathikus und Parasympathikus beeinflusst und so eine gesunde Funktion der inneren Organe erzielt).

1.2.3 Ziele der inneren Gymnastik

Alle Organe und Eingeweide besitzen eine ihnen eigene physiologische Motilität. Durch Veränderungen von Motorik, Zirkulation und Sekretion verändern sie sich in Hinsicht auf:
- Volumen (Ausweitung oder Verengung),
- Dichte (hart oder weich),
- Position,
- Bewegung.

Die innere Gymnastik, bei der „am Behälter“ mit Gymnastikübungen gearbeitet wird, hat folgende Ziele:
- die Wiederherstellung des Gleichgewichts zwischen Gefäßerweiterung und -verengung,
- die Beseitigung von venösen und lymphatischen Stauungen sowie die Auflösung von Ödemen (Wasseransammlungen im Gewebe),
- die Wiederherstellung einer normalen Durchblutung,
- die Verbesserung des lokalen Stoffwechsels,
- die Verhinderung von Fibrosen, Sklerosen und Verklebungen,
- die Beseitigung von Muskel- und Sehnenverkürzungen (Kontrakturen),
- die Verbesserung von Position und Form des behandelten Organs sowie seiner Verbindungen zu anderen Organen.

Das Ziel der inneren Gymnastik ist also, das Muskel-Skelett-System (den Behälter) aktiv zu mobilisieren, um auf Organe und Eingeweide (Inhalt) einzuwirken. Sie will keine Krankheiten heilen. Ihr therapeutischer Erfolg ist am größten, wenn die Ursache der organischen Probleme tatsächlich der negative Einfluss eines veränderten Behälters auf den Inhalt ist. Wenn nicht, wird dieses Buch dennoch nützlich sein, denn die medizinische Gymnastik kann eine konventionelle oder alternative Therapie sehr gut unterstützen. In jedem Fall wird die innere Gymnastik eine präventive Wirkung haben. Ein Therapeut, der die Regeln für eine gesunde Lebensweise kennt, sollte deshalb meiner Ansicht nach dem Patienten die grundlegenden Gesetze der Natur und des Lebens nahe bringen.

Je unregelmäßiger die Lebensführung eines Menschen ist, desto empfänglicher wird er für äußere Einflüsse, und je mehr seine Lebensweise zu wünschen übrig lässt, desto mehr erfährt er den unglückseligen Einfluss seiner Umgebung. (J. T. Kent)

1.3 Aufbau des Behälters

1.3.1 Lebensfunktionen und muskulärer Aufbau

Der Behälter des Menschen nimmt eine bestimmte Form an, um genau definierte vegetative Notwendigkeiten zu erfüllen. Das bedeutet, dass sich die Skelettknochen in einer bestimmten Weise anordnen und sich einige Muskelgebiete mehr entwickeln als andere, um das Überleben zu garantieren. Alle Lebensfunktionen müssen als Grundvoraussetzung für das Überleben des Menschen sowohl vom Stoffwechsel als auch vom Nervensystem in jedem Moment und in jeglicher Situation garantiert werden.
Die Bedürfnisse des vegetativen Lebens zeigen sich auf bewusster Ebene in Form von Trieben: Atmen, Trinken, Essen, Sexualität. Unser vegetatives Nervensystem, das essentiell für das Überleben ist, hält das willkürliche Nervensystem unter Kontrolle. Dem Mensch, der willentlich atmet, dem Hunger oder der Müdigkeit widersteht, gelingt es nicht, mit der Zeit diese Funktionen völlig zu kontrollieren, ohne dass er sein Leben aufs Spiel setzt. Der Taucher, der keine Luft mehr hat, ertrinkt, weil er Wasser einatmet, obwohl er weiß, dass er nicht atmen sollte. Unser willkürliches Nervensystem kann sich nur bis zu dem Punkt widersetzen, an dem die vegetativen Funktionen nicht gefährlich belastet werden.
Die vegetativen Bedürfnisse sind halbwillentliche Handlungen, z. B. die Atmung, die Ernährung, die Fortpflanzung und die Funktion der Fortbewegung und Statik: Sie sind einer gemischten Innervation unterworfen, einem willentlichen und einem automatischen Befehl. Das vegetative Nervensystem aktiviert seine Funktionen und passt diese den Bedürfnissen an. Durch das neuromuskuläre System können diese Vitalfunktionen effizient und ohne

Hilfe von außen erfüllt werden. Ein tiefer Atemzug sieht eine Anstrengung vor. Die Fähigkeit, zu gehen, etwas zu greifen, es zu sich heran zu bringen, sichert die Fähigkeit, sich autonom zu ernähren. Der Geschlechtsakt sichert die Fortpflanzung, die für das Individuum nur eine Möglichkeit darstellt, für die Spezies jedoch unabdingbar ist. Der willentliche Befehl kann außerdem neue Gegebenheiten einführen: Atemnot, Rennen usw.
Unter Vitalfunktion versteht man die Funktion des Organismus, die vor allen anderen garantiert sein muss. Inzwischen weiß man, dass jede dieser Funktionen über ein muskuläres Unterstützungssystem verfügt. Während der Evolution der menschlichen Spezies (und auch bei der Entwicklung des Kindes, denn die Ontogenese ahmt die Phylogenese nach) strukturieren sich diese Lebensfunktionen nach einer festgelegten Hierarchie; parallel dazu entwickeln sich die Muskelbereiche je nach Wichtigkeit der Funktion, die sie unterstützen. Es wäre unmöglich, ohne die Einatmung, die im Moment der Geburt geschieht, zu überleben. Kurz danach folgt das Bedürfnis nach Nahrung. Das Neugeborene drückt seine Angst vor Hunger mit dem Atemapparat aus, d. h. es schreit. Wenn es dann verstanden hat, dass seine Hände zu ihm gehören, wird es sich bemühen, alles in seiner Nähe zu ergreifen und zum Mund zu führen. Obwohl es noch nicht unterscheiden kann, was essbar ist und was nicht, wird es unabhängig davon von Anfang an zum Ausdruck bringen, wenn es Hunger hat. Diese Autonomie wird sich zeigen, wenn das Kind die aufrechte Haltung erreicht hat. Es kann sich dann bewegen und Nahrung suchen. Sehr viel später, wenn der Mensch physisch, psychisch und sexuell gereift ist, kann er dem Fortpflanzungsbedürfnis der Spezies nachkommen.
Auf körperlicher Ebene existiert also eine Muskelhierarchie, die auf der Hierarchie der Lebensfunktionen basiert.

Die Atemfunktion

Die Atmung stellt – einmal abgesehen von rein vegetativ gesteuerten Funktionen wie z. B. dem Herzschlag – den grundlegenden Akt des Überlebens dar. Es ist der erste fundamentale motorische Akt des Menschen, wenn er geboren wird, und der letzte, wenn er stirbt. Da also die Atmung als Lebensfunktion an erster Stelle steht, verfügt sie über die meiste muskuläre Unterstützung. Ohne die Beweglichkeit des Zwerchfells, des wichtigsten Atem-

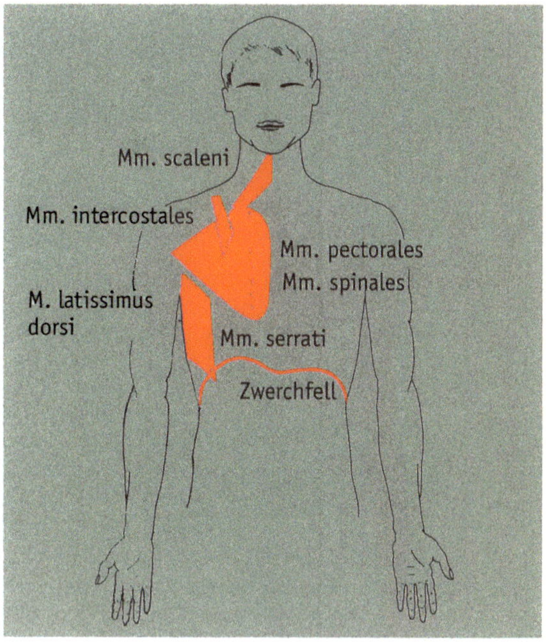

Abb. 4: Inspiratorische Atemhilfsmuskulatur.

muskels, wäre ein Überleben nicht möglich. Man kann es mit dem Schwinghebel eines Pendels vergleichen, das die Lebenszeit in Abschnitte zerteilt. Die Atemhilfs- und die Zwischenrippenmuskulatur (Mm. intercostales) unterstützen die Atmung dann, wenn z. B. eine größere Anstrengung vollbracht werden muss oder Atemnot besteht. Die Spinalmuskeln (Mm. spinales) sind inspiratorische Muskeln, d. h. die Atmung erfolgt dank fibröser Muskeln, die eigentlich für Statik und Tonus zuständig sind.

Die Ernährungsfunktion

Der zweite motorische Akt des Neugeborenen ist das Saugen. Durch das Stillen wird von Anfang an eines der Hauptbedürfnisse erfüllt. Es ist ein für das Überleben eines Kindes derart wichtiger und notwendiger Akt, dass es sich ununterbrochen dieser Tätigkeit widmet, manchmal sogar schon in der Gebärmutter. Wenn ein Neugeborenes am Daumen lutscht, macht es dieselbe Geste, mit der es später Nahrung zum Mund führt. Dabei aktiviert das Baby die „Greiffunktion", also die Adduktion des Armes, die Beugung des Ellenbogens, des Handgelenks und der Finger.
Auch die Ernährungsfunktion nimmt eine herausragende Stellung unter den Lebensfunktionen ein, die ebenfalls eine muskuläre Unterstützung auf-

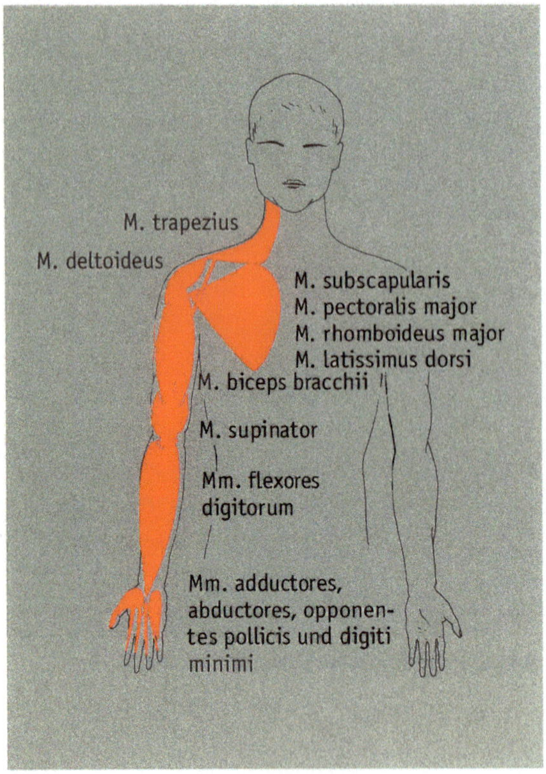

Abb. 5: Muskeln für die Greifbewegung.

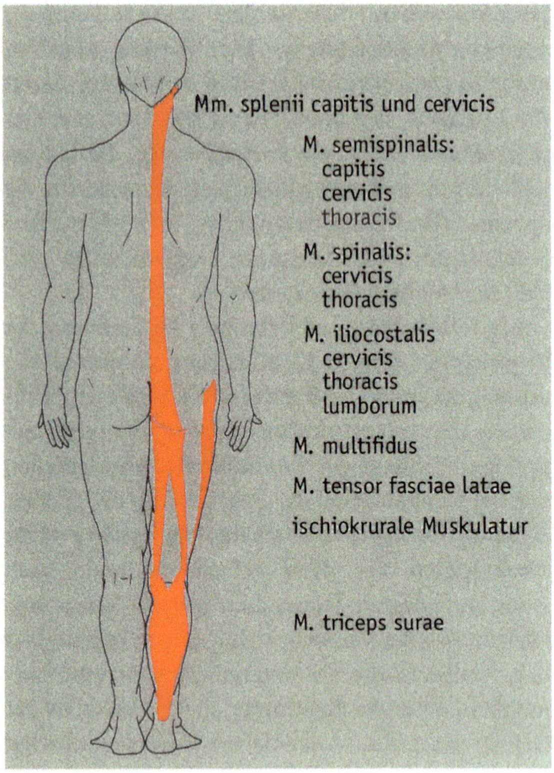

Abb. 6: Statische Muskeln.

weist. Die Geste des Nehmens und An-sich-heran-Führens wird durch kräftige Muskelgruppen vollzogen: Trapez- (M. trapezius), Brust- (Mm. pectorales), breiter Rücken- (M. latissimus dorsi), Bizeps- (M. biceps bracchii), Beugemuskeln des Handgelenk usw., die vor allem für die Statik zuständig sind, im Gegensatz zu den Streckmuskeln der Finger und des Handgelenks, den Streckmuskeln des Ellenbogens und den Muskeln, die für die Drehung der Schulter verantwortlich sind. Die Muskulatur der oberen Extremität ist vorwiegend auf die Eigeninteressen des Individuums ausgerichtet.

Die Funktion der Statik

Wenn man sich nicht ausreichend ernährt, gerät man in einen derart schwachen Zustand, dass man sich kaum mehr auf den Beinen halten kann. Die Funktion der Statik hängt von der Atmung und der Ernährung ab und ist somit chronologisch und physiologisch die drittwichtigste Lebensfunktion. Wenn das Kind die ersten Schritte macht, steht es vor einem gravierenden Problem: den Kopf im Gleichgewicht zu halten, der im Vergleich zum gesamten Körper sehr viel größer ist als der eines Erwachsenen. Sein Schwerpunkt verlagert sich auf das Zentrum des Berührungspunktes mit der Erde, nämlich nur noch auf die Fußsohle. Die aufrechte Haltung liegt den Wirbelsäulenkrümmungen und dem Fußgewölbe zugrunde. Die obere Extremität ist nicht mehr an der Wahrung des Gleichgewichts beteiligt.

Die Funktion der Statik gewährleistet die aufrechte Haltung; sie verfügt über ein Muskelsystem, das über dem dynamischen Muskelsystem steht. D. h. durch dieses Muskelsystem wird die aufrechte Position eingenommen und die Ausführung von Bewegungen erst ermöglicht.

Die Sexualfunktion

Eine allgemeine Schwäche des Menschen durch mangelnde Nahrung, die eine aufrechte Haltung verhindern würde, würde schließlich auch zu einer Verringerung oder Unterdrückung jeglicher reproduktiver Tätigkeit führen. Die Sexualfunktion steht also an letzter Stelle, da sie von allen anderen Lebensfunktionen abhängt.

Diese erste Analyse des menschlichen Muskel-Skelett-System zeigt deutlich, dass die statischen Muskeln zu allen muskulären Hilfssystemen gehören und den höchsten Tonus aufweisen.

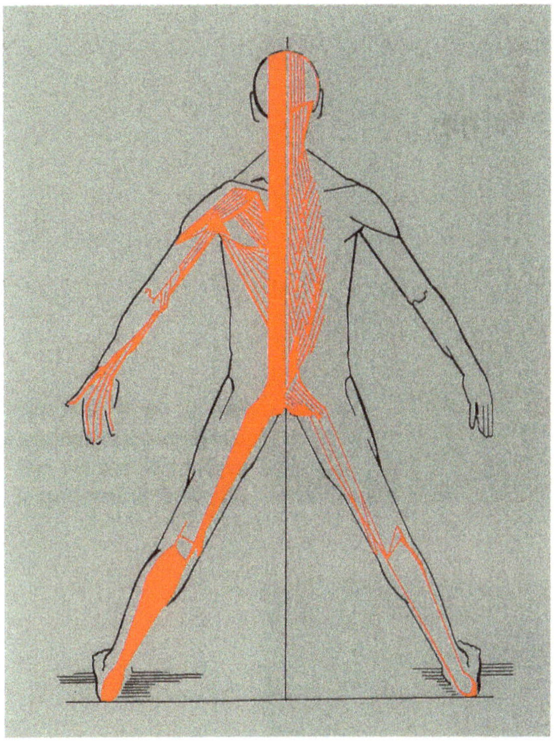

Abb. 7: Die statischen Muskeln sind in jedem Hilfssystem vorhanden.

1.3.2 Organisation des Skeletts

Die anatomische Struktur des Menschen war ursprünglich die eines Vierfüßers, der sich dann aufgerichtet hat. Im Übergang von der Fortbewegung auf allen Vieren zum Zweifüßer gestaltete sich das Gehen zunächst schwierig und wenig effektiv. Mit der Zeit hat sich das Gehen angepasst und wurde schneller und ökonomischer. Da die Funktion die Struktur verändert, haben das Becken und die Wirbelsäule eine Umwandlung erfahren (die Phylogenese wiederholt sich bei der Ontogenese).

Das Becken neigte sich nach hinten, das Kreuzbein stellte sich waagerecht, und es entstanden drei Wirbelsäulenkrümmungen. Die Bildung dieser drei Krümmungen, Lordose der Halswirbel, Kyphose der Brustwirbelsäule und Lordose der Lendenwirbelsäule, ermöglichte es der Struktur, den Anforderungen, nämlich Stabilität und Beweglichkeit, zu entsprechen. Physiker haben bewiesen, dass der Widerstand einer Wirbelsäule gegen axialen Druck umso größer wird, je mehr Krümmungen sie hat.

Dynamik und Beweglichkeit der Körperteile sind durch die Wirbelsäulenkrümmungen möglich, da sie aus dem Rumpf eine Struktur machen, die sich beugen, strecken und drehen kann. Im Vergleich zum Vierfüßer ist unsere aufrechte Haltung, eben weil wir auf zwei Füßen stehen, instabiler. Um diese Haltung beizubehalten, sind zahlreiche tonische Muskeln vonnöten, die statische Muskeln genannt werden. Gerade durch das aufrechte Gehen und Stehen werden diese Muskeln, und zwar nur diese, tendenziell verkürzt.

Der Rücken ähnelt einem Schiff:

- Der Mast, also die Wirbelsäule, muss eine feste Verankerung im Deck haben, d. h. das Kreuzbein muss als Verankerung der Wirbelsäule stabil zwischen den Darmbeinen sein.
- Der Mast (Wirbelsäule) muss zugleich beweglich und fest sein.
- Die Leinen, d. h. die Muskeln, entsprechen den ausgleichenden Kräften, die bei Bewegungen für die Wahrung des Gleichgewichts sorgen.
- Der große Quermast, der Schultergürtel, hält durch große Muskeln wie den großen Rücken-

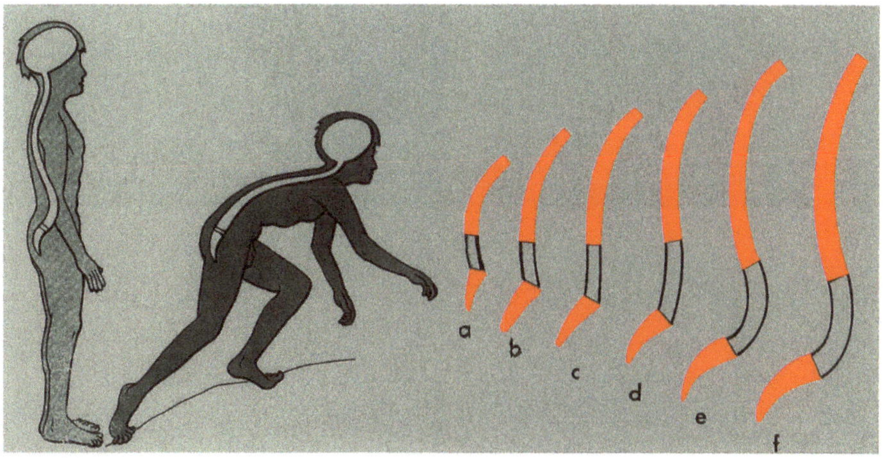

Abb. 8: Evolution der Wirbelsäule.

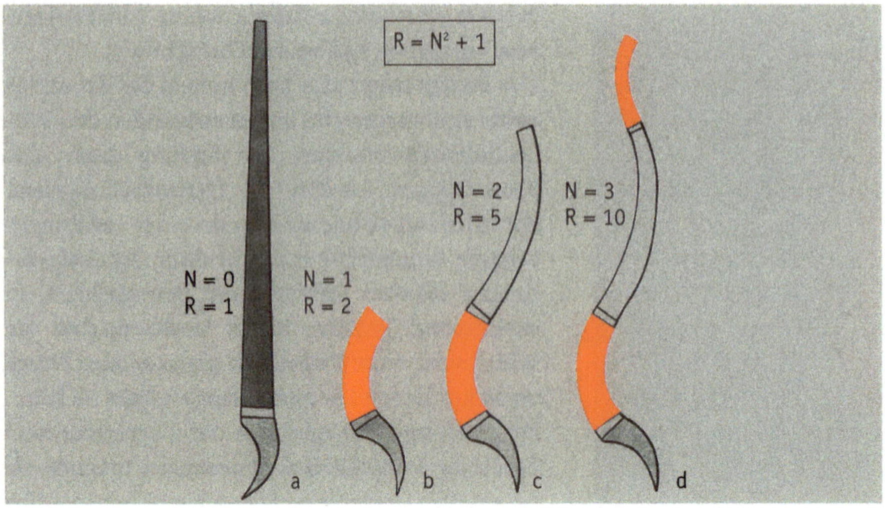

Abb. 9: Die Widerstandsfähigkeit der Wirbelsäule erhöht sich mit der Anzahl ihrer Krümmungen.

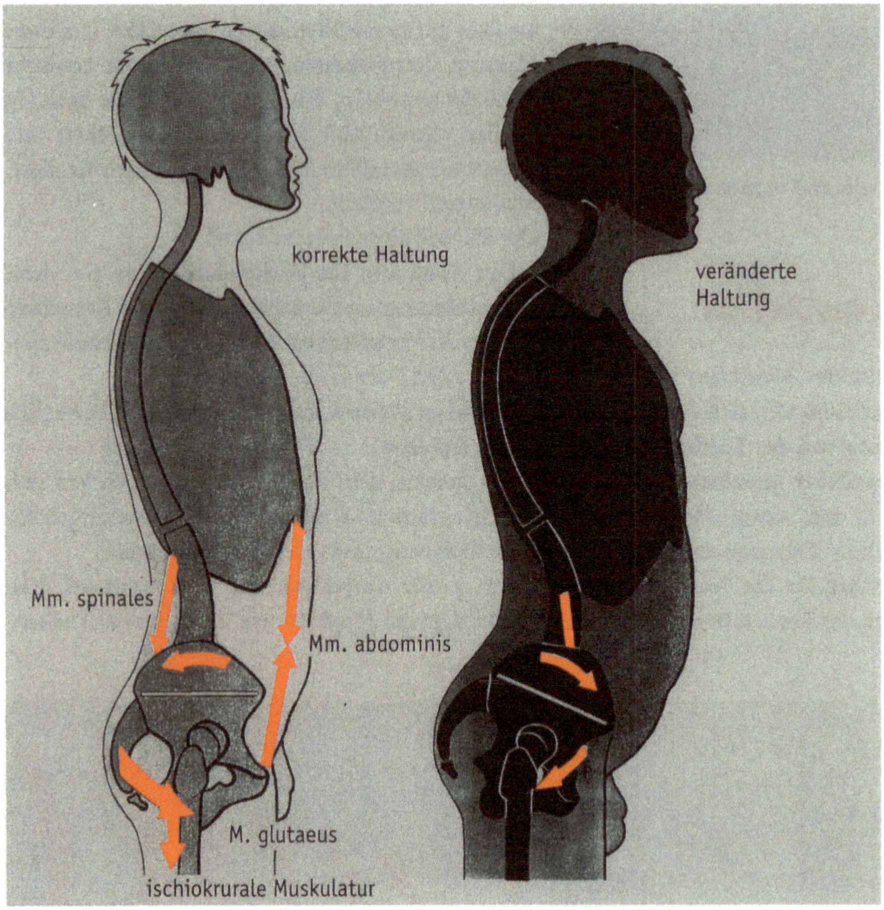

Abb. 10: Veränderte Haltung durch Hypertonie der statischen und Hypotonie der dynamischen Muskulatur.

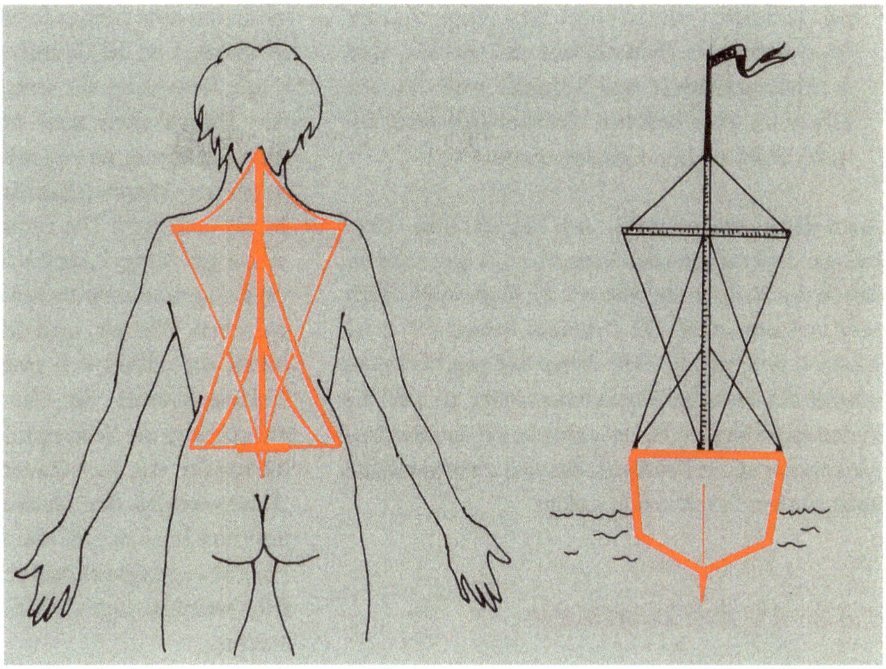

Abb. 11: Ähnliche Strukturen von Rücken und Schiff.

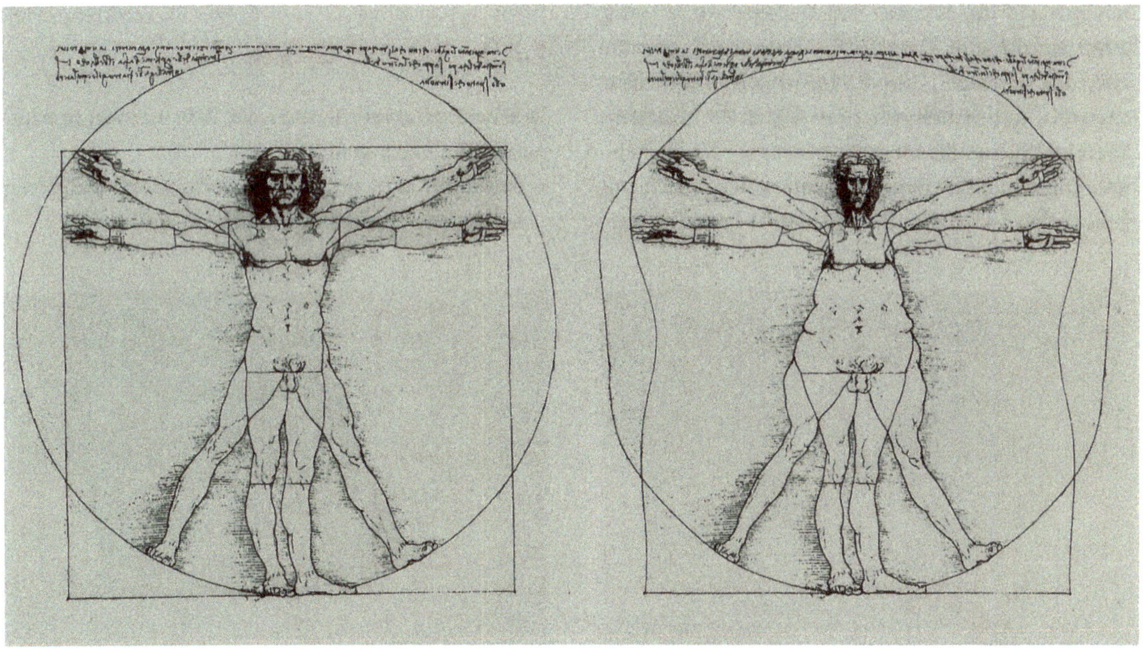

Abb. 12: Verformung des Behälters (nach einer Zeichnung von Leonardo da Vinci).

(M. latissimus dorsi) und den Trapezmuskel (M. trapezius) in Frontalebene das, was über ihm ist (Halswirbelsäule und Schädel), und das, was sich unter ihm befindet (Wirbelsäule und Becken), stabil und im Gleichgewicht.

Auch diese Analyse zeigt, dass die statische Muskulatur die kräftigste des Körpers ist. Leider wird im Leben des zivilisierten Mensch die Unbeweglichkeit sehr viel stärker als die Dynamik betont (☞ 1.1.2 Motorische Hygiene). Mit dieser Art von Verhalten nimmt die statische Muskulatur weiter zu und die dynamische baut ab. So entsteht ein muskuläres Ungleichgewicht des Behälters, das sich unvermeidlich auch auf den Inhalt niederschlägt.

1.3.3 Die drei Zwerchfelle

Neben den eben beschriebenen „Außenwänden" hat dieser Behälter auch einen „Deckel", einen „Boden" und eine „Trennwand". Hierbei handelt es sich um bewegliche Strukturen, die zusammen mit den Bewegungen des Muskel-Skelett-Apparats in Gang kommen: die drei Zwerchfelle. Diese drei Zwerchfelle, das Schädel- (das Kleinhirnzelt, Tentorium cerebelli), das Brustkorb- (das allgemein bekannte Zwerchfell) und das Beckenzwerchfell (die Beckenbodenmuskulatur) stehen in kinetischer Beziehung zueinander, d.h. sie bewegen sich parallel zueinander. Eine freie symmetrische Bewegung dieser Strukturen ist die Grundvoraussetzung für die viszerale Bewegung, für eine regelmäßige Zirkulation der Flüssigkeiten und den Zellstoffwechsel. Die freie Bewegung ist eng mit der Regelmäßigkeit des primären Atemmechanismus und der Lungenatmung verknüpft. Die Symmetrie der Zwerchfellbewegungen hängt hauptsächlich von einer normalen Gelenkverbindung zwischen den Schädelknochen, zwischen Wirbeln und Rippen bzw. Becken und Hüfte ab, zudem von einem normalen Tonus der Halsmuskulatur für das Schädelzwerchfell, der Muskulatur an Wirbelsäule, unterem Rücken und Bauch für das Brustzwerchfell sowie für das Beckenzwerchfell der Muskulatur am Oberschenkel, unterem Rücken und ebenfalls Bauch.

Eine Bewegungseinschränkung eines dieser Zwerchfelle beeinträchtigt auch die Bewegung der anderen beiden.

1.4 Aufbau des Inhalts

1.4.1 Die drei Gefäße

Wie bereits erwähnt, muss der Körper zwei mechanische Bedingungen erfüllen:

- Stabilität, um auf die Schwerkraft zu reagieren sowie Hirn und Rückenmark zu schützen,

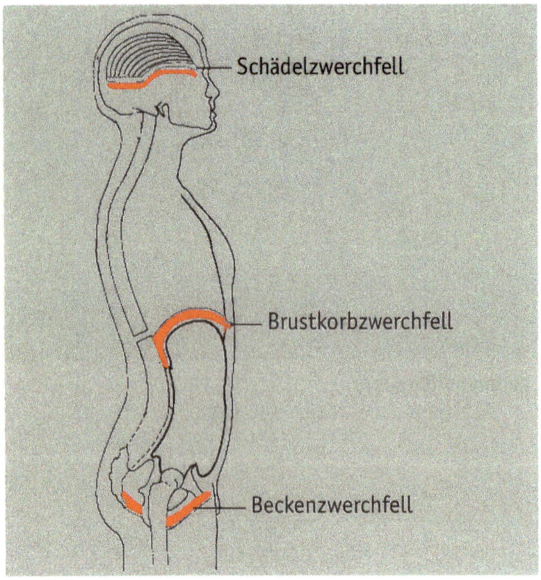

Abb. 13: Die drei Zwerchfelle.

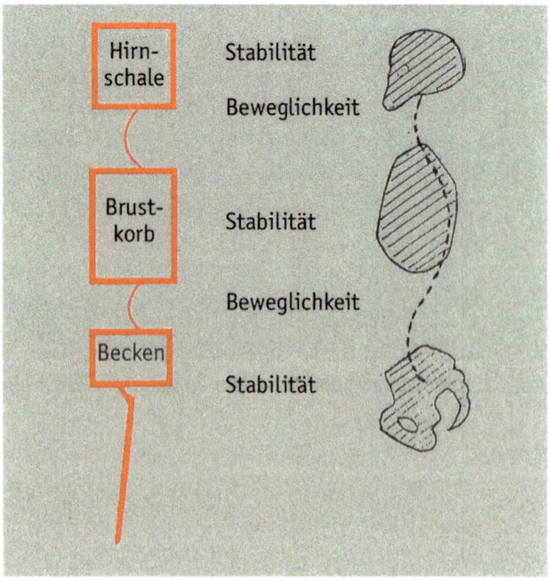

Abb. 14: Der Wechsel von Stabilität und Beweglichkeit im menschlichen Körper.

- Beweglichkeit, um die zwischenmenschlichen Beziehungen zu gewährleisten, und für das Leben im Allgemeinen.

Die unterschiedlichen Körpersegmente sind so verteilt, dass sie abwechselnd für Stabilität und Beweglichkeit sorgen:

- Hirnschale (stabil),
- Halsbereich (beweglich),
- Brustkorb (halb stabil),
- unterer Rücken (beweglich),
- Becken (stabil).

Man beachte: Jede stabile Zone trägt den Namen eines Gefäßes (Schale, Korb, Becken), worin die Organe, die für das Überleben und die Fortpflanzung der Spezies am wichtigsten sind, enthalten und geschützt sind. Interessanterweise entspricht das Muskel-Bänder-System den Begriffen Festigkeit und Beweglichkeit abwechselnd: In den festen Gefäßen herrscht das Bändersystem vor, während in den beweglichen Zonen (Hals- und Lendenwirbelsäule) das Muskelsystem mehr entwickelt ist. Deswegen wird eine Bewegungstherapie auch unterschiedlich ausfallen, je nachdem, ob sich das Zielorgan in einer festen oder einer beweglichen Zone befindet.

Der Übergang vom Vierfüßer- zum Zweibeinergang hat eine ganze Reihe von Folgen auf struktureller Ebene nach sich gezogen und ungünstige Voraussetzungen für die Senkung innerer Organe geschaffen. So sind eine Reihe von Krankheiten aufgetaucht wie Krampfadern, schlechte Atemdrainage, Nebenhöhlenentzündungen, Nierensenkung, Gewicht der inneren Organe auf die Beckenraum mit den typischen Folgen Verstopfung, Hämorrhoiden, Gebärmutterprolaps usw. Diese Organsenkungen bleiben in einem physiologischen Rahmen, wenn die Gesundheit des Muskel-Skelett-Apparats gewahrt ist.

1.4.2 Viszerale Bewegung

Motorik, Automatismen und Motilität führen zu einer regelrechten Eigenbewegung der inneren Organe. Diese Eigenbewegung spiegelt die Beziehungen zwischen den Organen wider und fällt je nach Organgröße bzw. nach Bewegungsachse des Organs unterschiedlich aus. Die verschiedenen Bewegungs-

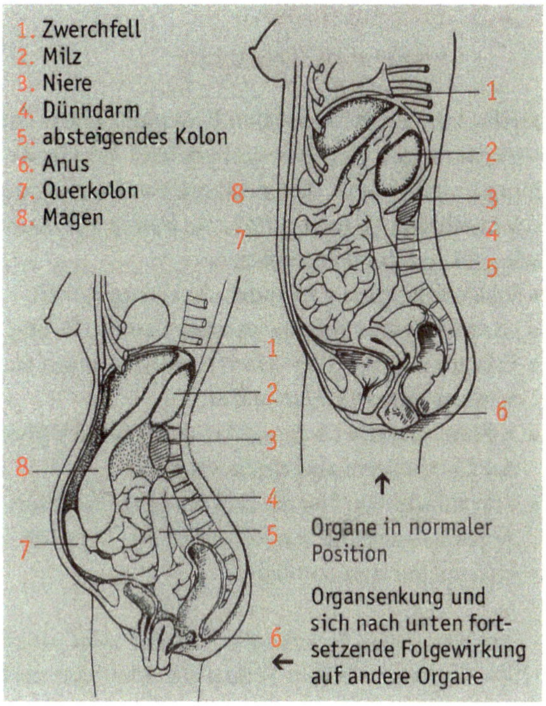

Abb. 15: Normale Organposition und Organsenkung.

achsen der Organe entstehen entsprechend den viszeralen Verbindungen, nämlich den Gleitoberflächen und Haltesystemen.

Die inneren Organe haben keine motorischen Muskeln, denn der Behälter, also die Haltestrukturen, übernimmt die motorische Funktion. Seröse Häute um die Organe herum (Hirn- und Rückenmarkshäute, Brustfell, Bauchfell, Herzbeutel) bilden die Gleitflächen. Zwischen Innen- und Außenblatt dieser Häute entsteht ein Raum, der zur Immunabwehr und mechanischen Befeuchtung Flüssigkeit enthält. Vergleicht man die viszerale Verbindung mit Gelenken des Skeletts, so kann man sagen, dass die seröse Haut dem Knorpel entspricht, die seröse Flüssigkeit der Flüssigkeit im Gelenkspalt (Synovia). Dieses Doppelblatt-System hat Stützfunktion, die Bewegung entsteht durch Unterdruck.

Die Halteapparate bestehen aus viszeralen Bändern: Dies sind die Umschlagfalten des Brust- oder Bauchfells, durch sie werden die Organe miteinander verbunden und an der Körperwand aufgehängt. Diese viszeralen Bänder haben die Aufgabe, die Organe während der Atmung an ihrem Platz zu halten, der Schwerkraft entgegenzuwirken (Gewicht der Eingeweide) und die Eingeweide zu unterstützen.

1.4.3 Störungen der viszeralen Bewegung

Dysfunktionen der viszeralen Bewegung gehen auf Veränderungen der Bewegungsachse, des Bewegungsumfangs und der strukturellen Form eines oder mehrerer Organe zurück. Sie führen zu unterschiedlichen Krankheitsbildern:

- lokale Erkrankung mit oder ohne Symptomen,
- chronische Erkrankung und Anpassungsstörung,
- Erkrankung, die über viszerale Verbindungen ein weiteres inneres Organ befällt,
- Erkrankung einer weiteren Struktur, die sich über das Gefäßsystem ausgebreitet hat,
- Erkrankung von Nerven und des Muskel-Skelett-Apparats aufgrund von Reflexen (über Sympathikus und Parasympathikus).

Unter viszeralen Fixierungen versteht man einen teilweisen oder völligen Verlust der Mobilität und Motilität einer viszeralen Struktur. Ursachen dieser Fixierungen sind hauptsächlich:

- Fixierung einer viszeralen Verbindung durch Adhäsion (Verklebung),
- Fixierung der Bänder (Senkung),
- muskuläre Fixierung (viszeraler Krampf).

Fixierung einer viszeralen Verbindung

Sie entsteht infolge einer Infektionskrankheit oder eines chirurgischen Eingriffs. Die Verklebung wird zu einem Fixpunkt, um den sich die Organe bewegen. Dieser Punkt schafft eine neue antiphysiologische Bewegungsachse der Struktur. Als Folgen können mechanische Irritationen der Struktur wegen der unnormalen Gleitbewegung (Reibung), Dehnungen der Mechanorezeptoren mit eventuellen lokalen Krämpfen aufgrund von Reflexen, eine Verringerung oder Stauung der Zirkulation (Stauung der sekretorischen und exsekretorischen Flüssigkeiten und folglich Steinbildung) oder eine Verringerung der natürlichen Abwehrkräfte auftreten.

Fixierung der Bänder

Ursache einer Fixierung der Bänder ist die starke Erschlaffung der Verbindungsbänder zwischen den einzelnen Organen; diese Bänder haben wenige elastische Fasern und können, wenn sie erst einmal schlaff geworden sind, ihre ursprüngliche Länge nicht wieder erreichen. Das führt zu einer Organsenkung, die bei dünnen Personen durch eine Verringerung des Stützfetts der Organe oder durch zentral-nervöse Erschöpfung (Verringerung des Muskel-Bänder-Tonus) verursacht sein kann, aber auch durch das Alter (das Gewebe verliert an Elastizität), eine Geburt (vor allem eine problematische Geburt) oder eine verschärfte Zwerchfellatmung ohne die Stütze einer guten Bauchmuskulatur (wie z. B. bei Opernsängern oder Blasinstrumentalisten) entstehen kann.

Muskuläre Fixierung

Dieser begegnet man vor allem bei der glatten Organmuskulatur, die Längs- und Querfasern hat und abwechselnde Kontraktionen zulässt, um z. B. die Gallenflüssigkeit aus der Galle fließen zu lassen. Bei einem viszeralen Krampf entsteht eine Rhythmusabweichung (Muskelkontraktur) – je enger nun das Lumen des Organs ist, desto größer sind die entstehenden Probleme für exsekretorische Kanäle, Gallenblase, Bauchspeicheldrüse, Oddi-Sphinkter usw. Ursache kann eine Lebensmittelallergie bei entsprechender Veranlagung sein. Die muskuläre Fixierung kann auch hormonell, chemisch oder psychisch bedingt sein oder im Zusammenhang mit Umweltverschmutzung stehen.
Dieses Buch über viszerale Automobilisation bzw. innere Gymnastik zielt darauf ab, bei Störungen der inneren Organe Abhilfe zu schaffen.

1.5 „Viszerale Hygiene" – gesunde Ernährung

Das Verhältnis zwischen Behälter und Inhalt schließt andere Einflüsse nicht aus: Auch die Nahrung ist für das Gleichgewicht dieses Verhältnisses bestimmend. Die Ernährung hat eine direkte Auswirkung auf Funktion und Struktur der inneren Organe, die zum Verdauungsapparat gehören, und eine indirekte auf alle anderen. Hält man eine korrekte Ernährungsweise ein, ist ein perfekter Stoffwechsel des Körpergewebes garantiert.
Das Blut – durch die Ernährung gebildet – regeneriert den Organismus stetig. Ernährt man sich ungesund, bildet sich toxisches Blut, das die Gewebe schädigt. Wollen wir also mit der inneren Gymnastik Ergebnisse erzielen, ist auch auf eine ausgewogene Ernährung zu achten. Es hat keinen Sinn,

medizinische Gymnastikübungen für die Leber zu machen, wenn man weiterhin starke Alkoholika trinkt und fette, frittierte Speisen zu sich nimmt.

Die 10 Regeln für eine gesunde Ernährung der DGE – Deutschen Gesellschaft für Ernährung

1. **Vielseitig essen:** Genießen Sie die Lebensmittelvielfalt. Es gibt keine „gesunden", „ungesunden" oder gar „verbotenen" Lebensmittel. Auf die Menge, Auswahl und Kombination kommt es an.
2. **Getreideprodukte und Kartoffeln:** Brot, Nudeln, Reis, Getreideflocken, am besten aus Vollkorn, sowie Kartoffeln enthalten kaum Fett, aber reichlich Vitamine, Mineralstoffe, Spurenelemente sowie Ballaststoffe und sekundäre Pflanzenstoffe.
3. **Gemüse und Obst – Nimm „5" am Tag:** Genießen Sie 5 Portionen Gemüse und Obst am Tag, möglichst frisch, nur kurz gegart oder auch als Saft. Damit werden Sie reichlich z. B. mit Vitaminen, Mineralstoffen sowie Ballaststoffen versorgt.
4. **Täglich Milch und Milchprodukte, einmal in der Woche Fisch; Fleisch, Wurstwaren sowie Eier in Maßen:** Diese Lebensmittel enthalten wertvolle Nährstoffe, wie z. B. Calcium in Milch, Jod, Selen und Omega-3-Fettsäuren in Seefisch. Fleisch ist wegen des hohen Beitrags an verfügbarem Eisen und an den Vitaminen B1, B6 und B12 vorteilhaft. Mengen von 300 – 600 g Fleisch und Wurst pro Woche reichen hierfür aus. Bevorzugen Sie fettarme Produkte, vor allem bei Fleischerzeugnissen und Milchprodukten.
5. **Wenig Fett und fettreiche Lebensmittel:** Zuviel Nahrungsfett macht fett und fördert langfristig die Entstehung von Herz-Kreislauf-Krankheiten. Halten Sie darum das Nahrungsfett in Grenzen. 70 – 90 g Fett, möglichst pflanzlicher Herkunft, am Tag, d. h. ein gutes Drittel weniger als bisher, liefern ausreichend lebensnotwendige (essentielle) Fettsäuren und fettlösliche Vitamine und runden den Geschmack der Speisen ab. Achten Sie auf das unsichtbare Fett in manchen Fleischerzeugnissen und Süßwaren, in Milchprodukten und in Gebäck.
6. **Zucker und Salz in Maßen:** Genießen Sie Zucker und mit Zuckerzusatz hergestellte Lebensmittel bzw. Getränke nur gelegentlich. Verwenden Sie zum Würzen Kräuter und Gewürze und nur wenig Salz, das auf jeden Fall jodiert sein sollte.
7. **Reichlich Flüssigkeit:** Wasser ist absolut lebensnotwendig. Trinken Sie rund 1,5 Liter Flüssigkeit jeden Tag. Alkoholische Getränke sollen nur gelegentlich und dann in kleinen Mengen konsumiert werden (bei Männern z. B. 0,5 l Bier oder 0,25 l Wein oder 0,06 l Branntwein pro Tag, bei Frauen die Hälfte davon. Dies entspricht etwa 20 g bzw. 25 ml reinem Alkohol).
8. **Schmackhaft und schonend zubereiten:** Garen Sie die jeweiligen Speisen bei möglichst niedrigen Temperaturen, soweit es geht kurz, mit wenig Wasser und wenig Fett – das erhält den natürlichen Geschmack, schont die Nährstoffe und verhindert die Bildung schädlicher Verbindungen.
9. **Nehmen Sie sich Zeit, genießen Sie Ihr Essen:** Bewusstes Essen hilft, richtig zu essen. Lassen Sie sich Zeit beim Essen. Das fördert das Sättigungsempfinden.
10. **Bleiben Sie in Bewegung:** Mit dem richtigen Gewicht fühlen Sie sich wohl und mit reichlich Bewegung bleiben Sie in Schwung. Tun Sie etwas für Fitness, Wohlbefinden und Ihre Figur!

2 Die Übungen

2.1 Ziele der Übungen

Ziel meiner Arbeit im viszeralen Bereich war es immer, Übungen zu finden, die die Mobilität und Motilität des zu behandelnden Organs beeinflussen. Die beste Übung meiner Meinung nach, um auf jedes Organ Einfluss zu nehmen, ist das Klettern. Alle inneren Organe werden im positiven Sinne von ihrem Behälter „manipuliert", wenn er sich bewegt, und zwar auf ganz natürliche, biomechanische Weise. Es handelt sich hier aber nicht um Freeclimbing, das sportliche Klettern, welches eine Übertreibung der für den Menschen geeigneten Bewegung ist und das – wie alle Übertreibungen – schädlich ist.

Da es für den Menschen in der heutigen modernen Welt kein geeignetes Bewegungsumfeld mehr gibt, versucht z. B. der Physiotherapeut anhand von gesundheitsfördernden Übungen die unnatürlichen, täglich ausgeführten Bewegungen auszugleichen. Ziel jeder viszeralen Übung ist es also, den „Behälter" so zu bewegen, dass er eines oder mehrere Organe positiv beeinflusst. Es gibt natürlich unzählige solcher Übungen, die für eine richtige Bewegung des Körpers sorgen, und mit und ohne Geräte ausgeführt werden. Die Übungen in diesem Band wurden jedoch nach bestimmten Kriterien ausgewählt:

- Die Übungen sollen für jeden machbar sein und ohne besondere Geräte (Schwimmbad, Sprossenwand usw.) ausgeführt werden können und keine besondere Kraft, Beweglichkeit, Ausdauer oder Geschicklichkeit erfordern.
- Die Übungen sollten möglichst wenige Gegenanzeigen (Kontraindikationen) aufweisen, so dass sie auch von älteren Menschen oder Personen, die an verschiedenen Krankheiten leiden, ausgeführt werden können; gleichermaßen sollten sie jedoch auch für den gesunden Menschen geeignet sein, der sie zur Vorbeugung oder als Ausgleich anwendet.

Die Therapieerfahrungen zeigen, dass nicht viele unterschiedliche Übungen zum Ziel führen, sondern das tägliche Wiederholen ein und derselben. Auch wenn also die Übungen banal erscheinen mögen, werden Sie doch hervorragende Resultate erzielen, wenn Sie sie korrekt und mit Beharrlichkeit wiederholen.

2.2 Richtlinien für die Ausführung der Übungen

Die 10 Richtlinien

1. Üben Sie im Freien, mitten im Grünen, in den Morgenstunden. Wenn dies nicht möglich ist, in einem gut gelüfteten, hellen Raum.
2. Führen Sie die Übungen immer nüchtern aus (Sie sollten mindestens drei Stunden Abstand zur letzten Nahrungsaufnahme einhalten).
3. Atmen Sie nur mit Hilfe des Zwerchfells.
4. Ziehen Sie weite, bequeme Kleidung aus Naturtextilien an (Baumwolle, Wolle, Leinen, Seide usw.).
5. Üben Sie bei normaler Temperatur, da Kälte und Hitze den Körper ablenken.
6. Die Übung soll nie Schmerz verursachen, höchstens eine Muskelspannung.
7. Die Übungen sind nach steigendem Schwierigkeitsgrad angeordnet, beginnen Sie daher mit der ersten und gehen Sie erst, wenn Sie diese beherrschen, zur nächsten über.
8. Beachten Sie die Anweisungen für jede Übung genau und lesen Sie sie mehrfach durch, auch wenn Ihnen die Übung schon vertraut ist.
9. Beobachten Sie in jedem Moment des Übens, welche Wirkung die Bewegung auf Ihren Körper hat, und lassen Sie sich nicht von anderen Gedanken ablenken. Je weniger bewusst Sie die Übung machen, desto geringer wird der Effekt sein.
10. Führen Sie die Übungen nicht im akuten Krankheitsfall durch, machen Sie z. B. keine Übungen für die Leber während einer Leberkolik oder Übungen für die Durchblutung bei einer Venenentzündung.

Bitte beachten Sie: Um die Übungen korrekt durchführen zu können, genügt es nicht, die Fotos zu betrachten – lesen Sie die Anweisungen genau durch! Die Kontraindikationen werden bei der jeweiligen Übungsreihe aufgelistet. In besonderen Krankheitsfällen oder komplexen Situationen sollten Sie die Übungen nach einer gründlichen Untersuchung durch einen Arzt oder Therapeuten an Ihre persönlichen Gegebenheiten anpassen, um bessere Resultate zu erzielen.

2.3 Das Zwerchfell

Gegen Ende der 13. Schwangerschaftswoche bewegt sich das Zwerchfell des Fötus zum ersten Mal. Am Ende des 5. Schwangerschaftsmonats sind interessanterweise regelrechte Atembewegungen, vor allem das Heben und Senken des Zwerchfells, auszumachen. Im 6. Monat werden die Zwerchfellkontraktionen immer lebhafter (Schluckauf tritt zum ersten Mal auf). Am Ende dieses Monats öffnen sich die Nasenlöcher, die Lungenbläschen entwickeln sich, und das Atemzentrum wird funktionsfähig.

Die Atmung stellt – einmal abgesehen von vegetativ gesteuerten Funktionen wie z. B. dem Herzschlag – den grundlegenden Akt des Überlebens dar. Während der Austreibungsphase im Moment der Geburt geschieht etwas Entscheidendes: Die Lungen öffnen sich durch den ersten Atemzug, der hauptsächlich vom Zwerchfell ausgeführt wird. Die Einatmung stellt also eine Zustandsveränderung dar und stimuliert das sich gerade entfaltende neue System.

Jedes Mal, wenn das Zwerchfell durch einen automatischen Befehl aktiviert wird, trägt es grundlegend zum Überleben bei, sei es auf der Ebene der Atmung, des Kreislaufs oder der Verdauung. Dies geschieht durch die zentrale Pumptätigkeit, die entsteht, sobald das Zwerchfellzentrum sich bewegt. Wenn man das Ziel der Atmung betrachtet, nämlich alle Zellen mit Sauerstoff zu versorgen und Kohlendioxid über das Blut zu eliminieren, wird klar, warum das Zwerchfell nach dem Herzmuskel der wichtigste Muskel des Körpers ist.

Die Atmung wird auch am Brustkorb sichtbar, wenn zur Kontraktion des Zwerchfells bei der Einatmung auch die Kontraktion der Zwischenrippenmuskulatur hinzukommt; das geschieht nur bei größerer Anstrengung, wenn mehr Sauerstoff oder ein stabiler Rumpf für die Tätigkeit der Glieder erforderlich ist.

In welchem Zusammenhang steht nun die Funktion des Zwerchfells mit den verschiedenen Funktionen des Organismus? In einem gesunden Organismus vollbringt das Zwerchfell etwa 18 Exkursionen pro Minute: Es bewegt sich jeweils um 4 cm nach oben und um 4 cm nach unten. In einer Stunde sind das mehr als 1000 Zwerchfellkontraktionen, an einem Tag mehr als 25 000!

Dieser Muskel, der eine beachtliche Arbeit leistet, weist eine enorme Fläche und Ausdehnung auf und ist der kräftigste Muskel unseres Körpers. Der Zwerchfellmuskel bewegt sich nach unten wie eine vollkommen gleichmäßig arbeitende Pumpe und drückt dabei Leber, Milz und Darm zusammen; außerdem belebt er die Blutzirkulation in Pfortader und Baucharterien bzw. -venen und ist die treibende Kraft für den Kreislauf im Brustkorb. Das Zwerchfell ist das zweite „venöse Herz".

Die Anzahl der Zwerchfellbewegungen pro Minute entspricht im Schnitt einem Viertel der Herzbewegungen, aber seine hämodynamische Kraft ist sehr viel stärker als die der Herzmuskelkontraktionen, da die Oberfläche dieser Pumpe um vieles größer ist und eine größere Antriebskraft als das Herz hat. Allein anhand der Zwerchfelloberfläche kann man sehen, dass man in diesem Muskel ein zweites Herz besitzt – vielleicht sogar mehr als das.

Es ist an der Zeit, dass die Physiologie (die dem Zwerchfell bisher nicht so viel Beachtung schenkt wie dem Herzen) parallel zur Funktion des Herzens die eigentliche Bedeutung des Zwerchfells für die Blutversorgung sowie für das Entleeren der Blutgefäße in Leber und Milz erkennt. Unter bestimmten Bedingungen, z. B. in der kalten Jahreszeit, können diese Organe tatsächlich 30–50 % des zirkulierenden Blutvolumens zurückhalten.

Durch die Zwerchfellbewegung wird außerdem die Lymphflüssigkeit in Richtung Brustkorb gepumpt und die Darmzotten – dort werden die Nährstoffe, die zum Erhalt und zur Regeneration der Gewebe nötig sind, umgewandelt – werden regelmäßig komprimiert. Das Zwerchfell stellt für die Ernährung des Organismus eine gute „Mühle" dar. Dieser Muskel erleichtert und lenkt den Gallefluss, indem er systematisch die Leber komprimiert, er gewährleistet die Durchblutung der Leber und regt direkt ihre Funktionen an: die Bildung von Glykogen (Speicherform des Zuckers), von Harnstoff, die Entgiftung, die Verdauung von Fett und die Bildung von Proteinen usw.

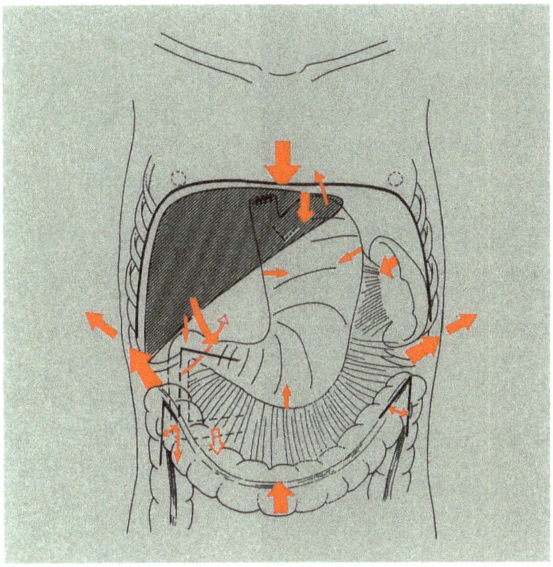

Abb. 16: Beweglichkeit der inneren Organe oberhalb des Bauchnabels bei der Einatmung.

In der Leberphysiologie wird die Funktion des Zwerchfells oft übersehen, da unglücklicherweise die isolierten Leberwerte für entscheidend gehalten werden. Eine isolierte Leber existiert jedoch nur in der Vorstellung von Labormenschen. Verbessert sich die Zwerchfellfunktion, werden sich auch die Leberfunktionen verbessern.

Atemübungen sind ein grundlegendes therapeutisches Mittel bei allen physiotherapeutischen Behandlungen. Im Gegensatz hierzu unterstreichen einige Autoren, dass eine andere kontrollierte, gewollte Atemweise manchmal die Ergebnisse verschlechtern kann, da sie die spontane Atmung für die beste halten. Auch der Atemtrakt hat natürlich wie jedes andere Organ Kompensationsmechanismen, die, wenn nötig, das System als solches schützen. Diese Autoren vergessen jedoch, dass die Atemübungen die einzige Methode darstellen, mit der man das Zwerchfell trainieren kann. Denn das Zwerchfell hat einen geringeren Anteil als jeder andere Muskel an Bewegungen, die mit zwischenmenschlichen Beziehungen verbunden sind, und entzieht sich deswegen häufig dem Bewusstsein und der Kontrolle. Dies führt oft dazu, dass es schlecht verwendet wird. Zwischen Zwerchfell und den oben dargestellten physiologischen Funktionen bestehen Wechselwirkungen: Wenn sich das Individuum z. B. ungesund ernährt, wird die Leber größer und verhindert das korrekte Absinken des Zwerchfells.

Das Zwerchfell ist auch an anderen Funktionen beteiligt, wie der Lautbildung, aber auch in Situationen, in denen der Oberkörper bei Anstrengung fixiert wird, z. B. beim Stuhlgang, Wasserlassen, der Geburt, bei Husten, Erbrechen, Schluckauf usw. Die Zwerchfellbewegung ist außerdem, manchmal sogar sehr eng, mit der emotionalen Stimmung verbunden. Erbrechen und Schluckauf werden zum Beispiel oft durch eine Zwerchfellbewegung infolge einer Emotion hervorgerufen. Ein Stöhnen hilft bei Anstrengungen wie dem Hochheben von schweren Dingen; ein lauter Schrei in den Kampfkünsten gibt zugleich Mut und Aggressivität oder wird zum befreienden Schrei bei einem akuten Schmerz. Angstzustände blockieren das Zwerchfell und lassen so Atemnot, Schluckbeschwerden, gastrointestinalen Reflux oder Sodbrennen entstehen.

Dies geschieht aufgrund bestimmter Nervenverknüpfungen. Das autonome oder vegetative Nervensystem besteht aus zwei Komponenten: dem Sympathikus und dem Parasympathikus. Der Sympathikus bildet eine Ganglienkette, die die Wirbelsäule entlang verläuft, es ist das aktive System. Durch ihn werden die Reserven des Organismus mobilisiert und eingesetzt, wenn eine äußere Handlung erforderlich ist.

Auf der anderen Seite gibt es den Parasympathikus, der hauptsächlich durch den Nervus vagus, den 10. Hirnnerv, vertreten wird; dieser hat seinen Ausgangspunkt am verlängerten Mark (Medulla oblongata) in der Nähe des Atemzentrums. Er innerviert Rachen, Kehlkopf, Luftröhre, Lungen, Leber, Milz, Dickdarm und die Blutgefäße der inneren Organe, also alle Organe, genau wie sein Gegenspieler, der Sympathikus.

Das System des Sympathikus hat die Funktion, Prozesse zu beschleunigen, das des Parasympathikus, zu bremsen, mit Ausnahme von speziellen Fällen, in denen die Rollen vertauscht sind. Wenn also der Organismus gut funktionieren soll, müssen diese beiden Systeme im Gleichgewicht sein.

Interessanterweise ist der normale „zivilisierte" Mensch vor allem sympathikotonisch, d. h. sein vegetatives Nervensystem ist durch eine permanente Überreizung des Sympathikus gekennzeichnet. Dieses permanente Ungleichgewicht ist die Wurzel zahlreicher Symptome: Der sympathikotonische Mensch hat erweiterte Pupillen, trockene, stumpfe Augen, einen trockenen Mund, leidet unter Kaltschweiß und plötzlicher Blässe. Der Sympathi-

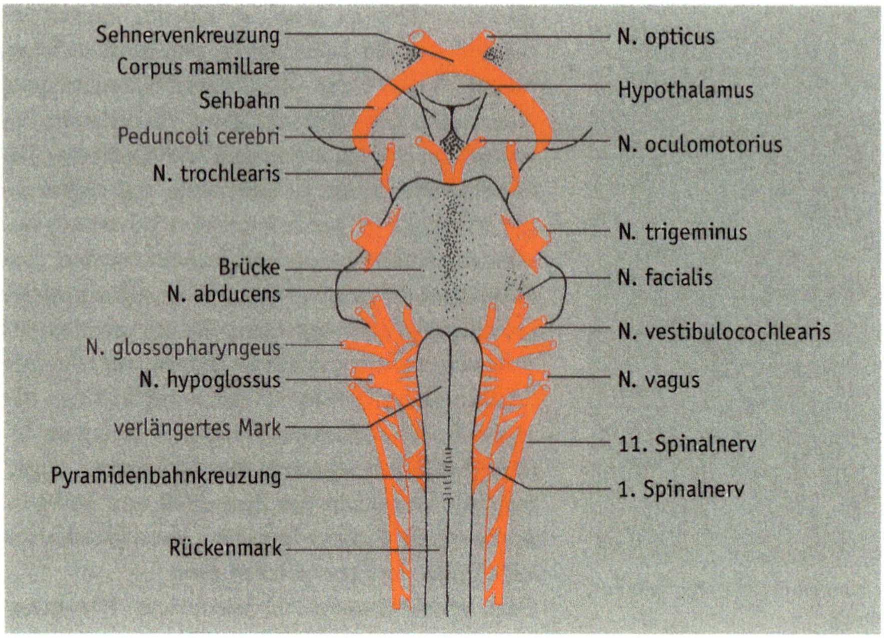

Abb. 17: Austrittstellen der Hirnnerven.

kus bewirkt, dass sich die Haare sträuben, und provoziert Herzstolpern (Palpitationen) und Herzrasen (Tachykardie). Die Überreizung des Sympathikus verlangsamt die peristaltischen Bewegungen des Darms, reduziert die Sekretion der Verdauungsdrüsen und ist oft Ursache von Verstopfung oder Reizkolon (Wechsel von Durchfall und Verstopfung) sowie einer langsamen, schwerfälligen Verdauung. Zudem sorgt einen Überschuss an Adrenalin, dem Neurotransmitter des Sympathikus, dafür, dass dieser immer überreizt ist.

Dies ist das klassische Syndrom – natürlich in unterschiedlichen Abstufungen – einer Person, die viele Sorgen hat, mit Verantwortung überlastet und Sklave ihrer Termine ist, die schlecht schläft, deren Nerven blank liegen und die zugleich ängstlich und aggressiv ist. Jedes Jahr werden deshalb in den westlichen Ländern Tonnen von angstlösenden Mitteln eingenommen.

Die Atemmuskulatur wird von Nervenzellen (Neuronen) aktiviert, deren Zellkörper im Rückenmark liegt. Diese Neuronen werden vom Atemzentrum und zum Teil von den motorischen Hirnarealen kontrolliert, wodurch die Atemtätigkeit in einem bestimmten Rahmen gesteigert und vermindert werden kann. Das Atemzentrum besteht aus inspiratorischen und exspiratorischen Nervenzellen. Dabei handelt es sich um zwiebelförmige Gebilde, die entsprechend Ein- bzw. Ausatmung kontrollieren und daneben auch andere Effekte haben. Die Lage des Atemzentrums im verlängerten Mark verleiht ihm eine privilegierte, einzigartige Situation, da es sich in direkter Verbindung zum gesamten Nervensystem befindet: Es steht nicht nur unmittelbar mit allen Zentren des Rückenmarks in Beziehung, die die Atemmechanismen befehligen, sondern auch mit dem Nervus vagus und höher gelegenen Gehirnebenen.

Durch Zwerchfell-Atemübungen wird der Gegenspieler des Sympathikus, der N. vagus, angeregt, durch den das Wasser im Mund zusammenläuft, die Haut trocken bleibt (natürlich bleibt die normale Feuchtigkeit der Haut erhalten), das Herz sich beruhigt, der Puls verlangsamt wird, die Darmperistaltik verstärkt und eine Verstopfung gelöst und dennoch die Sekretion der Verdauungsdrüsen begünstigt wird. Das verlängerte Anhalten des Atems (Apnoe) regt den Nervus vagus an und stellt das neurovegetative Gleichgewicht wieder her. Deshalb wird bei Aufregung (Sympathikotonie) auch empfohlen, langsam und tief durchzuatmen, um die Erscheinungsformen der Übererregung des Sympathikus zu lindern. Durch die Zwerchfellatmung kann man einen sehr konzentrierten und entspannten Zustand erreichen, wie es zum Beispiel beim Yoga oder autogenen Training geschieht.

Betrachtet man den weit verbreiteten Stress- und Angstzustand, verwundert es nicht, dass man bei vielen Patienten ein blockiertes Zwerchfell antrifft. Die Tätigkeiten, die uns tagtäglich zu langem Ste-

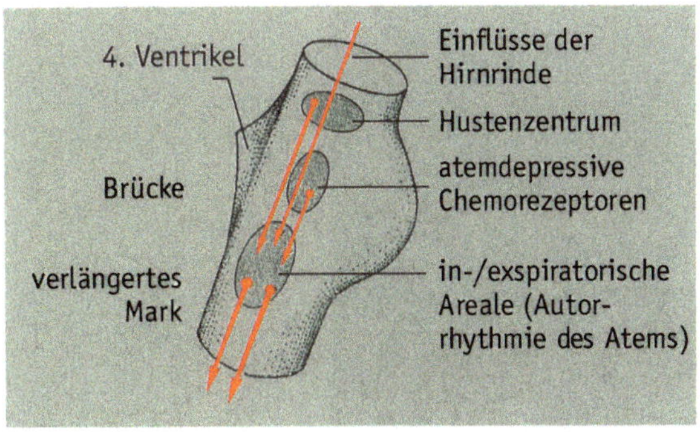

Abb. 18: Die Atemneuronen im Hirnstamm.

hen oder Sitzen zwingen, verstärken die Kontraktur der paravertebralen Muskulatur. Dies zieht negative Folgen für das neurovegetative Gleichgewicht nach sich. Denn die paravertebralen (neben den Wirbelkörpern gelegenen) Muskeln stehen im Kontakt mit der Ganglienkette des Sympathikus, weshalb sie, wenn sie hyperton (also kontrahiert) sind, dieses System in ständiger Überreizung halten. Diese statische Muskulatur überträgt ihre Spannung auf das Zwerchfell, und zwar dort, wo es an den Wirbeln ansetzt, und verhindert eine normale Exkursion des Hauptatemmuskels.
Dieser Muskel hat also eine extrem wichtige Funktion für zwischenmenschliche Beziehungen, die Organfunktionen und die Motorik im Allgemeinen.

2.3.1 Physiologie des Zwerchfells

Wer Übungen zur Verbesserung der Zwerchfellatmung machen möchte, sollte sich vorher der Biomechanik der Zwerchfellbewegung bewusst werden. Der Zwerchfellmuskel bildet eine nach oben gewölbte Muskel-Sehnen-Kuppel, die den Brustkorb vom Bauchraum trennt. Er ist die gemeinsame Trennwand zweier Behälter, und stellt nicht die einzige „Kuppel" im menschlichen Körper dar (☞ 1.3.3 Die drei Zwerchfelle): Es gibt auch eine „Schädelkuppel" und eine „Beckenkuppel" (nach unten gewölbt). Die Zwerchfellbewegung ist extrem wichtig und geht über die reine Atemmechanik hinaus!
Von der Seite gesehen reicht die Kuppel hinten weiter nach unten als vorne, ihr höchster Punkt entspricht dem Zwerchfellzentrum. Von diesem Zentrum aus gehen die Muskelfaszien strahlenförmig zum Rand der unteren Brustkorböffnung und setzen an der Innenseite der Rippenknorpel, an den Enden der 11. und 12. Rippe sowie an den Bögen, die die Enden der letzten drei Rippen miteinander verbinden, und schließlich an der Lendenwirbelsäule an.
Wenn sich die Muskelfasern zusammenziehen, senken sie das Zwerchfellzentrum und vergrößern so den Längsdurchmesser des Brustkorbs. Man kann das Zwerchfell mit einem Kolben vergleichen, der im Inneren eines Pumpzylinders gleitet. An einem bestimmten Punkt wird dieses Absinken plötzlich durch die inneren Organe beschränkt. Das Zwerchfellzentrum wird also, wenn es stehen bleibt, zum Fixpunkt, und die davon ausgehenden Muskeln beginnen die unteren Rippen zu heben. Indem sich diese heben und ausbreiten, wird der transversale, also der seitliche Durchmesser des unteren Brustkorbraums vergrößert. Sie drücken außerdem das Brustbein nach außen und vergrößern so den Durchmesser nach vorne und hinten (sagittaler Durchmesser). Das Zwerchfell ist also als Muskel für die Atemmechanik essentiell, da er allein gleichzeitig die drei Durchmesser des Brustkorbvolumens erweitern kann.
Das Zwerchfell erreicht dies jedoch nur dank der Bauchmuskulatur, mit der es zusammenarbeitet, und der normalen Mobilität der Rippen und der Wirbelsäule. Die „Zwerchfellpumpe" kann sich, wenn es durch die Einatmung nach unten sinkt, nur auf die viszerale Masse stützen, wenn diese von der Bauchmuskulatur gehalten wird. Ohne sie würde der Inhalt nach vorne und unten gedrückt werden, und das Zwerchfellzentrum fände keinen stabilen Halt, um die unteren Rippen anzuheben.
Während der Ausatmung steigt das Zwerchfell wieder nach oben, und durch die Kontraktion der Bauchmuskeln sinkt die untere Brustkorböffnung wieder nach unten, so dass gleichzeitig der sagittale und transversale Durchmesser verkleinert werden. Die Bauchmuskeln erhöhen den Druck im Bauchraum und drücken die Eingeweidemasse nach oben; das Zwerchfellzentrum geht wieder nach oben, wodurch der Längsdurchmesser verkleinert wird. Die Bauchmuskeln sind perfekte Gegenspieler des Zwerchfells, da sie gleichzeitig die drei Durchmesser verkleinern. Zwischen diesen Muskelkräften besteht ein dynamisches Gleichgewicht — Synergie und Antagonismus. Jeder dieser Muskeln ist ständig angespannt, aber der Tonus entwickelt sich auf unterschiedliche Weise: Bei der Einatmung wird die Kontraktion des Zwerchfells größer und der

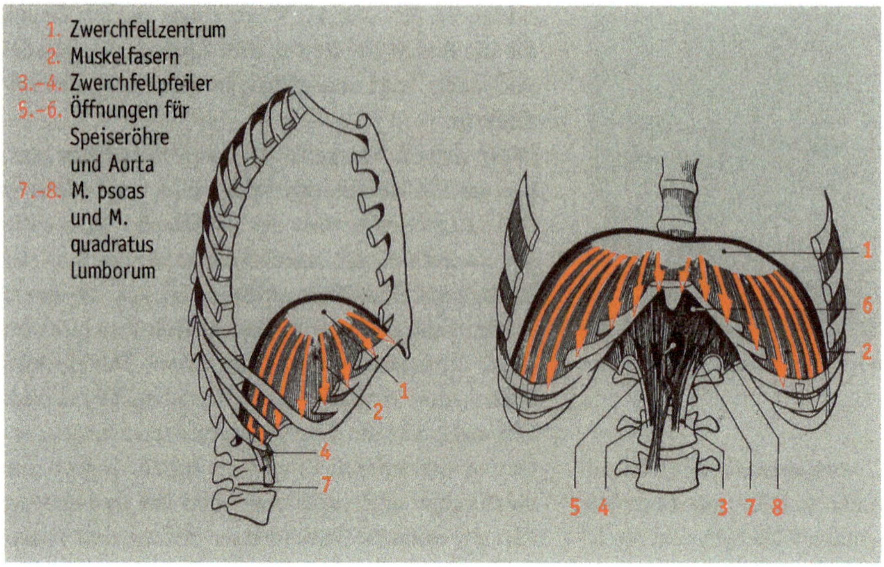

Abb. 19: Das Zwerchfell.

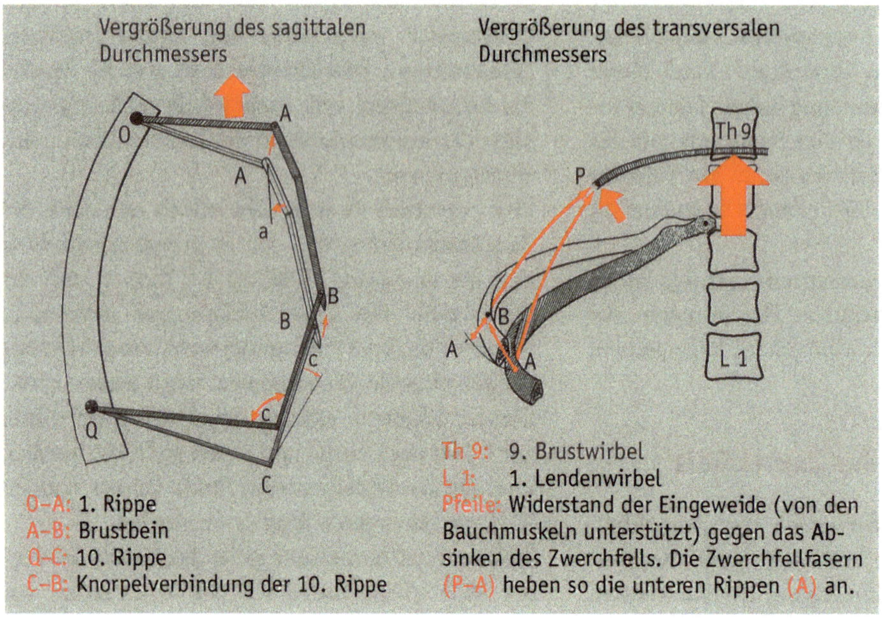

Abb. 20: Vergrößerung des sagittalen und transversalen Durchmessers bei der Einatmung.

Tonus der Bauchmuskeln kleiner. Umgekehrt vergrößert sich während der Ausatmung die Spannung der Bauchmuskeln, und der Zwerchfelltonus lässt schrittweise nach.

Dieser wunderbare Muskelmechanismus ist wie alle weit entwickelten Gefüge anfällig: Er verändert sich sehr leicht, wenn sein Besitzer nicht für eine gesunde Instandhaltung sorgt. Um unserer Gesundheit willen sollte sich der Zwerchfellmechanismus nicht verändern; denn er garantiert dem Organismus ein Element, auf das wir nicht einmal für wenige Minuten verzichten können: die Luft.

Darüber hinaus kann das Zwerchfell über die zentrale Faszienkette – einen aus mehreren anatomischen Strukturen zusammengesetzten Faszienkomplex vom Schädel zur Halswirbelsäule, zum Herzbeutel, Mediastinum (mittleren Brustraum), Brustfell und Zwerchfell – die Organe im Mediastinum und des Halses beeinflussen, ebenso die Haltung. Diese Faszienkette wird vom Zwerchfell nach unten gezogen und nach oben losgelassen, wodurch die Organe, mit denen es in Beziehung steht, rhythmisch und beständig massiert werden.

Wenn aber das Zwerchfell in seiner Bewegung eingeschränkt ist, wird es diese Anomalie auf diese Strukturen übertragen. Die Spannung der zentralen

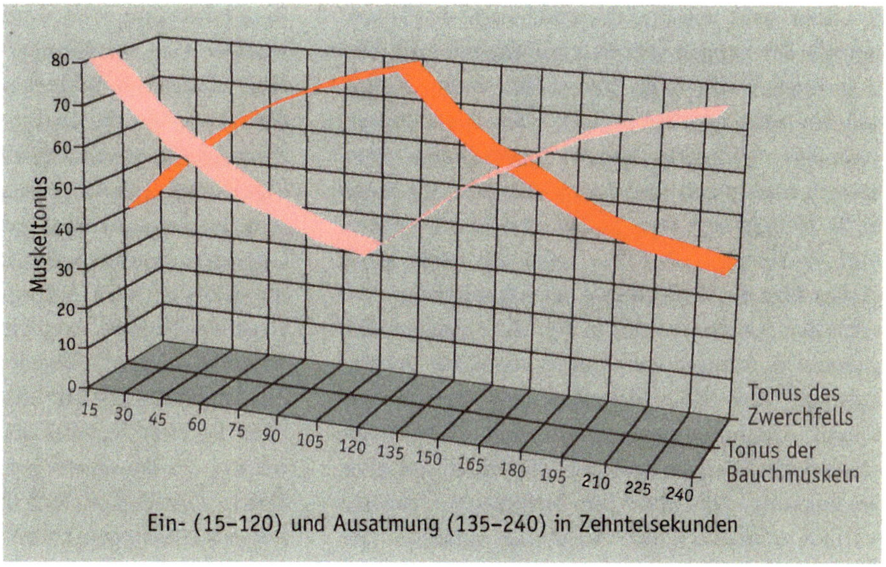

Abb. 21: Zusammenspiel von Zwerchfell und Bauchmuskeln.

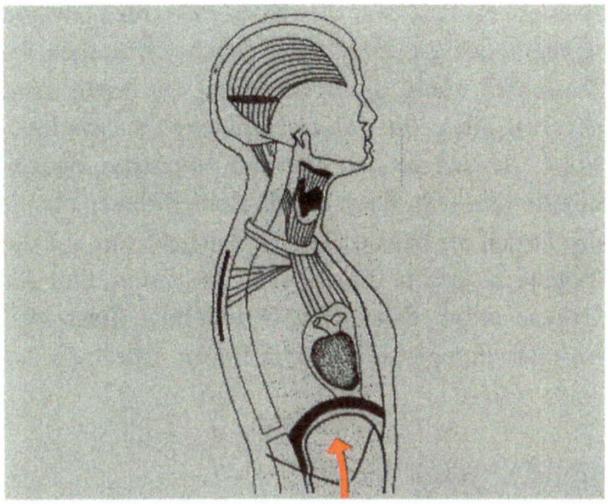

Abb. 22: „Massage" durch die zentrale Faszienkette.

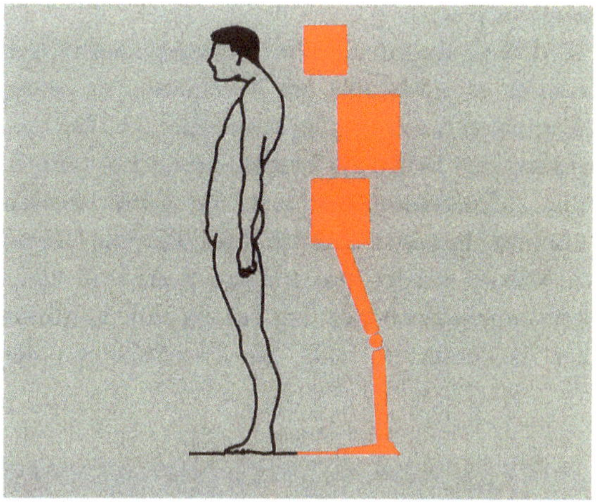

Abb. 23: Kompensation der Wirbelsäule bei inspiratorischer Blockade des Zwerchfells.

Faszienkette sowie die Muskelfasern des Zwerchfells, die Lendenwirbelsäule, Rippen und Brustbein stabilisieren, haben außerdem einen großen Einfluss auf die Haltung und Gestalt einer Person. Ist das Zwerchfell bei der Einatmung blockiert, wird das zentrale Ligament nach unten gezogen, und die Wirbelsäule versucht dies zu kompensieren.

2.3.2 Kontrolle des Zwerchfellmuskels

Auf den folgenden Seiten werden vor allem Übungen vorgestellt, mit denen Sie eine größere Kontrolle über den Zwerchfellmuskel erlangen und diesen kräftigen können. Besser wäre es, diese Übungen in nicht verschmutzter Luft (nicht in der Stadt) zu machen. Wenn man sie in der Natur, am Strand oder in den Bergen ausführt, haben sie eine sehr heilsame Wirkung.

Der natürliche Eintrittsort der Luft in den Organismus ist die Nase, wo sie erwärmt, befeuchtet und gereinigt wird, der Austrittsort ist der Mund. Deshalb empfehlen wir, außer es ist ausdrücklich anders angegeben, durch die Nase einzuatmen und mit entspannten Lippen über die Kehle auszuatmen. Während der Übungen sollten Sie zudem aufgrund des physiologischen Zusammenspiels von Bauchmuskulatur und Zwerchfell die Bauchmuskeln kontrollieren (☞ Abb. 24).

Nach einer Einatmung ohne Kontrolle der Bauchmuskeln senkt sich das Zwerchfell, und der untere Bereich der Lungen füllt sich korrekt mit Luft. Die ursprünglich eiförmige Bauchhöhle verformt sich wie ein platt gedrückter Ball, aber ihr Volumen verändert sich praktisch nicht: Die Organe werden einfach nach unten und vorne verlagert. Auf lange Sicht können sich Bauchwand und Bauch verformen, in bestimmten Fällen sogar die weiße Linie (Linea alba, die Verflechtung der Sehnenplatten der seitlichen Bauchmuskeln) in der Mitte auseinander gehen. Die Atmung wird immer mehr zur Bauchatmung, was Schwierigkeiten mit sich bringt. Durch Ansammlungen unnormaler Blutmengen werden die Organe gestaut; die Blutzirkulation verlangsamt sich dort, die biologische Prozesse werden gebremst. Diese Atemweise gefährdet die der Atmung folgenden Bewegungen von Brustkorb- und Schlüsselbein und ist deswegen nicht empfehlenswert.

Wird die Bauchmuskulatur hingegen kontrolliert, kommt es schon bei der Ausatmung zu einem maximalen Ausstoßen der restlichen Luft. Dies vergrößert den Druck im Bauchraum und Brustkorb. Die „Schwammorgane", z. B. die Leber, werden zusammengepresst und von ihrer Blutfülle befreit; sie können wieder ihre normale Form und Volumen annehmen. Bei der Einatmung ohne Kontrolle der Bauchmuskeln sinkt das Zwerchfell mit der Atembewegung nach unten. Es wird jedoch nicht weniger Luft eingeatmet, wenn die Bauchmuskulatur elastischen Widerstand leistet, anstatt schlaff der Masse der Bauchorgane zu weichen, die vom Zwerchfell weggedrückt wird.

Der Antagonismus zwischen Zwerchfelldruck und Bauchwiderstand lässt den Druck im Bauchraum ansteigen, wodurch die inneren Organe zusammengepresst und kräftig tonisiert werden. Alle Organfunktionen werden stimuliert, die Vitalprozesse werden infolgedessen intensiviert. Bei der Zwerchfellatmung mit kontrollierter Bauchmuskulatur ist zum Beispiel der Druck im Bauchraum erhöht, im Brustkorb herrscht jedoch ein Unterdruck, ohne den die Luft von außen gar nicht in die Lungen eindringen könnte. Der Druckunterschied zwischen den beiden Hohlräumen hat äußerst wichtige Folgen für die Durchblutung. Die beiden Hohlräume sind zwar durch das Zwerchfellgewölbe voneinander getrennt, doch durch Öffnungen im Zwerchfell treten die Speiseröhre, die Aorta usw., aber vor allem die untere Hohlvene (V. cava inferior), die das venöse Blut der unpaaren Bauchorgane sammelt. Eben durch diese Hohlvene kann der Druck im Bauchraum entweichen. Der auf die Organe ausgeübte Druck presst das venöse Blut der Organe durch den „Kampf" zwischen Zwerchfell und Bauchmuskeln aus dem Raum unterhalb des

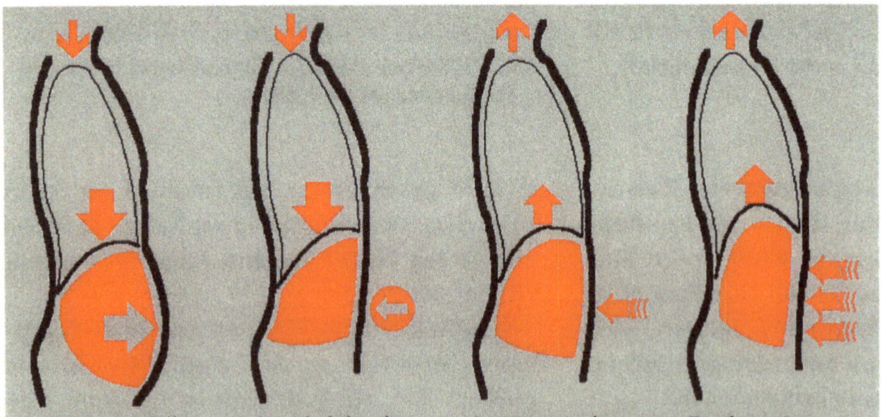

1. Das Zwerchfell drückt bei der Einatmung die Eingeweide zusammen, die Bauchmuskeln geben jedoch nach und der Bauch wölbt sich nach vorne.

2. Das absinkende Zwerchfell schiebt die Eingeweide zurück, der Gegendruck der Bauchmuskulatur erhöht den Druck im Bauchraum, ohne das Atemvolumen bei der Einatmung zu verringern.

3. Ausatmung ohne Kontrolle der Bauchmuskeln, die die Organe nur stützen.

4. Forcierte Ausatmung: Die Bauchmuskeln schieben die Organe zurück und verringern so das Volumen der Bauchhöhle; das Zwerchfell kann leichter wieder nach oben gleiten.

Abb. 24: Zusammenspiel von Zwerchfell und Bauchmuskeln und dessen Einfluss auf die Bauchorgane.

Zwerchfells in den Brustkorb. Durch eine Kontrolle der Bauchmuskeln also werden die in den Bauchorganen angestauten Blutmassen wieder verwertet, in den Lungen gereinigt und dem allgemeinen Kreislauf wieder zugeführt: Dies führt zu einer Revitalisierung des gesamten Organismus. Zudem können durch die Bauchatmung mit kontrollierter Bauchmuskulatur die Bewegungen von Brustkorb und Schlüsselbein korrekt ablaufen (Vergrößerung der drei Durchmesser).

Während Sie also einatmen, sollten Sie nicht den Bauch nach vorne und unten sinken lassen; und während der Ausatmung müssen Sie die Bauchkontraktion noch verstärken (Übungen zur Stärkung der Bauchmuskeln ☞ 2.4 Die Bauchorgane).

Vor dem Üben sollten Sie sich außerdem gut die Nase reinigen, indem Sie warmes Salzwasser einatmen und es auf natürliche Weise trocknen lassen.

Am Ende der Atemübungen sollten Sie nie ganz plötzlich aufstehen, da aufgrund der erhöhten Sauerstoffmenge (Hyperoxie) Schwindel oder bei niedrigem Blutdruck sogar Ohmachten auftreten können.

Das Zwerchfell spielt also, wie wir gesehen haben, eine unersetzliche Rolle in der Physiologie des Körpers – dieser Muskel ist an fast allen Übungen zur Stimulierung der verschiedenen Körperorgane (Inhalte) beteiligt.

2.3.3 Kontraindikationen

Die Zwerchfellübungen, bei denen der gesamte Atemtrakt bis an seine Grenzen belastet wird, sollten Personen mit manifesten Lungenerkrankungen nicht ausführen. Sind Sie sich nicht sicher, fragen Sie Ihren Arzt oder Therapeuten.

Ein Emphysem (Lungenüberblähung) stellt prinzipiell keine Kontraindikation dar: Eine Übung kann das irreversibel betroffene Lungenareal nicht kränker machen. Bei einem Emphysem sind die Lungen jedoch sehr fragil, weshalb grundsätzlich Vorsicht angeraten ist.

Wenn keine Lungenerkrankungen vorliegen, sind die Atemübungen optimal zur Prävention oder während der Heilungsphase von Lungenerkrankungen geeignet, da hierbei die Lungen komplett gereinigt werden. Der Übende lernt, das neuromuskuläre Atemsystem in ausgeglichener Weise zu benutzen. Auch Tuberkuloseanfällen kann man so hervorragend vorbeugen.

Herzkranke und Patienten mit einem Aneurysma (Aussackung) der Bauchaorta werden diese Übungen nur ausführen können, wenn sie sich lange auf die Bauchatmung mit kontrollierter Bauchmuskulatur vorbereitet haben.

Bei Schmerzen im unteren Rücken und Ischiasschmerzen sind die Übungen 10 und 11 kontraindiziert.

2.3.4 Übungen – Bewusste Kontrolle des Zwerchfellmuskels

Übung 1

Position
Rückenlage oder Sitzposition.

Ausführung
Zu Beginn dieser Übung versuchen Sie zunächst ungefähr fünf Minuten lang zu spüren, an welchen Körperpartien Ihre Kleidung Kontakt mit der Haut hat (am besten mit geschlossenen Augen).
Nun verlagern Sie Ihre Aufmerksamkeit auf die Atmung. Nehmen Sie wahr, wie die Luft durch die Nasenlöcher ein- und austritt.
Konzentrieren Sie sich nicht auf die Luft, wenn sie in die Lungen strömt, sondern richten Sie Ihre Aufmerksamkeit nur auf den Zeitpunkt, wenn sie die Nase passiert. Kontrollieren Sie die Atmung nicht und versuchen Sie nicht, die Atemzüge tiefer werden zu lassen. Dies ist noch keine Atem-, sondern eine Bewusstseinsübung – wenn die Atmung also flach ist, lassen Sie sie so, wie sie ist. Tun Sie nichts und beschränken Sie sich auf die reine Beobachtung.
Es ist am Anfang sicherlich schwierig, die Gedanken nicht abschweifen zu lassen. Lenken Sie in diesem Fall Ihre Aufmerksamkeit immer wieder zu dieser einfachen, aber anspruchsvollen Aufgabe zurück.
Die Übung wird Ihnen leichter fallen, wenn Sie sich, bevor Sie anfangen, vornehmen, jeden Atemzug bewusst zu erleben.
Jeder Atemzug ist für uns lebensnotwendig. Der Mensch kann ein paar Tage ohne Nahrung überleben, aber nicht, ohne zu atmen. Spannen Sie nicht die Muskeln an, wenn Sie versuchen, bewusst zu atmen. Verwechseln Sie Entschlossenheit nicht mit Anspannung. Am Anfang werden Sie sich sehr wahrscheinlich leicht ablenken lassen, aber wenn Sie schlicht und einfach immer wieder zur Wahrnehmung der Atmung zurückkehren, wird sich eine wohltuende konzentrierte Entspannung einstellen.
Wenn Sie eine gewisse Kontrolle über Ihre Aufmerksamkeit erreicht haben (mindestens fünf Minuten lang), steigen Sie in die zweite Phase der Übung ein: Werden Sie sich der Berührung der Luft bewusst. Beobachten Sie, welchen Bereich der Nasenlöcher die Luft bei der Einatmung und welchen sie bei der Ausatmung berührt.
Die Einstimmung auf diese Liebkosung der Luft, die uns von der Geburt bis zum Tod unablässig begleitet, ist für die Wiederherstellung und den Erhalt der Gesundheit extrem wichtig.
Wenn Sie die Berührung der Luft sowohl beim Ein- als auch Ausströmen gut differenzieren können, konzentrieren Sie sich auf den Temperaturunterschied der Luft während der Ein- und Ausatmung. Nehmen Sie die Kälte der Luft wahr, wenn sie in die Nase einströmt, und ihre Wärme, wenn Sie ausatmen. Vielleicht bemerken Sie dann, dass durch das eine Nasenloch eine größere Luftmenge strömt als durch das andere.
Spüren Sie noch der leichtesten und kaum zu spürenden Berührung der Luft in den Nasenlöchern nach: Sie ist wandelbar, und die Luftmenge, die durch die Nasenlöcher strömt, kann sich verändern. Lassen Sie sich keine Abweichung entgehen.
Bleiben Sie für zehn bis 15 Minuten in dieser bewussten Aufmerksamkeit.

Übung 2

Position
Rückenlage, die Beine sind gebeugt, die Füße nahe am Gesäß aufgestellt, die Arme neben dem Körper, ein Gewicht (z. B. ein Buch) liegt auf dem Bauch.

Ausführung
Atmen Sie ruhig ein und aus. Versuchen Sie das Gewicht bei der Einatmung zu heben und bei der Ausatmung zu senken. Sie lernen so, die Bewegung des Zwerchfells zu steuern. Lassen Sie nach und nach Ihre Atemzüge tiefer und länger werden, ohne dabei den Brustkorb mit einzubeziehen – die Bewegung bleibt auf den Bauch beschränkt.
Sie können die Übung auch in Sitzposition ausführen: Hier liegen die Hände auf dem Bauch und folgen der Zwerchfellbewegung.
Machen Sie die Übung mindestens fünf Minuten lang.

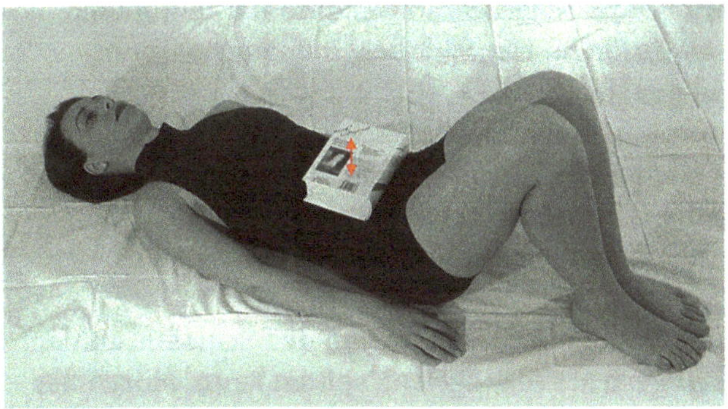

Übung 3

Es ist extrem wichtig, den Atemrhythmus und das Verhältnis der verschiedenen Atemphasen zueinander beizubehalten. Der menschliche Organismus ist offensichtlich sensibel für den Rhythmus und die Art, wie er von diesem durchdrungen wird. Die am deutlichsten zu spürenden und zweifelsohne wichtigsten Rhythmen sind durch die Herzschläge und die Atmung bedingt; sie stehen in sehr enger Beziehung zueinander: 18 Atemzüge gibt es durchschnittlich pro Minute, mal vier genommen ergeben sie die Anzahl der Herzschläge, multipliziert mit vier die Sauerstoffmenge der Muskeln, die vom Myoglobin, dem Muskelfarbstoff, gespeichert werden. Ein Atemzug ist nötig, um genügend Sauerstoff für vier Kontraktionen des Herzmuskels freizusetzen und eine Kontraktion des Herzmuskels, um genügend Sauerstoff für vier Kontraktionen der Myofibrillen der gestreiften und glatten Muskulatur freizusetzen. Ganz deutlich zeigt sich, wie die Rhythmen der Atemzüge, der Systolen und der Sauerstofffreisetzungen durch das Myoglobin synchron ablaufen.

Position
Rückenlage; die Beine sind gebeugt und nahe am Gesäß aufgestellt, die Hände auf dem Bauch, die Ellenbogen am Boden, um die Arme nicht zu ermüden. Der Hals liegt auf einer zylinderförmigen Stütze, z. B. auf einem zusammengerollten Handtuch.
Wenn Sie keine Probleme mit Bluthochdruck haben, können Sie diese Übung auch auf einer schrägen Fläche (30–40°) ausführen, den Kopf nach unten, die Füße nach oben, um das Zwerchfell noch mehr zu kräftigen, da es gegen die Schwerkraft arbeiten muss.

Ausführung
Konzentrieren Sie sich auf Ihren Herzrhythmus, den man im Brustkorb, an den Schläfen, an den Leisten, am Hals oder am einfachsten mit zwei Fingern am Handgelenk spüren kann. Hören Sie auf Ihren Atem und messen Sie, wie viele Herzschläge die Einatmung dauert und wie viele die Ausatmung. In einem natürlichen Rhythmus dauert die Ausatmung etwa doppelt so lange wie die Einatmung, z. B. kann die Einatmung zwei Herzschläge dauern, die Ausatmung vier. Beobachten Sie, wenn Sie Gelegenheit dazu haben, eine schnurrende Katze und ihren Atemrhythmus: Sie werden feststellen, dass die Ausatmung doppelt so lange ist wie die Einatmung.
Bringen Sie bei dieser Übung die Atemzeit mit den Herzschlägen in Einklang, indem Sie ganz allmählich Ihre Ausatmung auf die doppelte Länge der Einatmung ausdehnen. Um das zu erreichen, wird die Reichweite des Atems auf ein Minimum reduziert. Unter Atemreichweite versteht man den Punkt, den die ausgeatmete Luft erreicht – spürbar wird dies, wenn man eine feuchte Hand unter die Nase hält. Bei großer Konzentration kann man diese auch auf eine Distanz von wenigen Zentimetern nicht mehr spüren. In der Praxis muss man bei der Ausatmung den Luftstrom zügeln, so dass die Dauer verlängert, die Reichweite aber verkürzt wird.
Die Atmung sollte immer ruhiger und sanfter, immer langsamer werden und dennoch gleichzeitig tief bleiben.
Nach und nach verlängern Sie die Atemzeiten und erreichen mit Geduld eine Einatmungszeit von zwölf Herzschlägen und eine entsprechende Ausatmungszeit von 24 Schlägen.
Was das Ziel dieser Übung betrifft – rufen Sie sich in Erinnerung, dass ein Hund 36-mal in der Minute atmet, und 18 Jahre lebt, der Mensch 18-mal in der Minute atmet und 72 Jahre lebt, die Schildkröte viermal in der Minute atmet und 300 Jahre alt wird.

Übung 4

Der Rhythmus spielt bei dieser Übung eine extrem wichtige Rolle; nehmen Sie daher Ihre Herzschläge gut wahr.

Position
Sitzposition oder Rückenlage, die Beine sind aufgestellt, die Arme liegen am Körper (oder auf dem Bauch, wenn man durch die Berührung die Herzschläge spüren kann).

Ausführung
Die Übung teilt sich in zwei Zyklen A und B. Zyklus A umfasst eine Serie von fünf Einatmungen in Stufen:

- Atmen Sie während zwei Herzschlägen ein.
- Unterbrechen Sie die Atmung für zwei Schläge.
- Atmen Sie nochmals zwei Herzschläge lang ein.
- Unterbrechen Sie die Atmung für zwei Schläge usw.

Sie atmen stufenweise ein, halten zwischendurch immer wieder den Atem an, bis die Lungen vollständig mit Luft gefüllt sind. Wenn die Lungen ganz voll sind, halten Sie ein letztes Mal den Atem an, dann atmen Sie langsam aus, mit einer möglichst kurzen Atemreichweite.

Zyklus B umfasst eine Serie von fünf Ausatmungen in Stufen. Nach einer normalen Einatmung atmen Sie stufenweise aus und halten zwischendurch immer wieder den Atem an: zwei Schläge einatmen, zwei Schläge den Atem anhalten usw., bis die Lungen vollständig geleert sind.
Wenn Sie das letzte Mal den Atem angehalten haben, atmen Sie mit einem Zug ein.
Wenn Sie sich mit den beiden Zyklen einzeln vertraut gemacht haben, kombinieren Sie sie miteinander.
Sie können diese Übung technisch perfektionieren, indem Sie nicht die Länge der Einheiten verlängern, sondern die Anzahl der Stufen vergrößern. Anfangs werden die Lungen schon nach drei oder vier Stufen gefüllt sein (vielmehr ist dann die Zwerchfellbewegung beendet). Im Laufe des Trainings werden Sie die Luftmenge pro Einheit verringern können, so dass Sie auf acht bis zehn Stufen pro Zyklus kommen. Die Atmung sollte immer leise, mit dem Zwerchfell und mit gleichzeitig kontrollierter Bauchmuskulatur geschehen. Der Atemstrom wird durch Kontrolle und Anhalten der Glottis, der Stimmritze, unterbrochen.

2.3.5 Übungen – Dehnung des Zwerchfells

Übung 5

Diese und die nächste Übung dienen der Dehnung der Muskeln des unteren Rückens, die ihre Spannung auf das Zwerchfell übertragen und so eine normale Bewegung des Hauptatemmuskels behindern können.
Bei der Muskeldehnung muss man mit Vorsicht vorgehen und einige Regeln beachten:

- Der Muskel sollte maximal gedehnt werden, ohne dass jedoch Schmerzen entstehen. Die Folge einer zu großen Dehnung wäre eine Muskelkontraktion.
- Halten Sie diese Dehnposition, bis die Muskelspannung verschwindet.
- Konzentrieren Sie sich dabei auf den angespannten Bereich und versuchen Sie die Ausatmung maximal zu verlängern. Nur so kann die Spannung abgebaut werden.
- Die Übung endet, wenn die Spannung verschwindet oder wenigstens nachlässt.

Wenn Sie bei der Ausübung diese Hinweise beachten, sollte die Spannung innerhalb einer Minute verschwinden.

Position
Rückenlage, Beine sind angewinkelt, die Knie werden mit den Händen gefasst und die Füße dabei vom Boden gehoben; die Arme bleiben gestreckt.

Ausführung
Ziehen Sie die Knie in Richtung Brust, ziehen Sie das Kinn ein (wem das aufgrund einer zu steifen Halswirbelsäule nicht gelingt, kann ein Buch unter den Kopf legen), bis Sie eine Muskelspannung am unteren Rücken, an der Gesäßmuskulatur oder in den Leisten – das kann von Person zu Person verschieden sein – spüren. Halten Sie diese Position, bis die Spannung verschwindet, dann lassen Sie die Beine los und wiederholen die Übung ein zweites Mal.

Die häufigsten Fehler

- das Kinn heben, wenn man die Knie zur Brust zieht,
- einatmen oder den Atem anhalten, wenn man die Knie zur Brust zieht,
- die Knie während der Bewegung auseinander fallen lassen.

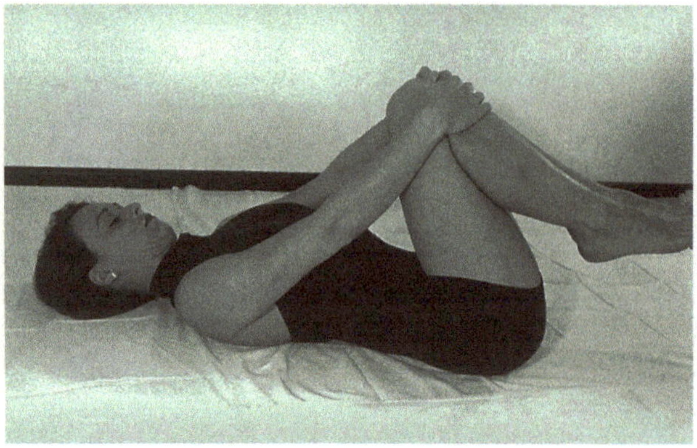

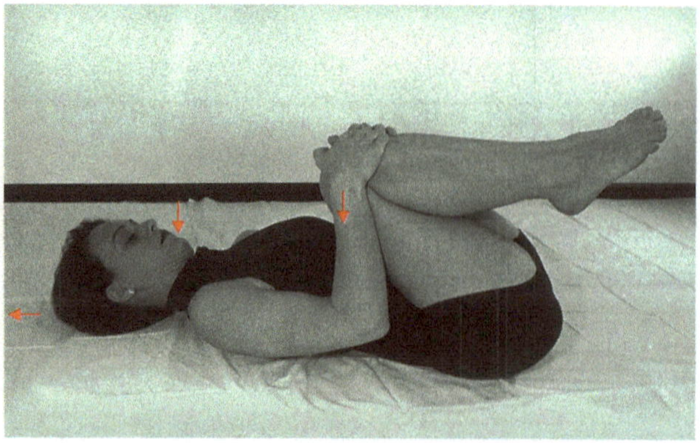

Übung 6

Position
Breitbeinig auf einem Stuhl sitzend.

Ausführung
Beugen Sie Ihren Oberkörper nach vorne und lassen Sie ihn zwischen die Oberschenkeln fallen, Arme und Kopf baumeln locker herab. Halten Sie diese Position, atmen Sie gut mit dem Zwerchfell, damit die entstandene Spannung nicht verschwindet oder weniger wird. Richten Sie den Oberkörper mithilfe der Hände wieder auf, um die gerade gedehnten Rückenmuskeln nicht anzuspannen und die Bandscheiben nicht zusammenzudrücken. Wiederholen Sie die Übung zweimal.

Die häufigsten Fehler
- den Kopf anheben anstatt ihn ganz entspannt hängen zu lassen,
- die Position halten, obwohl Schmerzen am unteren Rücken auftauchen.

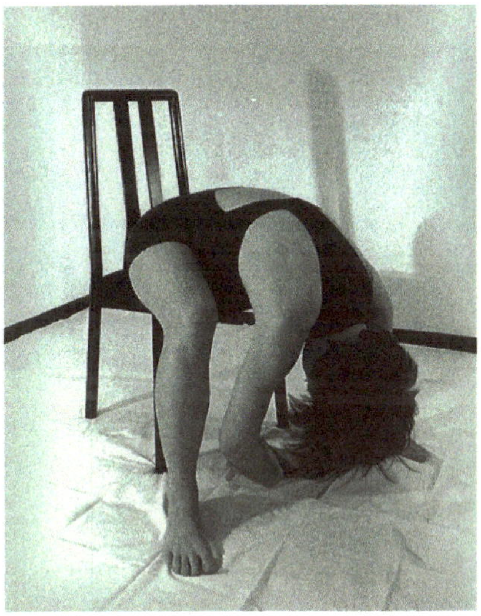

Übung 7

Position
Rückenlage, die Arme liegen am Boden und sind nach oben über dem Kopf ausgestreckt, die Beine sind zusammen.

Ausführung
Dehnen Sie so weit wie möglich Ihre Körperextremitäten (Hände und Füße) in entgegengesetzte Richtungen: die Hände ziehen nach oben, die Füße weiter nach unten. Ziehen Sie dabei das Kinn ein und verlängern Sie den Nacken. Halten Sie diese Selbstdehnung für fünf lange, tiefe Atemzüge mit dem Zwerchfell. Wiederholen Sie die Übung viermal und variieren Sie bei jeder Serie die Position der Füße: einmal sind die Füße angezogen, einmal gestreckt.

Die häufigsten Fehler
- Brust- statt Zwerchfellatmung oder den Atem anhalten,
- den Nacken überstrecken oder den Kopf anheben.

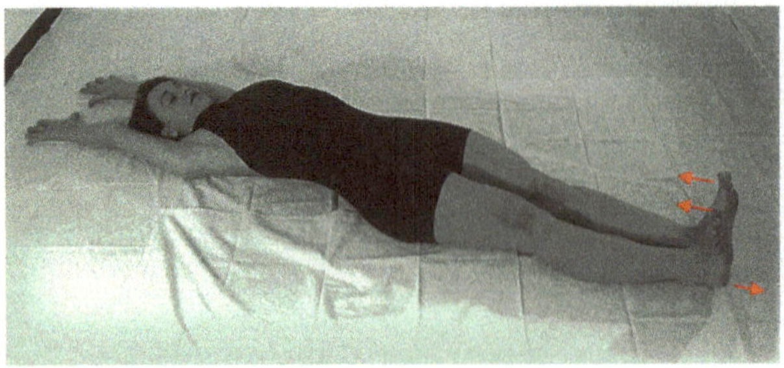

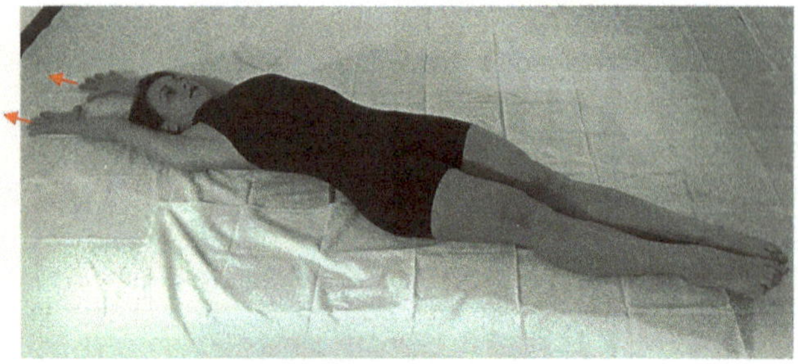

Übung 8

Ziel dieser Übung ist eine Dehnung des Zwerchfells, indem der Boden des Brustkorb zusammen mit dem Bauchinhalt angehoben wird. Das erleichtert die Drainage der Venen und Lymphbahnen der unteren Körperhälfte (indiziert bei Senkung innerer Organe, Zwerchfelltiefstand, inneren Hämorrhoiden). Es ist die einzige Übung, bei der ausdrücklich die Brust- und nicht die Zwerchfellatmung erforderlich ist.

Position
Rückenlage, die Beine sind aufgestellt, die Hände am Rippenbogen und die gespreizten Fingern an den Rippen eingehakt.
Man kann diese Übung auch auf einer schiefen Ebene mit dem Kopf nach unten und Füße nach oben ausführen.

Ausführung
Atmen Sie tief mit dem Brustkorb ein und heben Sie gleichzeitig mithilfe der Hände den unteren Rippenrand in Richtung Kopf und weit nach außen hin an. Versuchen Sie bei der Ausatmung die erreichte Position der Rippen beizubehalten. Während der darauf folgenden Einatmung gehen Sie mit dem Anheben der Rippen noch weiter und versuchen Sie noch mehr Weite zu bekommen. Nach einigen Atemzyklen werden sich die Rippen nicht mehr weiter anheben lassen. Halten Sie dann den Atem nach dem Ausatmen an (die Lungen sind ganz leer) und versuchen Sie den Brustkorb noch weiter auszudehnen, indem Sie den Bauch einziehen. Bleiben Sie so lange wie möglich in dieser Haltung. Achten Sie darauf, dass Sie, wenn Sie mit den Händen an den Rippen ziehen, nicht die Schultern hoch- und den Kopf dadurch einziehen. Wiederholen Sie dieses Vorgehen zwei- bis dreimal.

Die häufigsten Fehler
- die Schultern extrem nach oben oder in Richtung Ohren ziehen,
- das Kinn anheben und dabei den Nacken überstrecken.

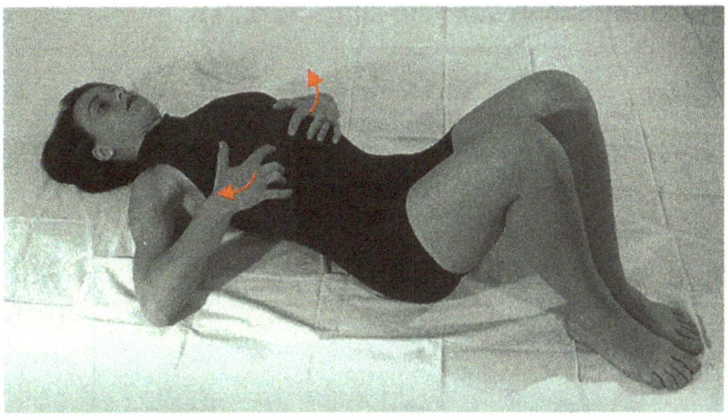

2.3.6 Übungen – Zwerchfell und Haltung

Die Übungen 9, 10 und 11 sind notwendig, um das Gleichgewicht zwischen den drei Zwerchfellen wiederherzustellen. Sie zielen darauf ab, die normale Länge der zentralen Faszienkette wiederherzustellen oder zu erhalten (vordere Halsfaszien, Zwerchfell, Organe im Mediastinum und kraniosakraler Rhythmus, siehe Abb. 23).

Übung 9

Position
Rückenlage, die Beine sind gebeugt, die Füße nahe am Gesäß aufgestellt, die Arme liegen neben dem Körper, die Handfläche zeigt nach oben, der Kopf ist in einer Linie mit dem Körper.

Ausführung
Beginnen Sie mit einer regelmäßigen Zwerchfellatmung, verlängern Sie dann so weit wie möglich die Ausatmung. Atmen Sie durch den halbgeöffneten Mund mit entspannten Lippen aus.
Während Sie weiter regelmäßig atmen, drücken Sie den unteren Rücken gegen den Boden, indem Sie das Becken kippen. Halten Sie mit dem unteren Rücken den Kontakt zum Boden und verlängern Sie gleichzeitig den Nacken, ziehen das Kinn ein und halten den Kopf am Boden.
Falls Sie das Kinn nicht einziehen können, da die Halswirbelsäule zu steif ist, legen Sie sich ein Buch unter den Kopf.
Wenn Sie dies alles – die Atmung, die Beckenbewegung und die Verlängerung des Nackens unter Kontrolle haben, beginnen Sie, die Schultern zu „abzulegen“. Damit ist hier gemeint, die Schultern mit einer einzigen Bewegung von den Ohren wegzubewegen und sie dem Boden zu nähern, während Sie die Finger weit spreizen. Die Handfläche zeigt nach wie vor nach oben.
Bleiben Sie wenigstens fünf bis maximal 15 Minuten in dieser Haltung.

Die häufigsten Fehler
- unregelmäßige Atmung und häufiges Anhalten des Atems,
- gerader unterer Rücken auf Kosten der Verlängerung des Nackens bzw. umgekehrt,
- unteren Rücken und Nacken in einer guten Position halten, aber die Schultern, Finger oder Handgelenke vom Boden abheben,
- die Gesichtsmuskulatur anspannen,
- die Arme vom Körper entfernen.

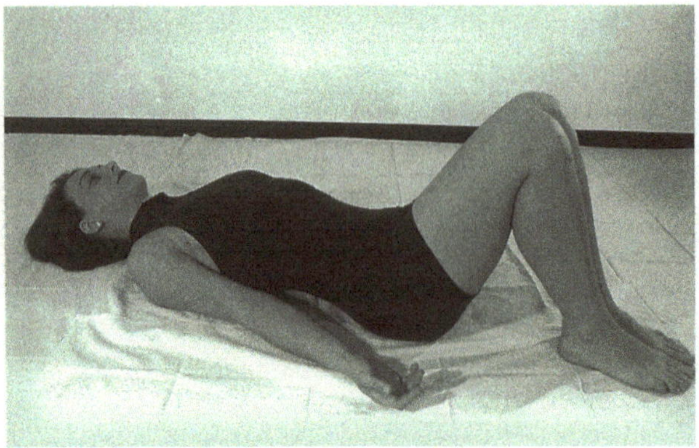

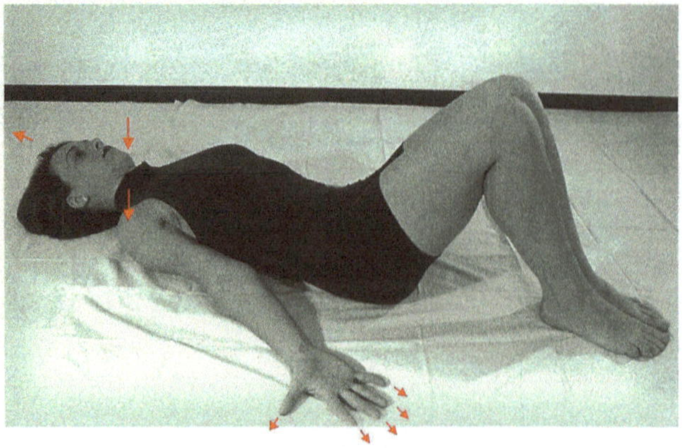

Übung 10

Position
Sitzposition; Becken, Rücken, Kopf und Arme sind an der Wand, die Handflächen nach vorne gedreht, die Beine zusammen und möglichst gestreckt, die Füße zusammen.

Ausführung
Lassen Sie zunächst (wie in der vorhergehenden Übung) die Atmung regelmäßig werden (Ausatmung länger als Einatmung), dann verlängern Sie den Nacken und ziehen das Kinn ein (machen Sie sich so lang wie möglich), ziehen Sie die Schultern in Richtung Wand und ziehen Sie zuletzt die Füße an, die Zehen sind leicht in Richtung Fußsohle gebeugt, also eingerollt.
Wenn es Ihnen gelingt, diese Position mühelos zu halten, ohne den Atem zu blockieren, lösen Sie den Brustkorb leicht von der Wand; der Rücken bleibt dabei gerade. Am Anfang werden Sie diese Position vielleicht nicht lange halten können, aber mit der Zeit sollten Sie mindestens fünf Minuten erreichen, damit die Übung eine Wirkung zeitigt.
Wenn die Übung unangenehm wird oder Übelkeit verursacht, brechen Sie ab.

Die häufigsten Fehler
- Brustatmung und so die Exkursion des Zwerchfells einschränken,
- den Kopf nach vorne fallen lassen und dabei den Nacken beugen,
- die Schultern in Richtung Ohren oder nach vorne ziehen,
- die richtige Position der Füße aufgeben, um die Beine um jeden Preis gestreckt zu halten.

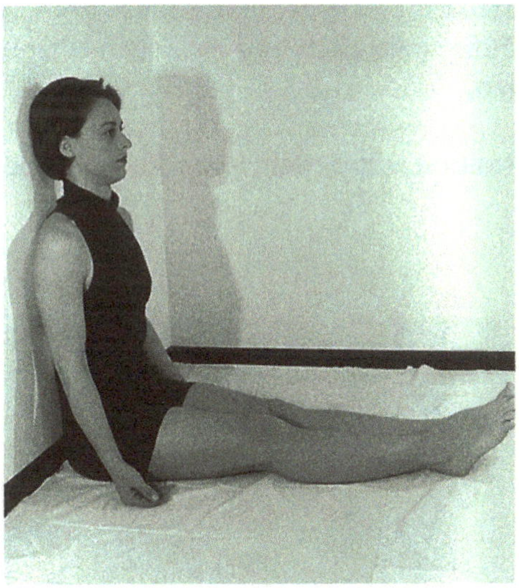

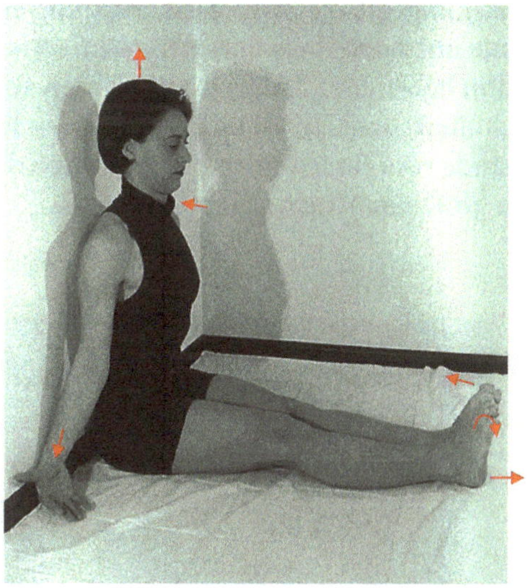

Übung 11

Diese Übung ist für sehr gut Trainierte gedacht. Sie sollten sie nur ausüben, wenn Ihnen die vorangehenden Übungen leicht fallen.

Position
Rückenlage, Gesäß und Beine sind an der Wand nach oben gestreckt, die Beine sind zusammen, die Arme liegen neben dem Körper, die Handflächen zeigen nach oben.

Ausführung
Bei regelmäßiger Zwerchfellatmung bringen Sie die Beine um wenige Zentimeter von der Wand weg, strecken die Knie, so weit die Spannung erträglich ist. Sie müssen die Knie also nicht ganz durchstrecken. Ziehen Sie die Füße an und rollen die Zehen ein. Das Kinn sollten Sie so weit wie möglich einziehen, um den Nacken gut verlängern zu können. Bringen Sie die Schultern nach unten und in Richtung Boden.
Machen Sie die Übung fünf Minuten lang, halten Sie dabei die Beine so lange wie möglich von der Mauer weg. Am Anfang halten Sie diese Position für 15 Sekunden, gefolgt von zehn Sekunden Pause, in der Sie die Beine wieder an die Wand lehnen dürfen. Erhöhen Sie mit der Zeit die Dauer der Anstrengungsphase, aber behalten Sie die zehn Sekunden Pause bei, bis Sie es schaffen, fünf Minuten am Stück die Beine von der Wand weg zu halten. Achten Sie dabei weiterhin auf eine regelmäßige Zwerchfellatmung.
Wenn die Übung unerträglich wird oder Übelkeit hervorruft, brechen Sie ab.

Die häufigsten Fehler
- Brustatmung, die die Zwerchfellbewegung einschränkt,
- die Knie um jeden Preis durchstrecken, ohne die Füße anzuziehen und die Zehen einzurollen,
- das Kinn heben und dadurch den Nacken verkürzen,
- die Schultern hochziehen oder vom Boden lösen,
- die Hände vom Boden heben; wenn Ihnen diese Position schwer fällt, legen Sie die Arme in einem größeren Abstand zum Körper ab.

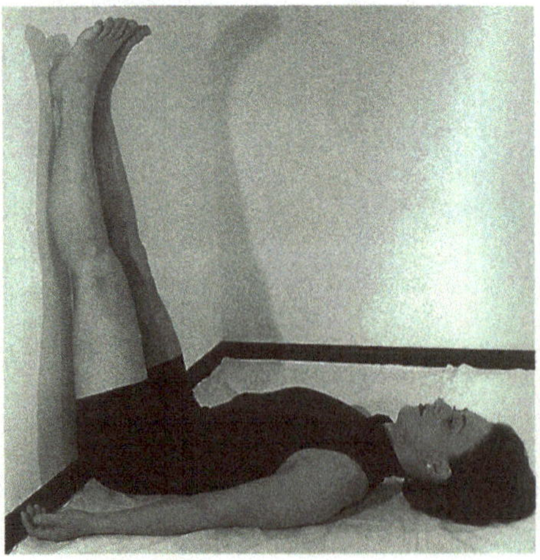

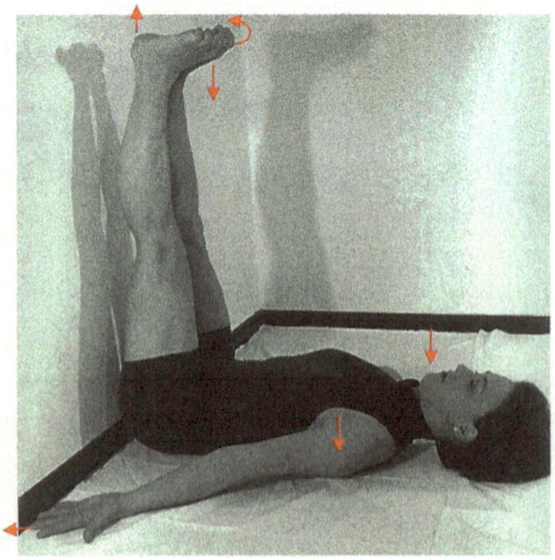

2.4 Die Bauchorgane – Teil I

Zu den Bauchorganen zählen neben dem Magen-Darm-Trakt wichtige Organe wie Leber, Bauchspeicheldrüse, Milz, Nieren und die großen Blutgefäße, die Bauchaorta und die untere Hohlvene. Sie stellen eine verformbare und im physiologischen wie auch pathologischen Sinne komprimierbare Einheit dar.

2.4.1 Der Inhalt – Magen-Darm-Trakt und Nieren

Magen-Darm-Trakt

Die anatomischen Gegebenheiten des Magen-Darm-Trakts verleihen ihm eine besondere Dynamik, die in der Physiologie der Verdauung nicht zu vernachlässigen ist. Zwei Ebenen dieses Komplexes, eine vertikale und eine horizontale, werden hier beschrieben. In der vertikalen Ebene weist der Verdauungstrakt sechs Krümmungen (Flexuren) auf.

Magenflexur

Die Magenflexur beginnt auf Höhe des 8. Brustwirbels und geht zum Pylorus (Magenpförtner) auf Höhe des 12. Brustwirbels. Diese extrem bewegliche Krümmung ist über Bauchfellfalten (das Omentum minus, das kleine Netz) mit der Leber und mit der Milz über das Ligamentum gastrosplenicum verbunden. Über den Magenschlauch bleibt sie fest am Zwerchfell und liegt mehr oder weniger auf dem Querkolon auf.

Zwölffingerdarmflexur

Die Flexur des Zwölffingerdarms weist an beiden Enden fast dieselbe Höhe auf; in Richtung Pylorus liegt sie hinter der 9. Rippe, in Richtung Jejunum (Leerdarm), nahe an der Vorderseite des 12. Brustwirbels. Der duodenal-jejunale Abschnitt ist in transversaler Richtung sehr beweglich, stellt aber in

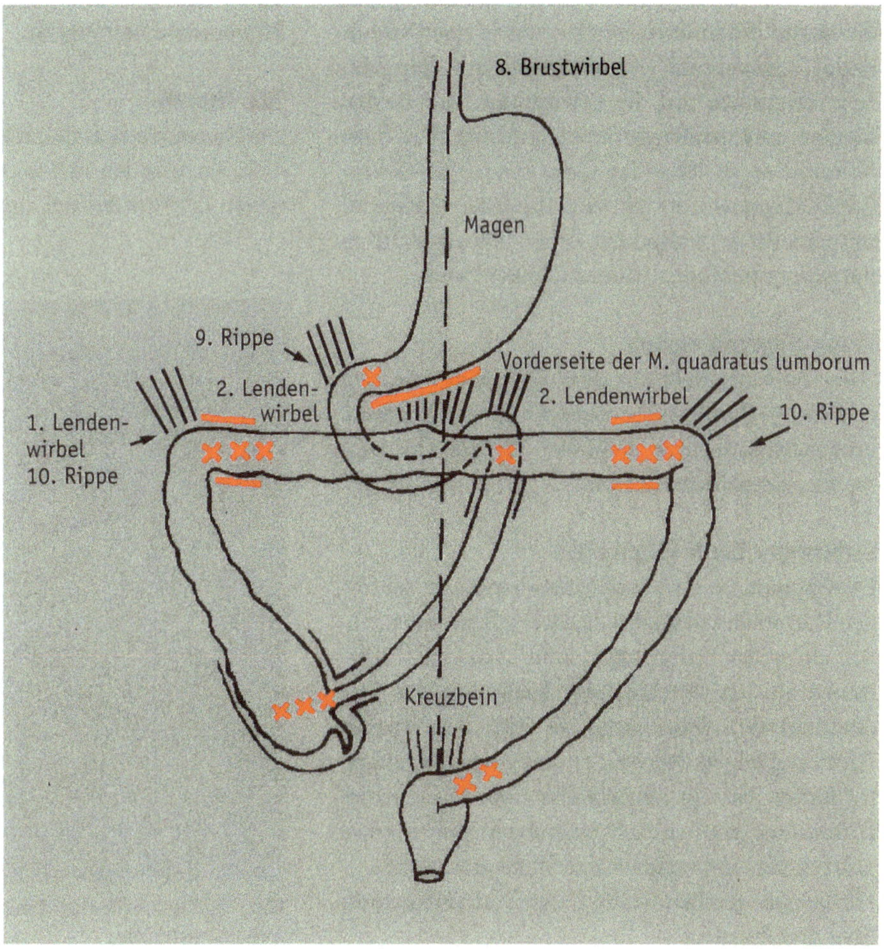

Abb. 25: Die sechs Flexuren des Verdauungstrakts in vertikaler Ebene.

vertikaler Ebene den Fixpunkt des Verdauungssystems dar. Die Zwölffingerdarmflexur liegt außerdem um die Bauchspeicheldrüse herum. Die Mobilität der Bauchspeicheldrüse ist also eng mit diesem Verdauungsabschnitt verbunden.

Ileum (Krummdarm)-Dickdarm-Flexur

Diese Darmkrümmung umfasst den Wurmfortsatz, den Blinddarm und das aufsteigende Kolon; beide Enden dieser Flexur befinden sich auf Höhe des 1. Lendenwirbels. Die seitliche Beweglichkeit des Blinddarms ist sehr wichtig; er hat Verbindungen zum M. iliopsoas und mit dem M. cruralis. Das aufsteigende Kolon liegt an den Rippen an und ist mit ihnen auf Höhe der 10. Rippe über das Zwerchfell-Kolon-Band (Ligamentum phrenicocolicum dextrum) verbunden und weist mit der Unterseite der Leber, mit der rechten Niere und manchmal mit der Gallenblase enge Beziehungen auf.

Kolonflexuren

Die Kolonflexuren liegen zwischen den 10. Rippen; die rechte Kolonflexur ist über das Magen-Kolon-Band (Ligamentum gastrocolicum) mit dem Magen verbunden, das die Bewegungen der beiden Organe miteinander in Einklang bringt. Die linke Kolonflexur ist über das linke Zwerchfell-Kolon-Band (Ligamentum phrenicocolicum sinistrum) mit der Rippe verbunden. Diese Flexur steht in Beziehung zu Magen, Milz und linker Niere.

Kolon-Sigmoid-Flexur

Diese Flexur besteht aus dem absteigenden Kolon und dem S-förmigen Darmabschnitt, dem Sigmoid, und erstreckt sich von der linken 10. Rippe bis zum Lenden-Kreuzbein-Bereich.

S-förmiger Darm (Sigmoid)

Das Sigmoid ist ein bewegliches Element in der linken Darmbeinschaufelgrube (Fossa iliaca sinistra). Bei viszeralen Verletzungen kann sich das Darmlumen an den verschiedenen Biegungen des Verdauungstrakts verkleinern, so dass das normale Fortschreiten der Sekretionen und Ausscheidungen behindert ist. Im abfallenden Teil einer jeden Krümmung können sich Stauungen bilden sowie Sekretionen und verschiedene Stoffe ansammeln. Horizontal gesehen verfügt der Verdauungstrakt über drei Ebenen:

- Die obere Ebene, die sich zwischen den 10. Rippen erstreckt und an der unteren, hinteren Seite der Leber liegt. Sie umfasst das Querkolon, den Magen, den zweiten Teil des Zwölffingerdarms und den Bauchspeicheldrüsenschwanz.
- Die mittlere Ebene liegt unterhalb der oberen Ebene. Sie ist zur Horizontale in einem Winkel von 48° geneigt und verbindet den 1. Lendenwirbel mit dem rechten Iliosakralgelenk. Sie umfasst vor allem den Dünn- und Blinddarm.
- Die untere Ebene liegt unterhalb und links von der mittleren Ebene. Sie hat dieselbe Neigung und verbindet die linke Darmbeinschaufelgrube (Fossa iliaca sinistra) mit der linken Ecke des Kreuzbeins. Sie umfasst das Sigmoid.

Die Raumsituation der Darmmasse mit ihren verschiedenen Ebenen führt dazu, dass Haltung und Motorik des Körpers sie beeinflussen. Sie kann sich von unten nach oben verschieben, aber auch von innen nach außen der Leber entgegen, an der sie Halt findet und durch die sie sich im Bauchraum stabilisiert. Dasselbe gilt für die Milz, die an der Rippenwand befestigt ist.

Nieren

Die Nieren sind ca. 12 cm lang, 6 cm breit und 3 cm dick. Sie befinden sich seitlich der Wirbelsäule zwischen 12. Brustwirbel und 3. Lendenwirbel. Die

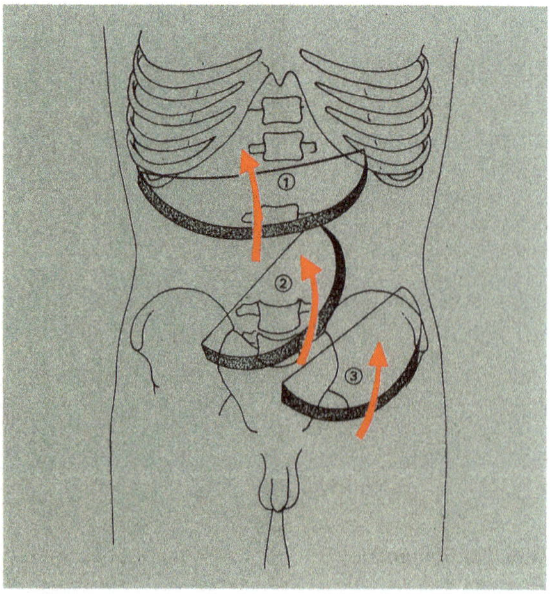

Abb. 26: Die drei horizontalen Ebenen des Verdauungstrakts.

rechte Niere liegt ungefähr 2 cm tiefer als die linke. Sie sind nach unten geneigt und nach außen hin gedreht. Der hintere Anteil des Bauchfells trennt die Nieren von allen anderen Bauchorganen. Die Spannung in Bauchraum und Brustkorb, die Bauch- und Lendenmuskulatur sowie die großen Gefäße spielen eine große Rolle für den Halt und die Mechanik der Nieren. Die Mechanik der rechten Niere wird besonders auch durch die innere Spannung der Leber beeinflusst.

Die Nieren stehen in Beziehung zu den Nebennieren und dem Zwerchfell: Ihre Rückseiten berühren die „Pfeiler" des Zwerchfells, die 11. und 12. Rippe, den M. quadratus lumborum und den M. transversus abdominis. Vorne hat die rechte Niere Kontakt mit der Leber, dem Zwölffingerdarm und dem Querkolon, die linke Niere mit Milz, Magen, Bauchspeicheldrüse, Leerdarm und Querkolon. Zur Körpermitte hin haben beide Nieren Kontakt mit dem großen und kleinen Psoas-Muskel (M. psoas major und minor), mit den Nierengefäßen, die in der Bauchaorta und der unteren Hohlvene (V. cava inferior) zusammenfließen, und mit den Harnleitern. Durch den Kontakt mit dem M. psoas, der als Schiene fungiert, und aufgrund der Fixierung durch die Gefäße sinkt die Niere bei der Einatmung nach unten, außen und vorne. Sie folgt in ihrer Bewegung dem M. psoas bis zum 3. Lendenwirbel. Die Nebennierenkapsel folgt der Bewegung der Niere. Bei der Ausatmung steigt die Niere wieder nach oben, innen und hinten. Das Fettgewebe um die Nieren ist bei dieser Bewegung sehr wichtig, da es eine sanfte Verlagerung ermöglicht.

Zum Schluss ist noch die Rolle des Verdauungstraktes als Vermittler zwischen Zwerchfell und Bauchmuskulatur (vor allem dem M. transversus abdominis) zu erwähnen. Das Senken des Zwerchfells und der Gegenhalt des Magen-Darm-Trakts stellen zwei einander entgegengesetzte Kräfte dar, deren Resultante sich auf die einzige ausdehnbare Stelle, die vordere Wand der Bauchmuskulatur, verlagert. Jede Veränderung einer dieser Kräfte überträgt sich als Veränderung der Bauchspannung, also als Spannungsvergrößerung oder -verringerung, und umgekehrt als Veränderung der Statik der Bauchorgane.

2.4.2 Der Behälter

Der Behälter setzt sich aus den folgenden Elementen zusammen:

- oben: aus dem Zwerchfell und den unteren Rippen,
- hinten: aus den Brustwirbeln, dem Kreuzbein und den Bändern, die sie verbinden, den Zwerchfellpfeilern, dem M. quadratus lumborum und M. iliopsoas, M. iliocostalis und M. longissimus,

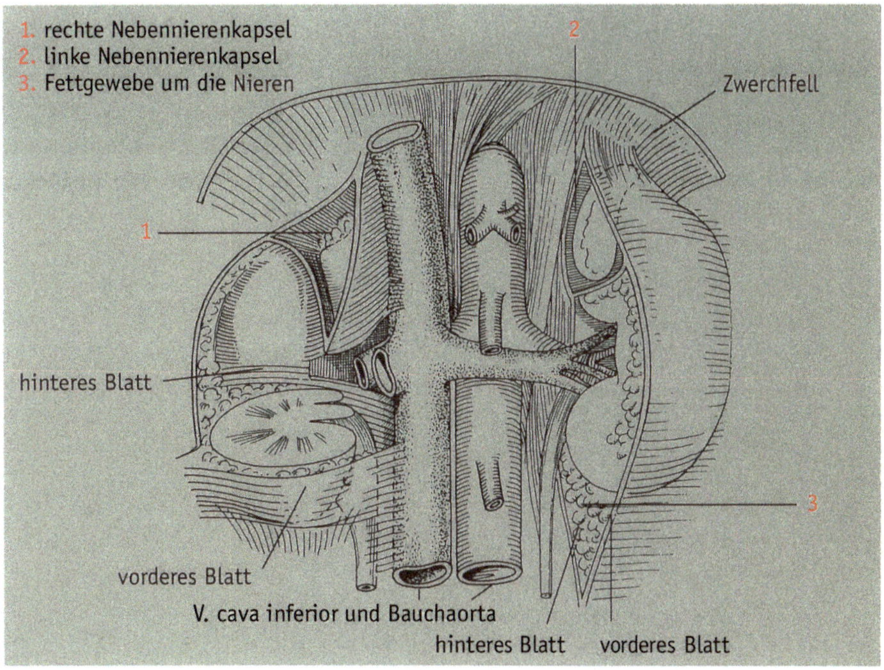

Abb. 27: Lagebeziehungen der Nieren.

- vorne: aus dem M. rectus abdominis und dem M. transversus abdominis,
- seitlich: aus dem M. obliquus internus abdominis,
- unten: indirekt aus der Beckenbodenmuskulatur.

2.4.3 Kontraindikationen

Während akuten Erkrankungen des Magen-Darm-Trakts, z. B. bei einer Blinddarmentzündung, bei schweren Formen eines Aortenaneurysmas (Aussackung der Aorta), Hiatushernien, bei Brüchen der Bauchdecke, z. B. Leistenbruch, Nabelbruch, Erweiterung der Linea alba, oder bei Bandscheibenvorfällen im Lendenwirbelbereich sollten Sie diese Übungen auf keinen Fall machen. Bei Wirbelgleiten eines Lendenwirbels sind diese Übungen nur kontraindiziert, wenn dabei auch akute oder chronische Ischiasschmerzen bestehen.

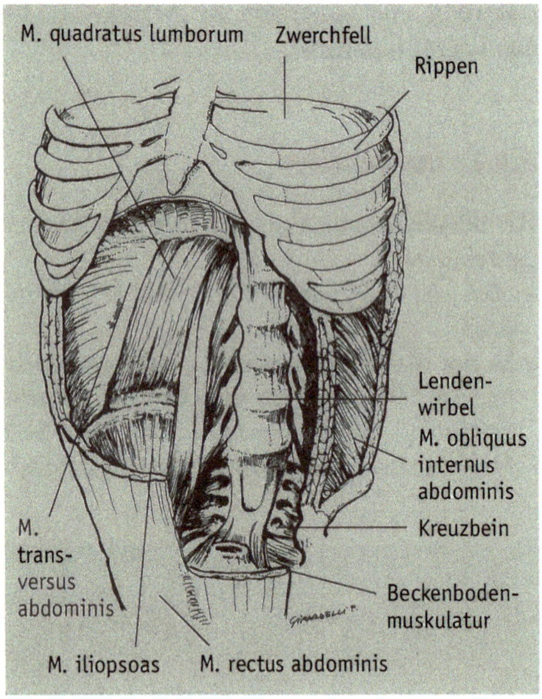

Abb. 28: Der leere Behälter.

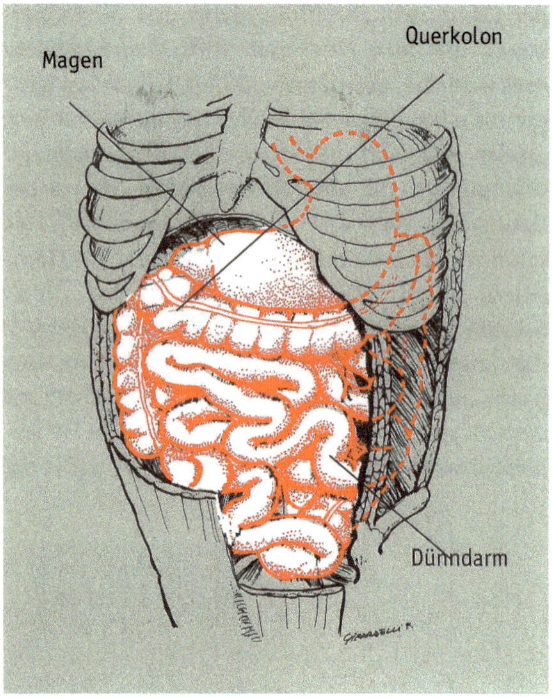

Abb. 29: Der volle Behälter.

2.4.4 Übungen – Normalisierung der Bauchorgane

Vergessen Sie nicht: Die Übungen für den Zwerchfellmuskel, der Teil dieses Behälters ist, gehören eigentlich auch zu dieser Übungsreihe!
Ausgehend von den physiologischen und anatomischen Vorbemerkungen werden hier Körperübungen dargestellt, die die Bauch- und Rückenmuskulatur und die Lendenwirbelsäule aktivieren. Es soll an dieser Stelle betont werden, dass jede Übung, die zu Veränderungen der inneren Bauchspannung führt, sich auch auf der Ebene des Beckenbodens niederschlägt: Bevor Sie also diese Übungen machen, sollten Sie unbedingt die Effizienz Ihrer Beckenbodenmuskulatur prüfen und gegebenenfalls zuerst Übungen zur Stärkung des Beckenbehälters machen, um eine Verschlimmerung schon bestehender Symptome zu vermeiden.

Übung 12

Position
Rückenlage, die Beine sind gebeugt, die Füße aufgestellt. Die Arme liegen am Körper, die Handflächen zeigen nach oben. Das Kinn ist eingezogen, der Nacken lang und die Schultern zum Boden gedrückt.

Ausführung
Bringen Sie während der Ausatmung erst das rechte, dann das linke Knie möglichst nahe zur Brust, insgesamt zwanzigmal, zehnmal pro Bein. Wiederholen Sie die Sequenz noch zweimal und machen zwischen den Serien eine Pause von 30 Sekunden.

Die häufigsten Fehler
- das Kinn heben,
- die Schultern nach vorne oder hochziehen,
- Handgelenke und Finger nicht am Boden halten; wenn dies schwierig ist, legen Sie die Arme etwas weiter vom Körper entfernt ab.

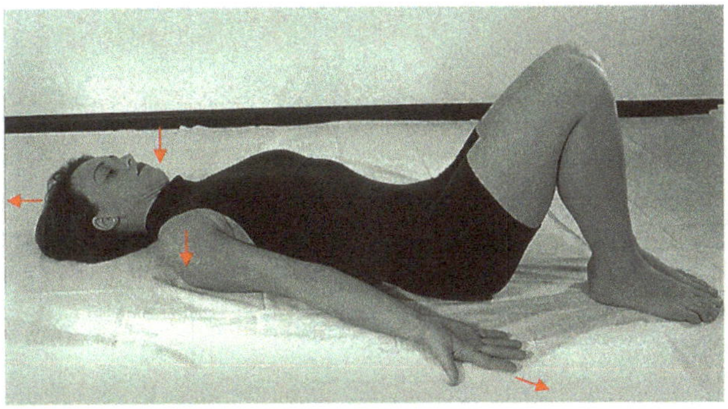

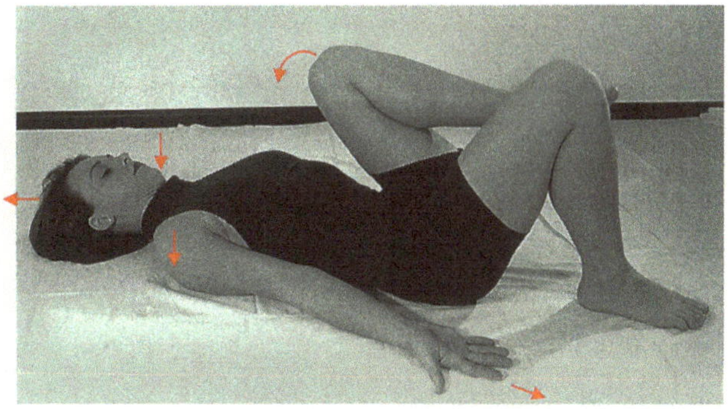

Übung 13

Position
Seitenlage, der untere Arm liegt ausgestreckt unter dem Kopf, der andere an der Körperseite. Die Beine sind ein wenig gebeugt.

Ausführung
Bewegen Sie während der Ausatmung das obere Bein nach vorne und berühren mit dem Knie möglichst nahe der Brust den Boden. Wiederholen Sie diese Bewegung auf jeder Seite zwanzigmal, machen Sie die ganze Serie insgesamt dreimal.

Die häufigsten Fehler
- den unteren Arm nicht nach oben, sondern nach vorne legen und so den Rücken krümmen,
- das untere Bein zu sehr beugen,
- mit dem Knie den Boden nicht berühren.

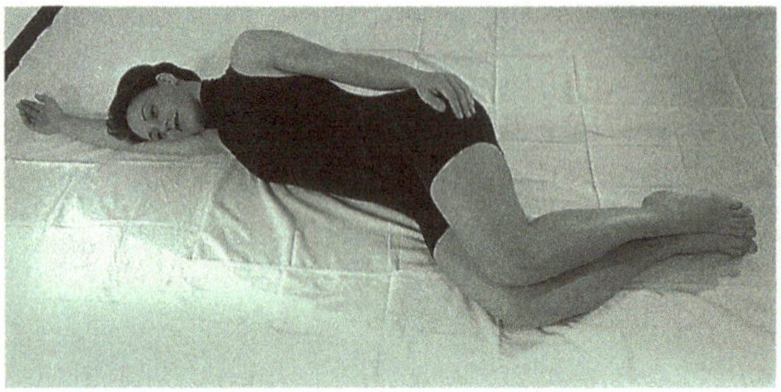

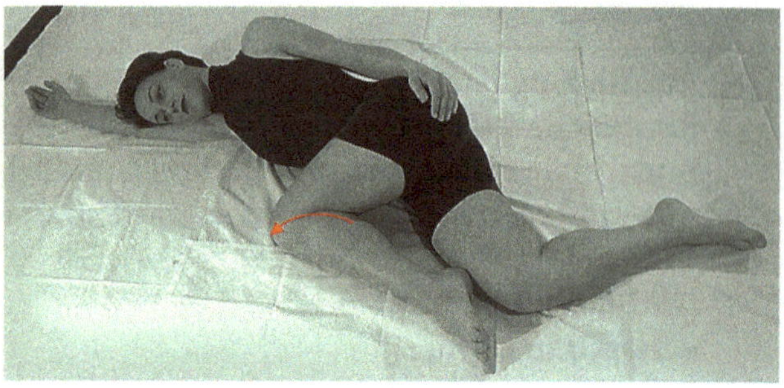

Übung 14

Position
Vierfüßerstand, die Arme sind senkrecht unter den Schultern aufgestützt, die Knie sind unter den Hüften.

Ausführung
Bei der Einatmung heben Sie den Kopf, kippen das Becken nach vorne und kommen so ins Hohlkreuz. Bei der Ausatmung machen Sie einen Katzenbuckel, beugen den Kopf und bringen dabei ein Knie in Richtung Stirn. Wiederholen Sie die Übung zwanzigmal, wobei Sie abwechselnd das rechte und das linke Knie heben.

Die häufigsten Fehler
- die Arme beugen,
- die senkrechte Position von Armen und Beinen aufgeben,
- die Atemsequenz vertauschen.

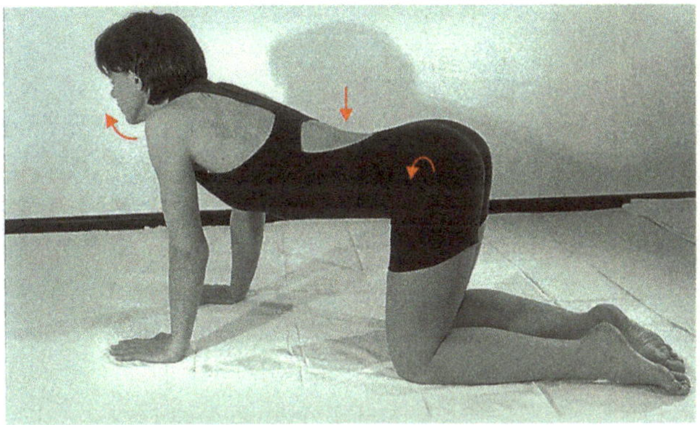

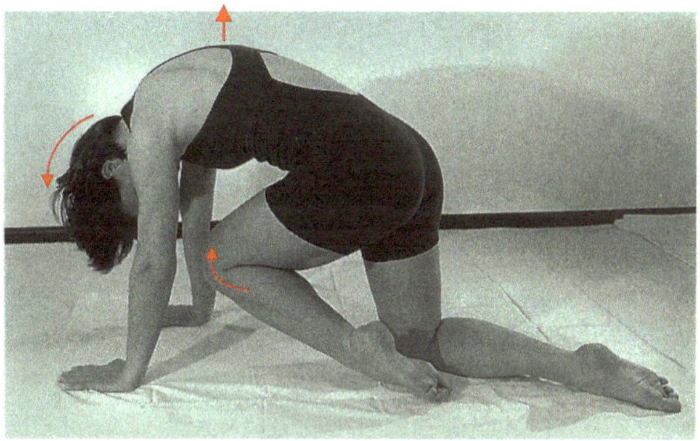

Übung 15

Position
Rückenlage, die Beine sind gebeugt, die Füße aufgestellt und die Arme seitlich im rechten Winkel zum Oberkörper ausgestreckt.

Ausführung
Lassen Sie bei der Ausatmung die Beine zwanzigmal abwechselnd nach rechts und links fallen. Wiederholen Sie diese Sequenz noch zweimal. Versuchen Sie während der Drehung des Beckens, die Hände am Boden und die Knie zusammenzuhalten.

Die häufigsten Fehler
- ein- statt ausatmen, wenn man das Becken dreht,
- die Arme neben den Körper legen.

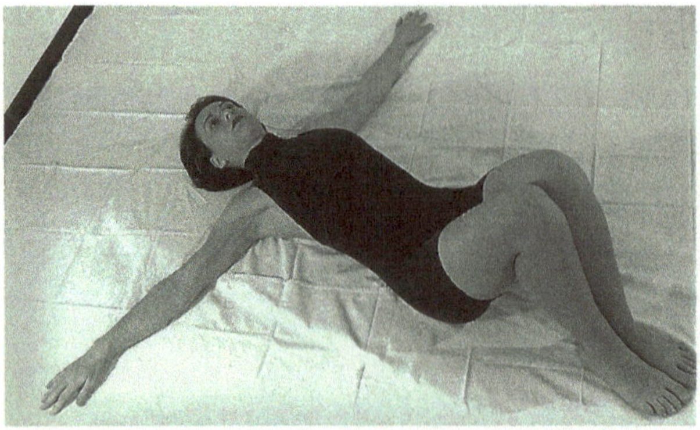

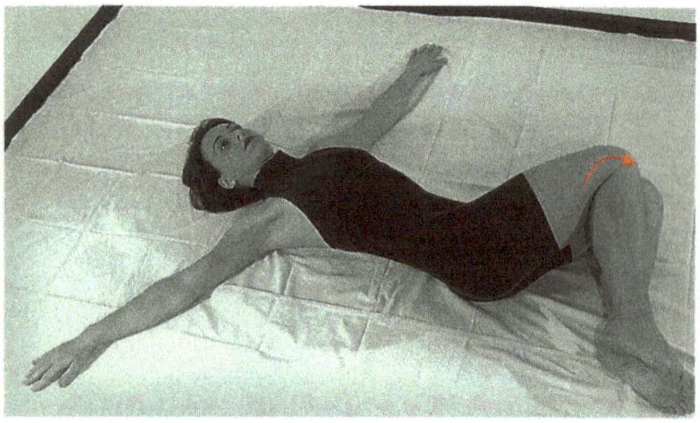

Übung 16

Position
Rückenlage, die Beine sind gebeugt, die Füße aufgestellt und die Hände auf den Oberschenkeln. Der Nacken ist verlängert, das Kinn eingezogen.

Ausführung
Versuchen Sie mit aller Kraft zehn Sekunden lang das linke Knie in Richtung Brust gegen den Widerstand des rechten gestreckten Armes zu bringen. Üben Sie abwechselnd mit beiden Seiten, dann drücken Sie mit beiden Beinen gleichzeitig gegen die beiden gestreckten Arme. Machen Sie diese Sequenz insgesamt zwanzigmal.

Die häufigsten Fehler
- die Arme beugen,
- das Kinn heben,
- das Knie nicht mit aller Kraft zur Brust bringen,
- während der Anstrengung den Atem anhalten.

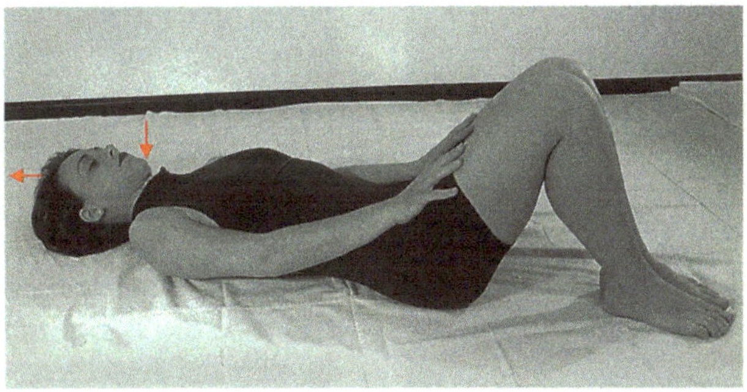

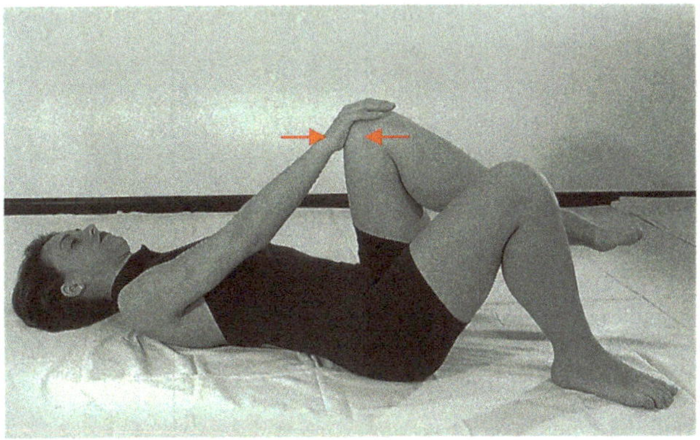

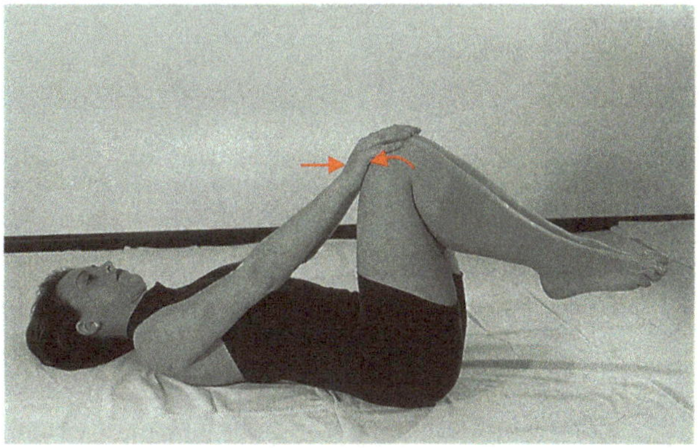

Übung 17

Position
Rückenlage, die Beine sind gebeugt, die Füße aufgestellt und die Hände liegen auf den Oberschenkeln.

Ausführung
Heben Sie den Kopf und die Schultern an und bringen das Kinn zur Brust, dabei legen Sie die Hände auf die Knie. Halten Sie diese Position 15 Sekunden, atmen Sie dabei regelmäßig. Führen Sie die Bewegung insgesamt zehnmal aus, dazwischen machen Sie jeweils eine Pause von zehn Sekunden.

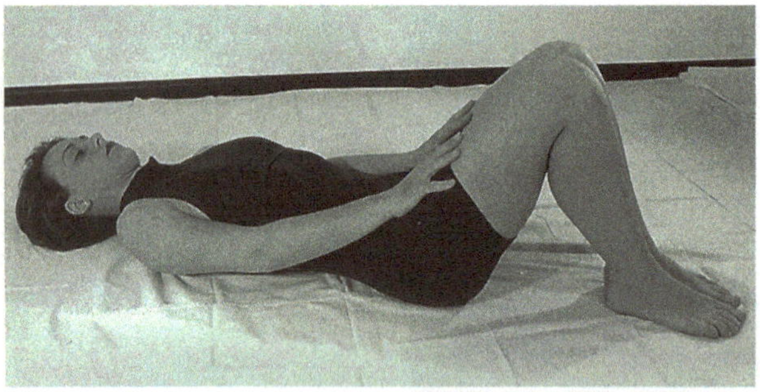

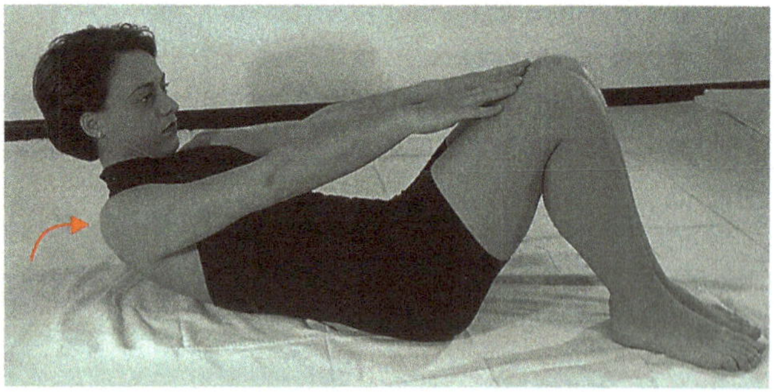

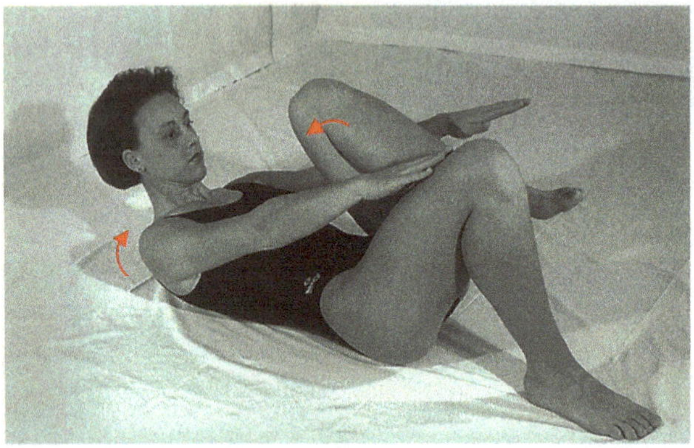

Variante
Wenn Sie Kopf und Schultern heben, ziehen Sie gleichzeitig ein Knie zur Brust, dies wird die Wirkung auf die Bauchorgane, die sich auf derselben Seite wie das gebeugte Bein befinden, verstärken.

Die häufigsten Fehler
- den Rumpf über die Schultern hinaus anheben,
- in der Halteposition die Zwerchfellatmung einschränken oder die Brustatmung einsetzen,
- die Beine nicht zusammenhalten,
- den Kopf anheben, ohne das Kinn zur Brust zu bringen.

Übung 18

Position
Seitenlage, der untere Arm liegt ausgestreckt unter dem Kopf in der Verlängerung des Rumpfes; der obere Arm ist vor der Brust auf dem Boden aufgestützt, das untere Bein zu 90° angewinkelt, das obere Bein gestreckt, der Fuß des oben liegenden Beins angezogen und leicht nach innen rotiert, d. h. die Zehenspitze zeigt zum Boden.

Ausführung
Heben Sie das gestreckte Bein nach oben, lassen Sie es dabei in der Verlängerung des Rumpfes, der Fuß bleibt angezogen und nach innen gedreht. Führen Sie diese Bewegung zehn- bis zwanzigmal pro Seite aus.

Die häufigsten Fehler
- das Bein nicht in einer Linie mit dem Körper nach oben heben,
- das Bein anheben und dabei die Zehenspitze nach oben drehen.

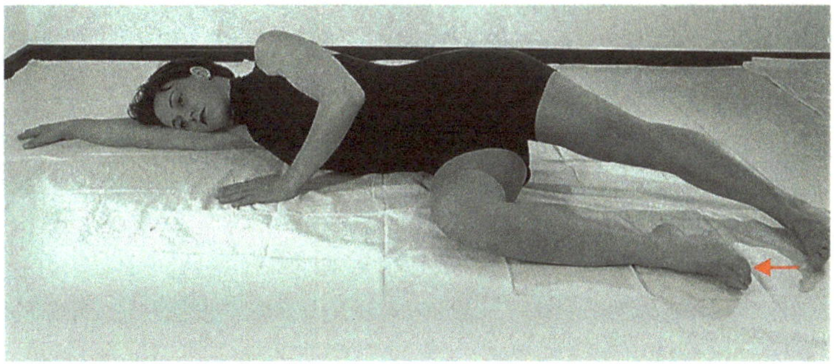

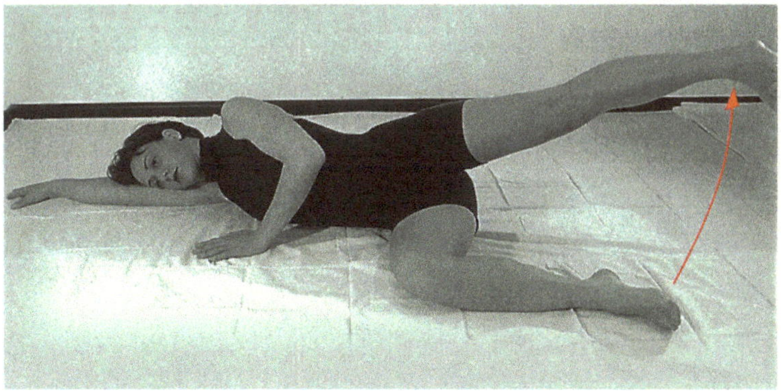

Übung 19

Position
Rückenlage, das linke Bein ist ausgestreckt, das rechte angezogen. Umfassen Sie mit verschränkten Händen das rechte Knie, die Arme sind gestreckt.

Ausführung
Ziehen Sie mit den Armen das rechte Knie Richtung Brust, bis Sie eine leichte Spannung in der Hüfte, Leiste oder am Rücken spüren. Das linke Bein und Becken behält den Kontakt mit dem Boden bei. Halten Sie diese Position, bis die entstandene Spannung verschwindet. Achten Sie dabei auf eine regelmäßige Zwerchfellatmung.

Die häufigsten Fehler
- die Position trotz Schmerzen halten,
- die Atmung einschränken oder den Atem anhalten.

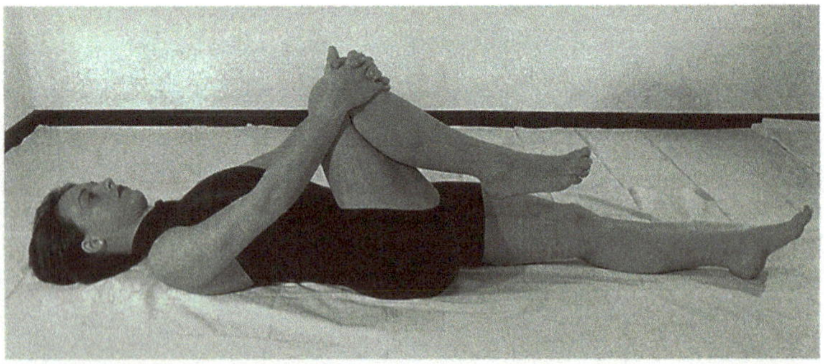

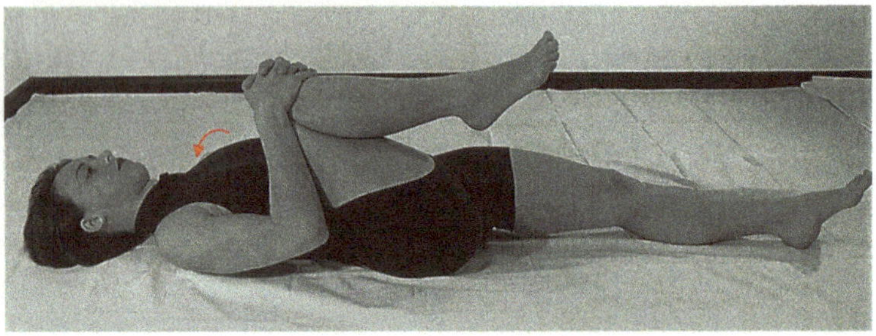

Übung 20

Position
Fersensitz, der Oberkörper ist vornüber gebeugt, der Kopf liegt auf dem Boden und die Arme liegen entspannt neben dem Kopf am Boden.

Ausführung
Strecken Sie sich, indem Sie die Hände so weit wie möglich nach vorne verlängern und sie über den Boden gleiten lassen, ohne jedoch das Gesäß von den Fersen zu heben. Bleiben Sie in dieser Dehnung und nehmen Sie fünf tiefe Atemzüge (Zwerchfellatmung!). Wiederholen Sie dies dreimal, dazwischen machen Sie je eine Pause von ein bis zwei Minuten. Wenn der Oberkörper aufgrund des Bauchumfangs die Knie nicht berühren kann, nehmen Sie die Knie etwas auseinander, die Zehenspitzen sollten sich jedoch berühren.

Die häufigsten Fehler
- den Kopf heben und den Nacken überstrecken,
- das Gesäß von den Fersen heben,
- Brustatmung.

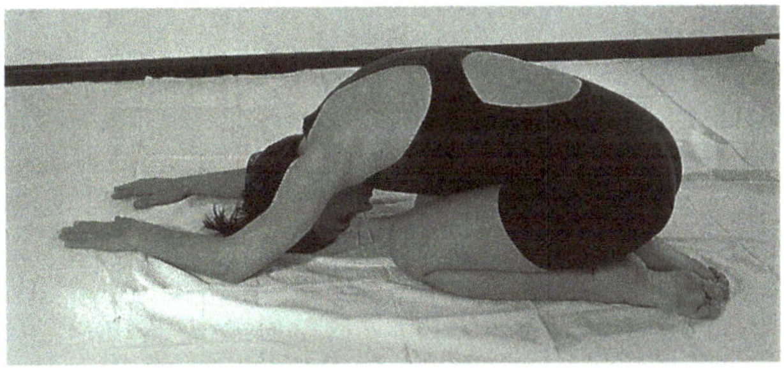

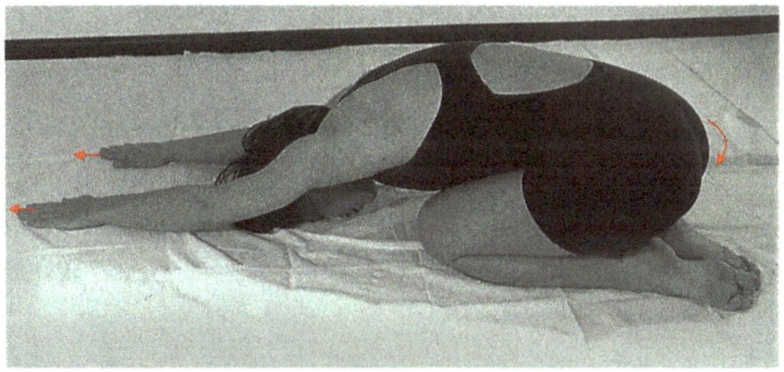

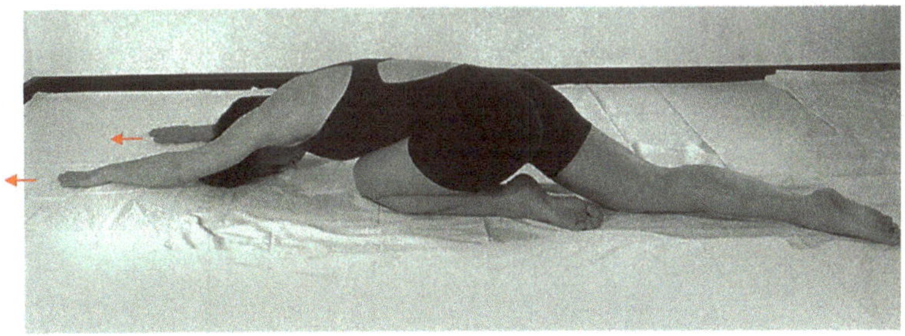

Variante

Position
Kniend, nur auf der linken Ferse sitzend, das rechte Bein ist nach hinten gestreckt. Der Oberkörper ist nach vorne gebeugt, die Arme sind nach oben gestreckt, nicht parallel, sondern leicht gespreizt; der Kopf liegt entspannt auf dem Boden.

Ausführung
Machen Sie fünf regelmäßige Atemzüge (Zwerchfell!) und wiederholen Sie dann die Übung auf der anderen Seite, indem Sie das linke Bein nach hinten strecken. Ist das linke Bein gebeugt, wird das absteigende Kolon angeregt, und umgekehrt das aufsteigende Kolon.

Die häufigsten Fehler
- den Kopf heben und den Nacken überstrecken,
- das Gleichgewicht verlieren, da die Hände zu nahe beieinander liegen.

Übung 21

Position
Schneidersitz, die Arme liegen locker auf den Beinen.

Ausführung
Diese Übung wird genauso ausgeführt wie die vorhergehende, mit dem Unterschied, dass Sie den Boden wahrscheinlich nicht so leicht mit dem Kopf berühren werden. Lassen Sie den Kopf dennoch entspannt hängen.

Die häufigsten Fehler
- den Kopf heben und den Nacken überstrecken,
- Brustatmung.

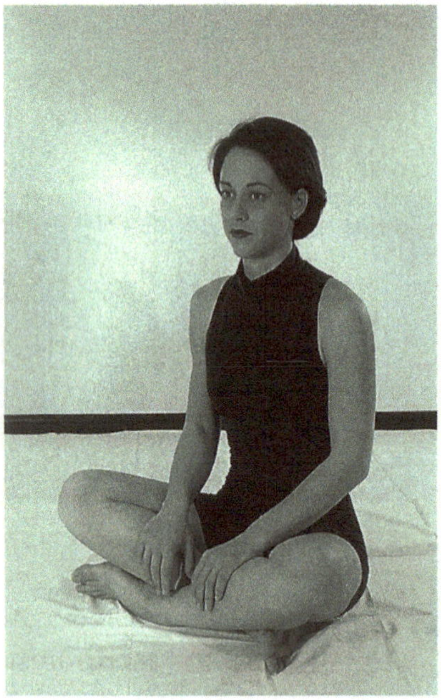

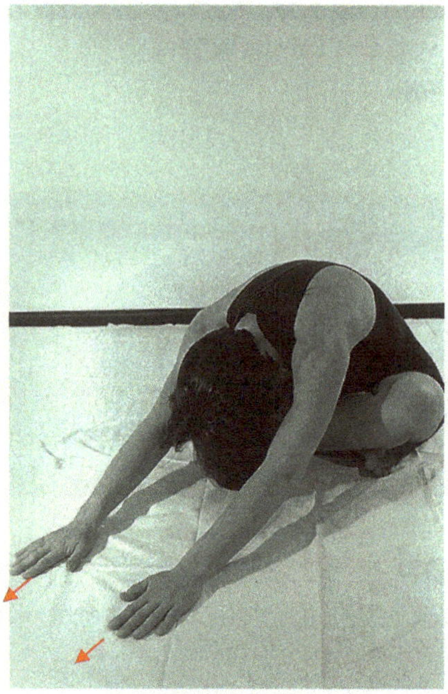

Übung 22

Position
Knien Sie vor einem Stuhl und stellen Sie das linke Bein auf, so dass der Unterschenkel senkrecht zum Boden ist. Die Hände liegen auf dem Stuhl, die Arme sind gestreckt und der Oberkörper aufgerichtet.

Ausführung
Lassen Sie das rechte Knie nach hinten rutschen, bis Sie eine leichte Spannung in der Leiste, Hüfte oder am Oberschenkel spüren. Bleiben Sie in dieser Position und atmen langsam weiter, bis die entstandene Spannung verschwindet.

Die häufigsten Fehler
- die Position trotz Schmerzen halten,
- den vorderen Unterschenkel nicht senkrecht halten,
- das Knie des hinteren Beins vom Boden entfernen.

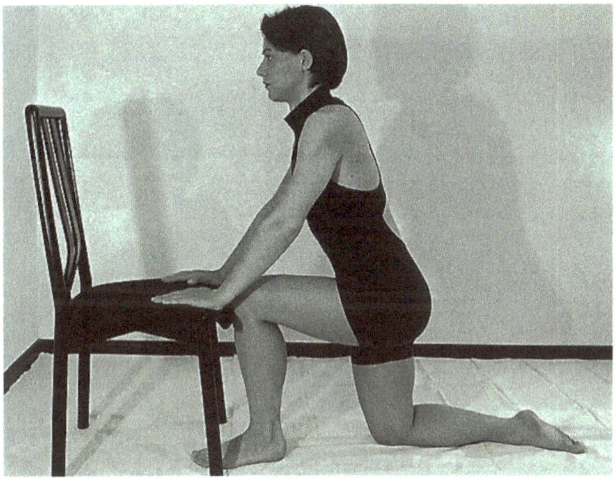

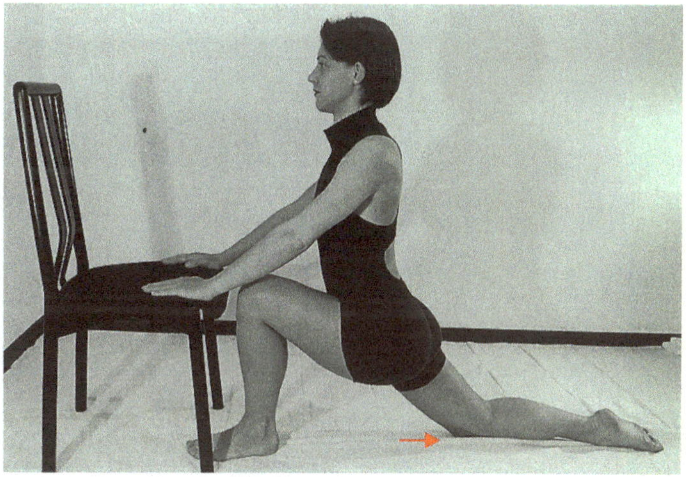

Übung 23

Position
Seitenlage, das obere Bein ist 90° zum Oberkörper angewinkelt, das Knie wird mit der Hand des unteren Armes am Boden gehalten. Der obere Arm liegt entspannt an der Körperseite.

Ausführung
Bewegen Sie den oberen Arm nach hinten zum Boden, so dass er ungefähr im rechten Winkel zum Oberkörper liegt, drehen Sie den Kopf mit, bis Sie eine leichte Muskelspannung spüren. Bleiben Sie in dieser Haltung und atmen langsam weiter, bis die entstandene Muskelspannung verschwindet.

Die häufigsten Fehler
- in der Haltung bleiben und über den Schmerzpunkt hinausgehen,
- die Atmung einschränken oder den Atem anhalten,
- das Knie des gebeugten Beins anheben.

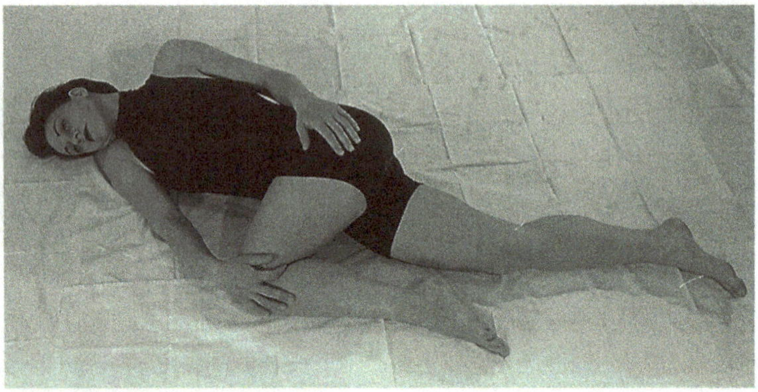

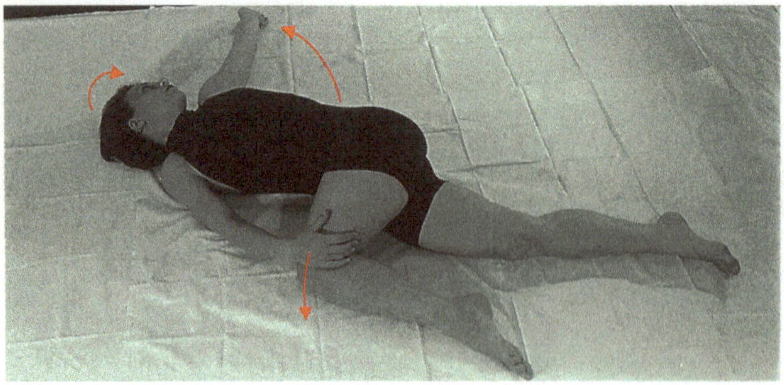

Übung 24

Diese Übung ist bei Darmsenkung (Enteroptose) indiziert.

Position
Rückenlage, die Arme liegen am Körper, die Beine sind gebeugt und die Füße aufgestellt. Die Beine müssen nicht unbedingt zusammen sein. Der untere Rücken berührt den Boden, indem Sie das Becken nach hinten kippen und die Lendenwirbelsäule Kontakt mit dem Boden erhält.

Ausführung
Heben Sie bei der Ausatmung das Becken so weit wie möglich, halten Sie dabei das Becken weiterhin gekippt. Wiederholen Sie diese Bewegung zwanzigmal.

Die häufigsten Fehler
- beim Einatmen das Becken heben, bei der Ausatmung sinken lassen,
- den unteren Rücken krümmen, da das Becken nicht nach hinten gekippt bleibt.

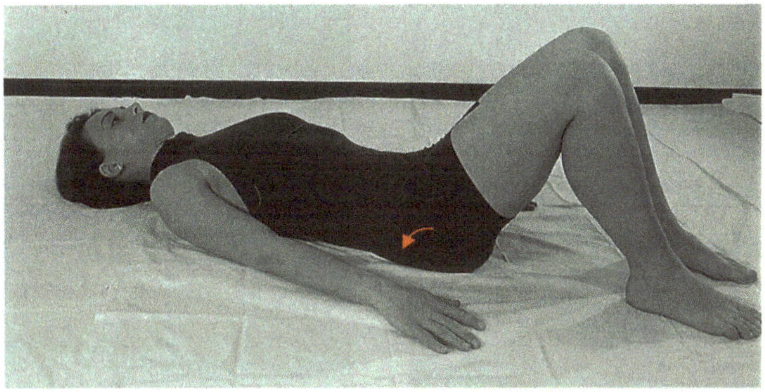

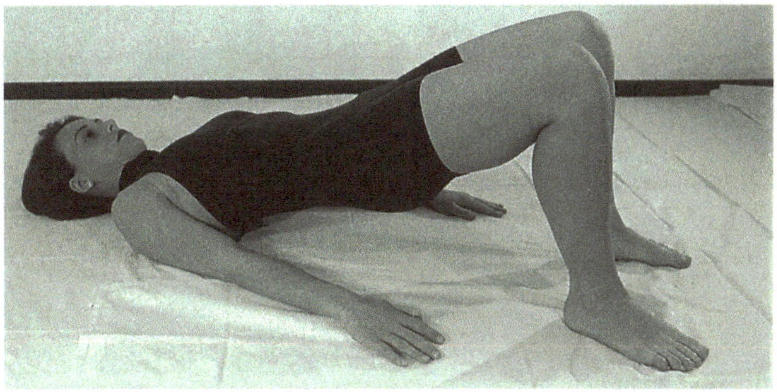

Übung 25

Position

- Schulterbreit stehen, die Arme sind seitlich (senkrecht zum Oberkörper) ausgestreckt.

Ausführung

Atmen Sie ein und halten fünf Sekunden lang den Atem an. Danach verlagern Sie bei der Ausatmung den Oberkörper nach links, drehen gleichzeitig den Kopf nach rechts und halten in dieser Position wiederum fünf Sekunden den Atem an. Wiederholen Sie die Bewegung auf der anderen Seite. Wiederholen Sie diese Übung insgesamt sechsmal.

Die häufigsten Fehler

- die Arme nicht waagerecht, sondern zu tief oder zu hoch halten,
- das Becken mit dem Oberkörper seitlich verlagern,
- Aus- und Einatmung vertauschen.

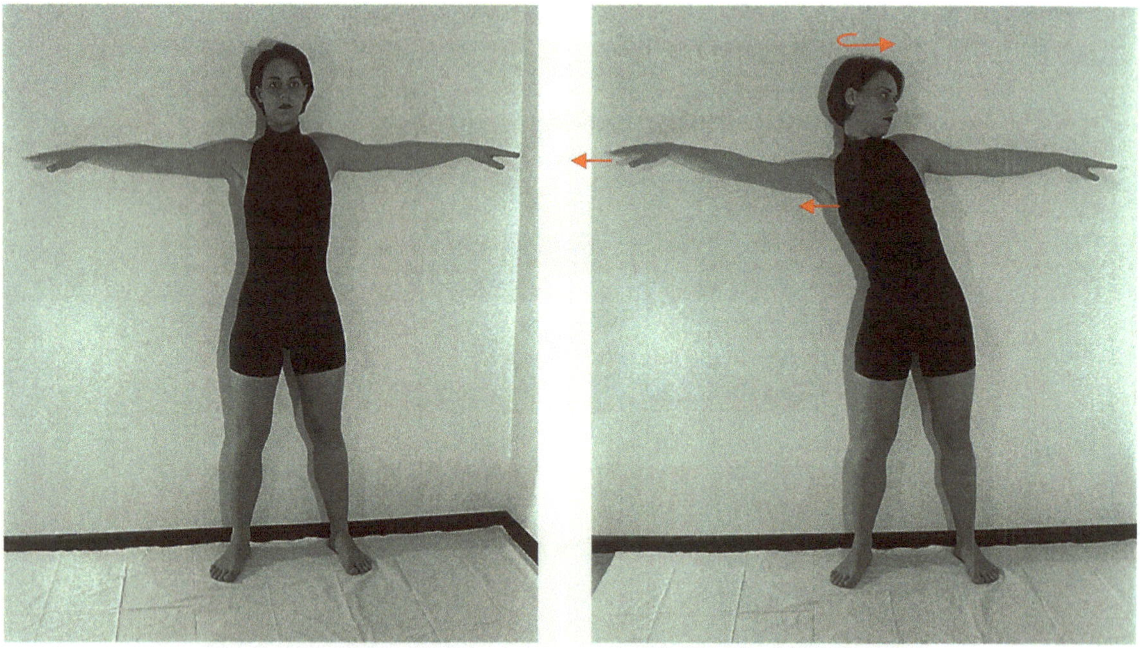

Übung 26

Position
Fersensitz, die Arme sind locker gestreckt, die Hände ruhen entspannt auf den Oberschenkeln.

Ausführung
Heben Sie das Gesäß von den Fersen und strecken dabei die Arme nach vorne. Während Sie sich dann bei der Ausatmung rechts von den Fersen hinsetzen, drehen Sie die gestreckten Arme zur entgegengesetzten Seite und halten so das Gleichgewicht. Atmen Sie ein, richten sich auf, bis die Oberschenkel senkrecht zum Boden sind, und lassen sich mit der nächsten Ausatmung auf der linken Seite nieder. Machen Sie diese Bewegung zehnmal, wiederholen Sie die Sequenz noch einmal nach einer Pause von zehn Sekunden.

Die häufigsten Fehler
- beim Hinsetzen einatmen,
- sich zwischendurch nicht völlig aufrichten.

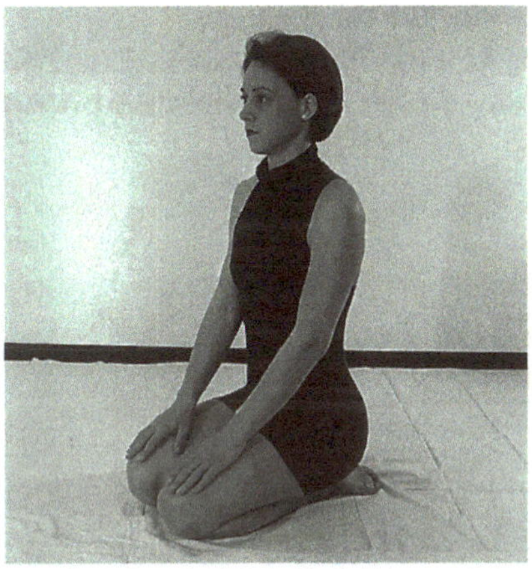

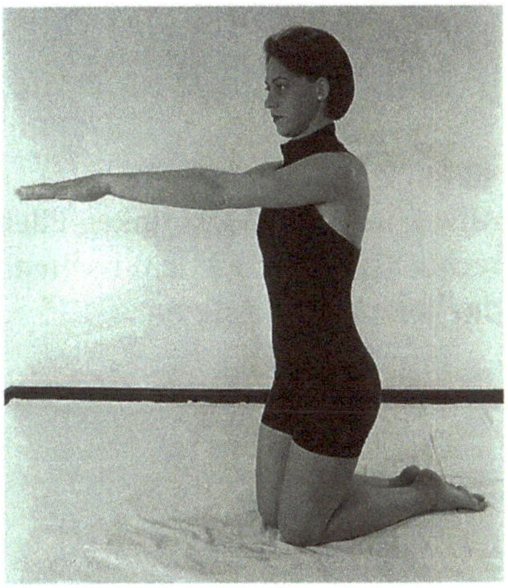

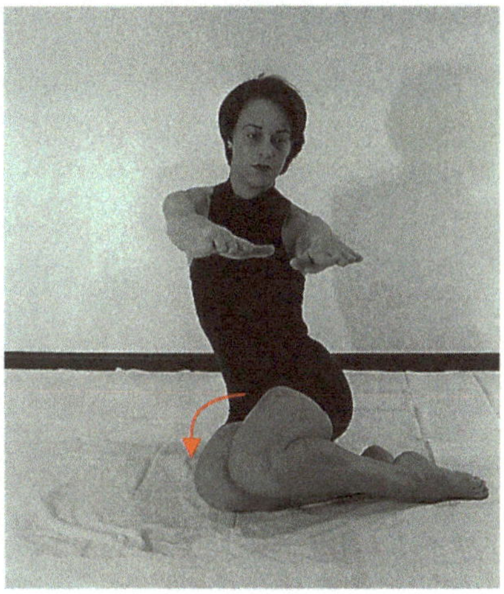

Übung 27

Position
Rückenlage, die Beine sind gebeugt und angehoben, die Oberschenkel im rechten Winkel zum Oberkörper. Die Hände sind hinter dem angehobenen Kopf verschränkt, die Ellenbogen dicht aneinander.

Ausführung
Nähern Sie bei der Ausatmung Knie und Ellenbogen einander, indem Sie das Kreuzbein und die Schultern gleichzeitig anheben, als ob Sie den Brustkorb einrollen wollten. Machen Sie drei Serien von je zehn Wiederholungen, ruhen Sie sich zwischen den Serien für 30 Sekunden aus. Wenn die Übung nicht mehr anstrengend ist, erhöhen Sie die Anzahl der Wiederholungen. Bei normaler Bauchmuskulatur sind wenigstens drei Serien von jeweils 30 Wiederholungen möglich.

Die häufigsten Fehler
- bei der Bewegung einatmen oder den Atem anhalten,
- den Kopf oder die Füße ablegen zwischen den Wiederholungen, dies soll nur in den Pausen geschehen,
- die Hände hinter dem Hals verschränken,
- den Winkel zwischen Oberkörper und Oberschenkeln vergrößern,
- Schmerz im unteren Rücken oder an der Halswirbelsäule provozieren, um mit den Ellenbogen die Knie zu berühren.

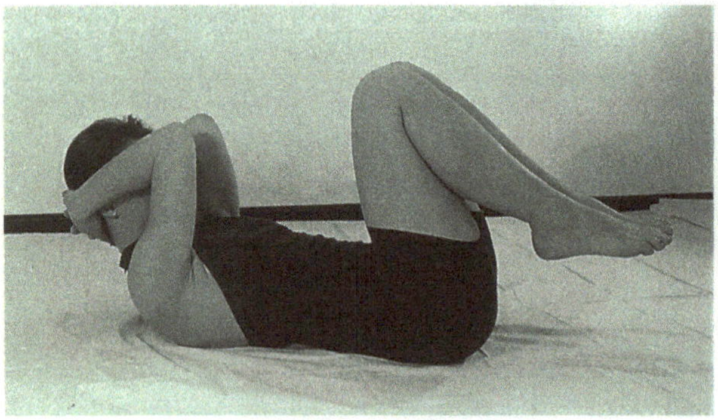

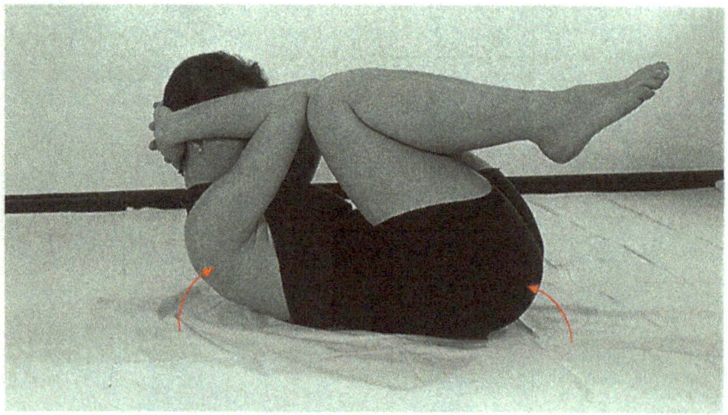

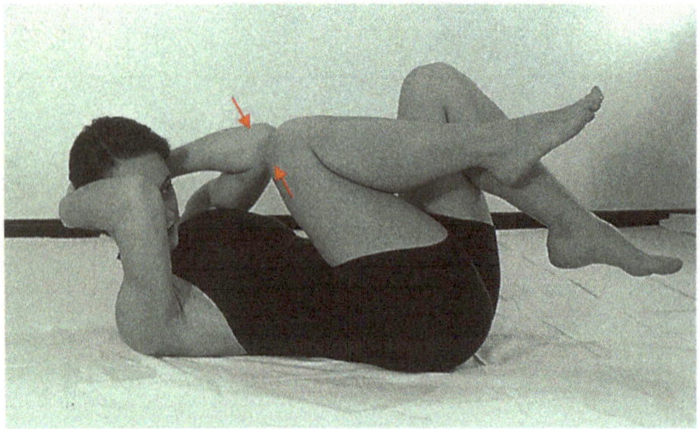

Variante
Abwechselnd mit dem linken Ellenbogen das rechte Knie bzw. mit dem rechten Ellenbogen das linke Knie berühren.

Übung 28

Position
Rückenlage, die Beine sind gebeugt und in Richtung Brust gezogen, die Knie zusammen; die Arme liegen parallel auf dem Boden und sind nach oben über den Kopf gestreckt. Das Kinn ist eingezogen, der Nacken lang.

Ausführung
Heben Sie bei der Ausatmung das Becken, als ob Sie den Oberkörper einrollen wollten, indem Sie die Knie Richtung Kehle bringen. Machen Sie drei Serien von je zehn Wiederholungen, zwischen den Serien eine Pause von 30 Sekunden. Wenn die Übung nicht mehr anstrengend ist, erhöhen Sie die Anzahl, bis Sie 20 bis 30 Wiederholungen erreichen.

Die häufigsten Fehler
- die Arme heben oder sich mit den Händen an etwas festhalten,
- den Kopf oder das Kinn heben und so den Nacken überstrecken,
- beim Einatmen das Becken heben oder dabei den Atem anhalten,
- die Knie nicht zusammenlassen oder vom Oberkörper entfernen.

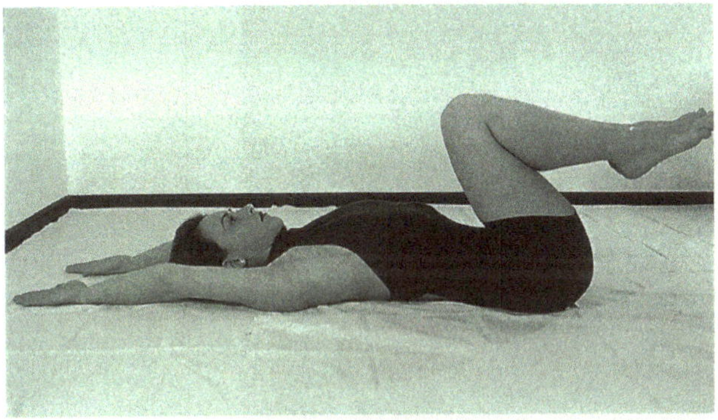

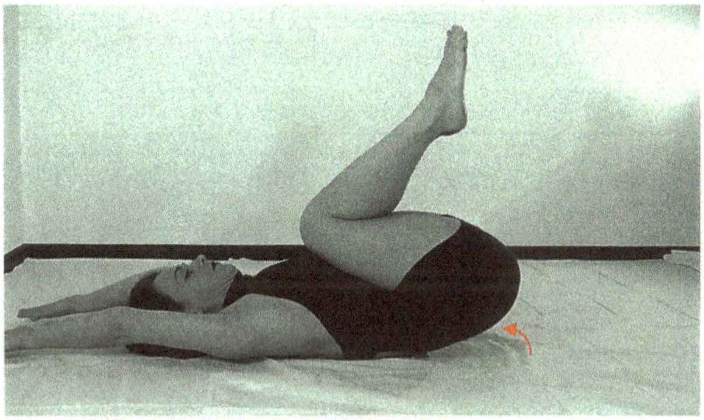

Übung 29

Diese Übung ist besonders bei viszeralen Senkungen angezeigt. Bei Bluthochdruck ist sie jedoch kontraindiziert.

Position
Rückenlage, im Schulterstand unterstützen die Hände den Oberkörper, die Beine sind gebeugt und an der Brust.

Ausführung
Strecken Sie bei der Einatmung die Beine zur Kerze nach oben und ziehen Sie sie bei der Ausatmung wieder zur Brust. Machen Sie drei Serien von zehn Wiederholungen, dazwischen eine Pause von einer Minute.

Die häufigsten Fehler
- beim Strecken der Beine ausatmen,
- die Übung ausführen, obwohl Schmerzen in der Wirbelsäule entstehen.

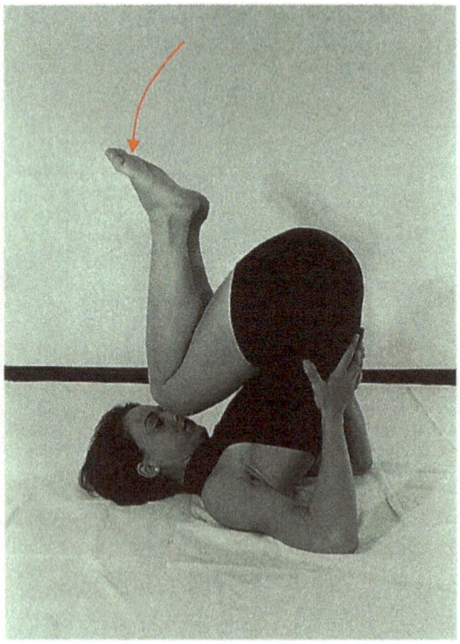

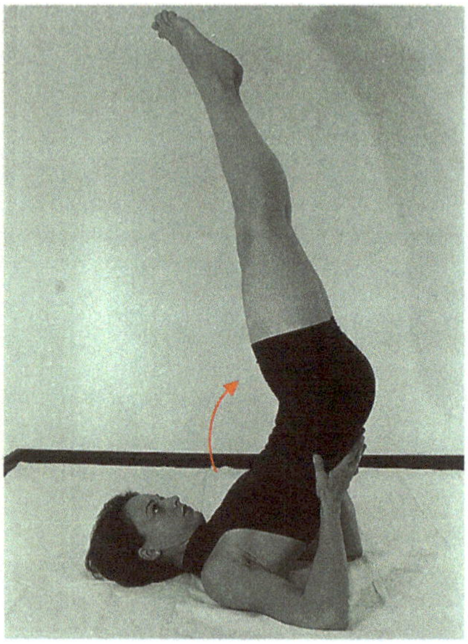

Übung 30

Diese Übung befreit die Bauchorgane effektiv von Verstopfung und Stauungen.

Position
Schulterstand, der Oberkörper ist aufgerichtet und wird von den Händen unterstützt, die Füße berühren oberhalb des Kopfes den Boden.

Ausführung
Fassen Sie mit den Händen die Zehenspitzen und entspannen Sie die Beine. In dieser Haltung atmen Sie 10- bis 20-mal langsam und tief ein und aus (Zwerchfell!).

Die häufigsten Fehler
- angespannt bleiben, da diese Haltung zu schwierig ist,
- die Knie während der tiefen Atemzüge gestreckt lassen.

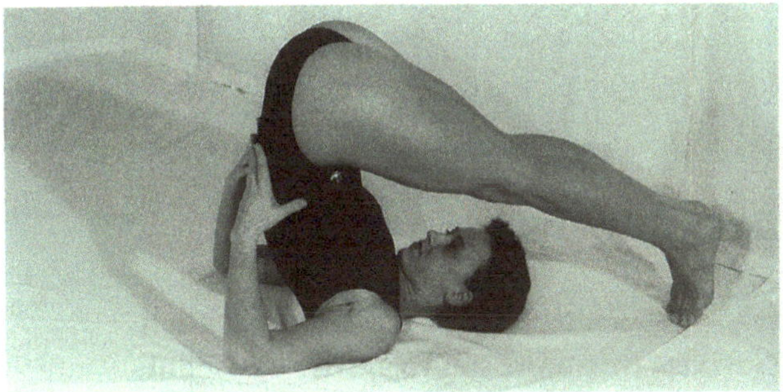

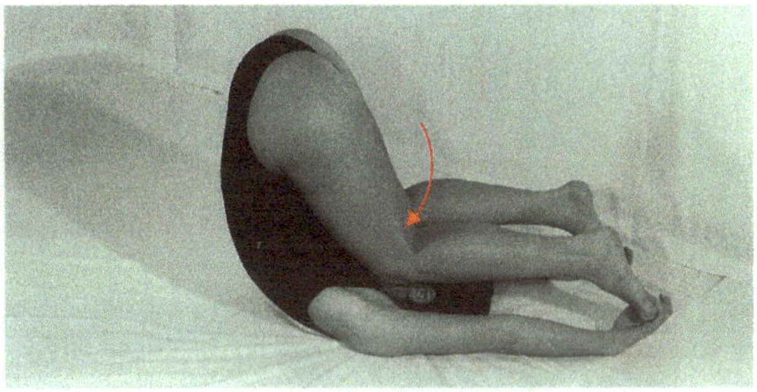

Übung 31

Position
Bauchlage, die Arme liegen neben dem Körper, die Beine sind leicht gegrätscht und die Füße nach innen gedreht.

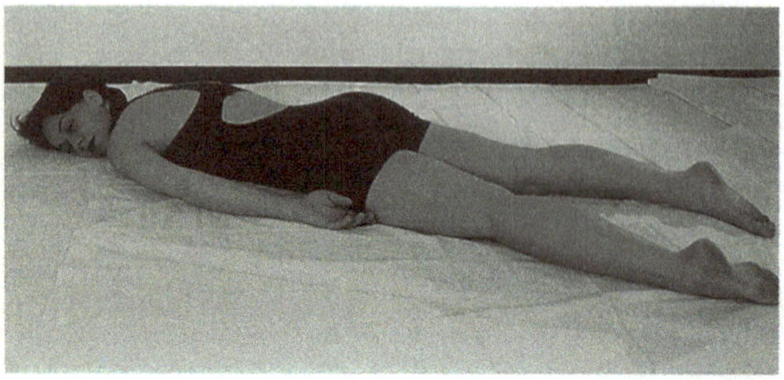

Ausführung
Bleiben Sie zwei Minuten lang in der Ausgangslage, dann richten Sie sich zur „Sphinx" auf, indem Sie den Oberkörper anheben und sich auf die Unterarme aufstützen, und bleiben auch in dieser Haltung zwei Minuten.

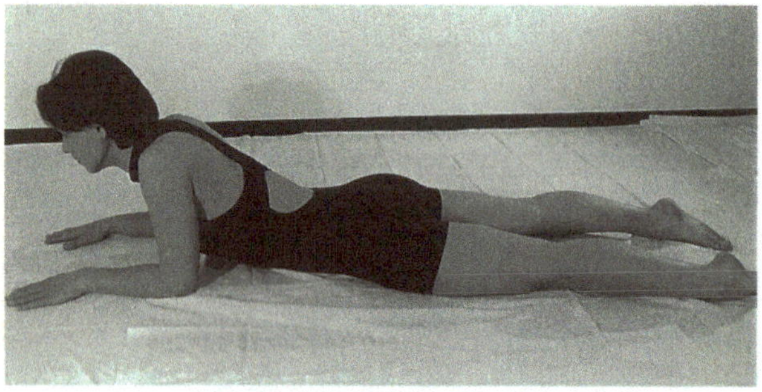

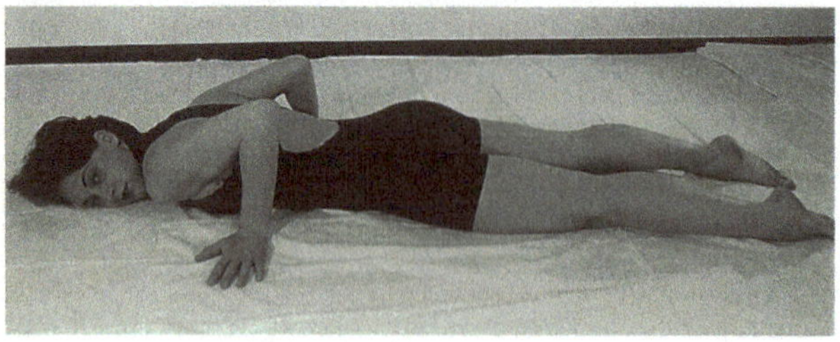

Danach stützen Sie die Hände seitlich des Brustkorbs in Höhe der Brust auf, die Finger zeigen nach außen.

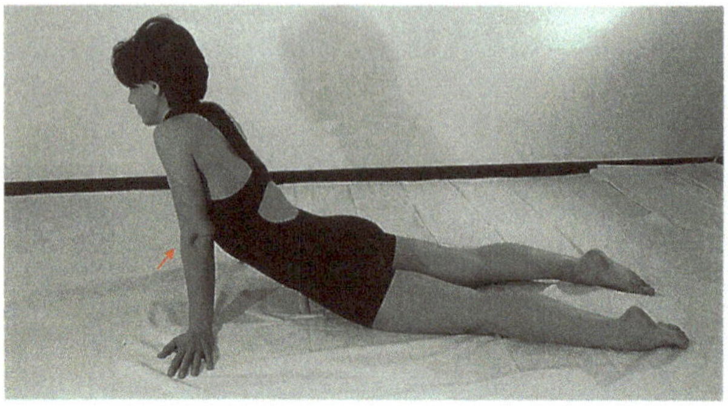

Heben Sie den Brustkorb und strecken die Arme ganz durch. Bleiben Sie in dieser Haltung während vier normaler Atemzüge, dann legen Sie den Oberkörper wieder ab. Wiederholen Sie diese Dehnung fünfmal.

Die häufigsten Fehler

- die Beine zusammenlassen und die Füße nach außen drehen,
- die Hände zu nahe am Brustkorb aufstützen oder die Finger nach vorne zeigen lassen,
- die Bein-, Gesäß- und Rückenmuskulatur anspannen, wenn der Oberkörper angehoben wird.

Übung 32

Position
Rückenlage, die Beine werden im 90°-Winkel zum Oberkörper in die Luft gestreckt, die Füße sind angezogen und die Zehen eingerollt. Die Arme liegen neben dem Körper, die Handflächen zeigen nach oben. Das Kinn ist eingezogen, der Nacken lang, die Schultern sind nach unten und zum Boden hin gezogen.

Ausführung
Drehen Sie die Füße nach rechts und links und bewegen so das Becken zur Seite. Führen Sie drei Serien von je zehn Wiederholungen aus, zwischen den Serien machen Sie eine Pause von 30 Sekunden. Achten Sie immer auf eine regelmäßige Zwerchfellatmung!

Die häufigsten Fehler
- die Beine nicht senkrecht zum Oberkörper halten,
- das Kinn heben und so die Halswirbelsäule krümmen,
- die Schultern zu den Ohren ziehen oder in Richtung Decke heben,
- den Atem anhalten.

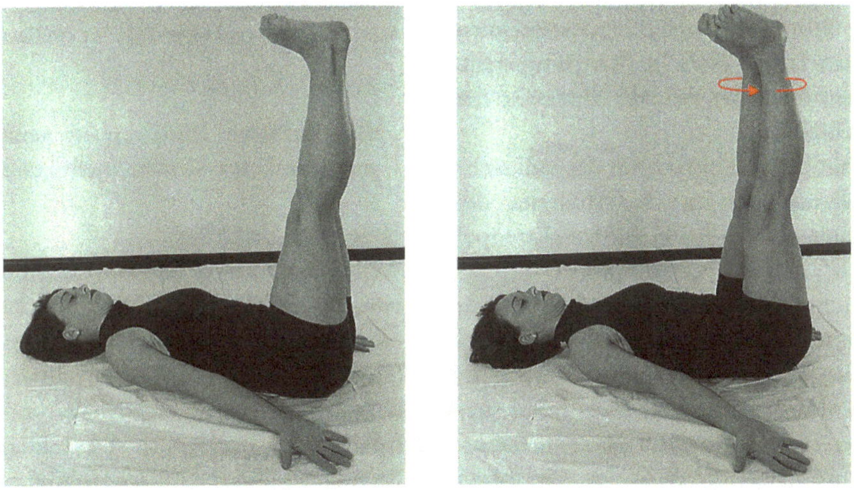

2.5 Die Bauchorgane – Teil II

2.5.1 Der Inhalt – Leber und Milz

Leber und Milz werden hier zusammen abgehandelt, da sie sich auf derselben physiologischen Bewegungsachse befinden und der eine Behälter das Duplikat des anderen ist.

Leber

Die Leber stellt die wichtigste, mit dem Verdauungstrakt verbundene Drüse dar. Komplexe, lebensnotwendige Stoffwechselvorgänge finden hier statt. Sie ist ein voluminöses Organ und befindet sich oben in der Bauchhöhle unter der rechten Zwerchfellkuppel. Die Leber liegt hauptsächlich in der rechten Unterrippengegend, aber der linke Leberlappen (Lobus sinister) geht über die Mittellinie hinaus und erstreckt sich bis in die linke Unterrippengegend. Ihre Oberseite berührt das Zwerchfell, durch das sie auch mit der Unterseite des Brustfells, der Pleura, und ein bisschen weiter innen mit der rechten Lungenbasis in Beziehung steht. Außerdem steht die Leber mit der Unterseite des Herzens in Verbindung.

Nach hinten hin hat sie Kontakt mit der senkrechten Zwerchfellwand, der unteren Hohlvene, der rechten Nebenniere, dem oberen rechten Nierenpol und schließlich auch mit der Speiseröhre.

Unten grenzt die Leber an die rechte Kolonflexur (eine wesentliche, mit der Leber verknüpfte Verbindung, die gewisse Darmfunktionsstörungen, erklärt, da sie aus einem Verschluss dieser Darmflexur herrühren), an den rechten Abschnitt des Querkolons, an den Bauchspeicheldrüsenkopf, an den ersten und zweiten Abschnitt des Zwölffingerdarms (Duodenum), an den Magenpförtner (Pylorus) und schließlich an das kleine Netz (Omentum minus).

Drei Elemente sind für die Biomechanik der Leber wichtig:

- die gastrointestinale Masse, die sich je nach Situation und anatomischer Ansatzstelle nach oben und nach rechts verschiebt und dabei unterhalb der Leber Platz findet,
- die organspezifische Spannung, d.h. die intrahepatische Spannung, die das Leberfunktionsgewebe unter dem Rippenbogen hält,
- die Bänder, die natürlich das Organ an Ort und Stelle halten, aber aufgrund der Art ihrer Befestigung völlig unwirksam wären, wenn es nicht diese anderen beiden oben genannten Kräfte gäbe, die dieses Gleichgewicht gewährleisten.

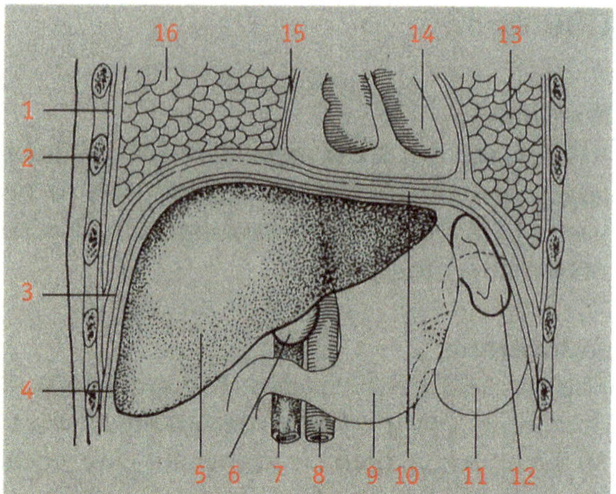

1. Brustfell (Pleura costalis)
2. Rippe
3. Zwerchfell
4. Raum zwischen Leber und Zwerchfell
5. Leber
6. Gallenblase
7. V. cava inferior
8. Bauchaorta
9. Magen
10. Zwerchfellzentrum
11. linke Niere
12. Milz
13. linke Lunge
14. Herz
15. Brustfell (Pleura mediastinalis)
16. rechte Lunge

Abb. 30: Lage von Leber und Milz im Bauchraum.

Fixierung der Leber

Wenn man diesen Bandapparat analysiert, kann man seine Schwachpunkte entdecken und somit die absolute Notwendigkeit eines Gegengewichts (einen effizienten Behälter) rechtfertigen, um das Organ in der Position unterhalb des Zwerchfells zu halten. Die wichtigsten Verbindungen sind hier nach hinten hin die untere Hohlvene (V. cava inferior), die wiederum mit der Wirbelsäule verbunden ist, nach oben das Ligamentum coronarium hepatis (Bauchfellfalte zwischen Zwerchfell und Leber), die Ligamenta triangularia (rechter und linker Ausläufer des Ligamentum coronarium) und nach vorne das Ligamentum falciforme hepatis (sichelförmige Bauchfellduplikatur zwischen Leber und vorderer Bauchwand). Die Hohlvene ist die stabilste Stütze der Leber, da die Kontaktstelle zur Leber 4 cm lang ist. Das Ligamentum coronarium hepatis befindet sich am hinteren Rand der gewölbten oberen Leberfläche. Dieses Band kann also einer Senkung des vorderen Leberteils nicht entgegenwirken: Er neigt und dreht sich um das Ligamentum coronarium wie um ein Scharnier herum.

Die Ligamenta triangularia befinden sich an der Leberoberseite, aber mehr an der Rückseite des Organs. Auch diese Bänder können einer Senkung der vorderen Oberfläche nicht entgegenwirken. Sie verhindern nicht die Bewegung des rechten und linken Leberlappens um eine Achse, die von vorne nach hinten geht; die Leber unterliegt voll und ganz dem Einfluss des Zwerchfells, da das rechte Ligamentum triangulare so kurz ist.
Das Ligamentum falciforme ist ein großer sichelförmiger Teil des Bauchfells, zu Unrecht „Aufhängeband" der Leber genannt. Es handelt sich hierbei um eine Umschlagfalte des Bauchfells. Der obere Rand ist konvex, am Zwerchfell nach oben und am hinteren Teil der Bauchwand nach vorne hin befestigt. Der untere konkave Rand ist an der Leberoberseite befestigt. Die freie vordere untere Leberbasis enthält das Ligamentum rotundum. Dieses Band ist extrem dünn, es verläuft nicht vertikal, sondern leicht geneigt, so dass seine linke Seite zur Leber zeigt. Das Ligamentum falciforme kann ein Absinken des vorderen Leberrandes nicht verhindern; es gewährleistet diesem Organ einen Bewegungsspielraum von 3 – 4 cm in jede Richtung.
Das Omentum minus, das kleine Netz, ist eine nach vorne gerichtete, viereckige Bauchfellfalte mit zwei Blättern, die von der Leber zum abdominalen Anteil der Speiseröhre, zur kleinen Krümmung des Magens (Curvatura minor) und zum ersten Abschnitt des Zwölffingerdarms gespannt ist. Als Mittel zur Fixierung arbeitet es weder einem Absinken des vorderen Randes noch der ganzen Lebervorderseite entgegen: Es schränkt aufgrund seiner Ansatzstelle im Zwerchfell höchstens das Absinken der Rückseite des linken Leberlappens ein.

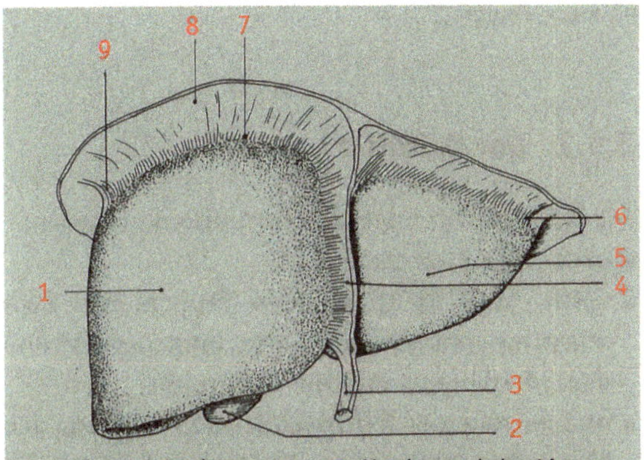

1. rechter Leberlappen
2. Gallenblase
3. Ligamentum rotundum
4. Ligamentum falciforme
5. linker Leberlappen
6. linkes Ligamentum triangulare
7. Vorderrand des Ligamentum coronarium
8. Zwerchfell
9. rechtes Ligamentum triangulare

Abb. 31: Fixierung der Leber.

Physiologische Mobilität der Leber

Die physiologische Mobilität der Leber wird durch vier Elemente eingeschränkt:
- Haltung und Motorik des Körpers,
- die Einheit der Bänder,
- die Spannung im Bauchraum,
- die intrahepatische Spannung.

Die Leber bewegt sich unter dem Druck der Spannung im Bauchraum nach oben, indem sie sich um das Ligamentum coronarium dreht und so noch mehr unter den Einfluss des Zwerchfells gerät. Bei der Einatmung drückt das Zwerchfell die Leber, vor allem den rechten Leberlappen, wieder nach unten, da diese mit dem Zwerchfell durch das rechte Ligamentum triangulare eng verbunden ist. Der linke Leberlappen hingegen, der ans Zwerchfellzentrum gebunden ist, geht im Verhältnis nach oben; er wird vom linken Ligamentum triangulare kontrolliert, das praktisch nicht mit dem Zwerchfell absinkt. Und schließlich lenkt das Ligamentum falciforme mehr oder weniger das Absinken des Lebervorderrandes entsprechend der Bauchwandsituation und gewährleistet so die Beziehung der Leber zum darunter liegenden Gastrointestinaltrakt.

Milz

Die Milz hat eine ellipsenähnliche Form und wiegt 150 – 200 g. Die Vorderseite reicht bis zu 4 – 5 cm an den Rand der freien Rippen, auf einer Linie, die an der 11. Rippe ihren Ausgang nimmt. Ihre Rückseite liegt auf Höhe der 9. und 10. Rippe. Der obere Rand befindet sich auf Höhe der 9. Rippe. Die Milz hat zwei Seiten, eine konvexe Zwerchfellseite, die in Verbindung mit dem Zwerchfell steht und dadurch von der Lunge und den Rippen getrennt wird, und eine viszerale Seite, die zur Bauchhöhle zeigt und mit Magen, Nieren, Bauchspeicheldrüse und Kolon verbunden ist.

Fixierung der Milz

Die Milz wird hauptsächlich durch folgende Bänder fixiert:
- das Ligamentum phrenicosplenicum, durch das die Milz aufgehängt ist und das vom hinteren

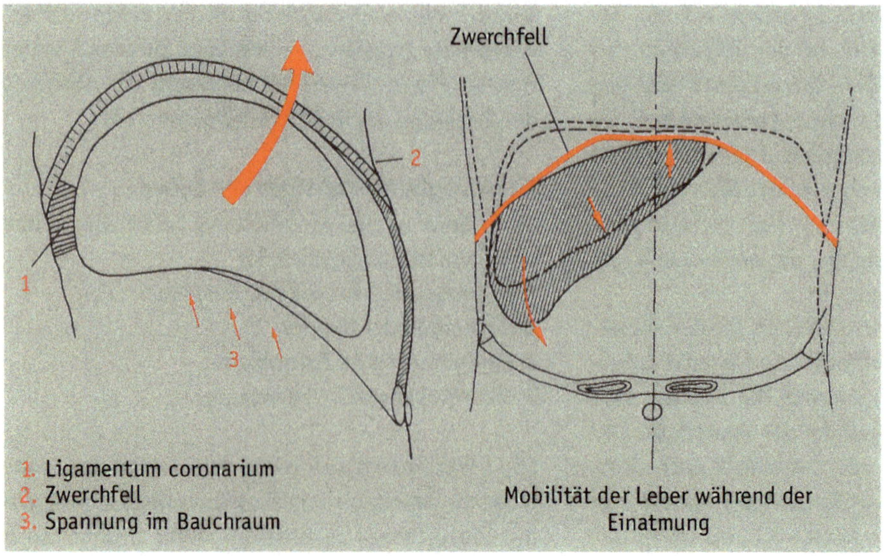

Abb. 32: Physiologische Mobilität der Leber.

unteren Rand der Milz zur Hinterwand des Bauchs verläuft,

- das Ligamentum phrenicocolicum, das den unteren Milzpol stützt,
- das Ligamentum gastrosplenicum, das die Milz Pendelbewegungen um die große Magenkurvatur beschreiben lässt.

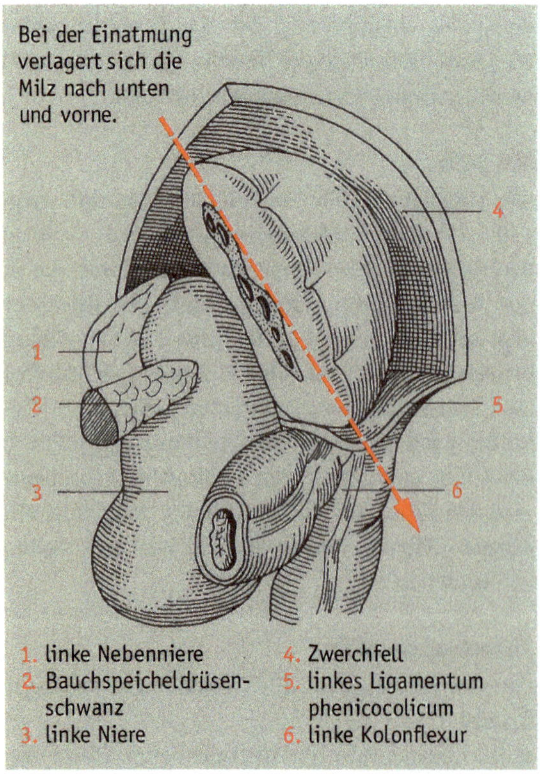

Abb. 33: Fixierung und physiologische Mobilität der Milz.

Physiologische Mobilität der Milz

Die physiologische Mobilität der Milz wird von folgenden Faktoren beeinflusst:

- Haltung und Motorik des Körpers,
- Veränderungen des Magenvolumens,
- Veränderungen des Darmvolumens,
- Atembewegungen.

Wenn man auf dem Rücken liegt, liegt die Milz fast vertikal, in aufrechter Haltung ist sie ziemlich geneigt. Ist der Magen voll, wird die Milz mehr in eine vertikale Position gebracht, ein ausgedehntes Querkolon bedingt eine horizontale Position der Milz. Bei der Einatmung wird die Milz nach unten und vorne verlagert.

2.5.2 Der Behälter

Die Leber ist von folgenden Strukturen umgeben:

- oben: vom Zwerchfell,
- vorne: vom Brustbein, den Rippen, der Zwischenrippenmuskulatur (Mm. intercostales) und dem M. obliquus externus abdominis,
- hinten: von der Wirbelsäule, den Rippen, den Mm. intercostales, den Pfeilern und Bögen des Zerchfells, den Mm. transversi thoracis und abdominis, dem M. serratus anterior und dem M. latissimus dorsi,
- seitlich: von den Rippen, den Mm. intercostales und dem M. serratus anterior,
- unten: indirekt von der Beckbodenmuskulatur.

Die Milz ist auf der linken Seite von einem Behälter umgeben, der exakt dem der Leber entspricht. Der einzige Unterschied besteht darin, dass die Milz, die sehr viel kleiner ist, nicht mit dem Brustbein und nicht mit der Wirbelsäule in Berührung kommt.

2.5.3 Kontraindikationen

Die Kontraindikationen der Leber- und Milzübungen entsprechen den Kontraindikationen der Übungen für Magen-Darm-Trakt und Nieren (☞ 2.4.3).

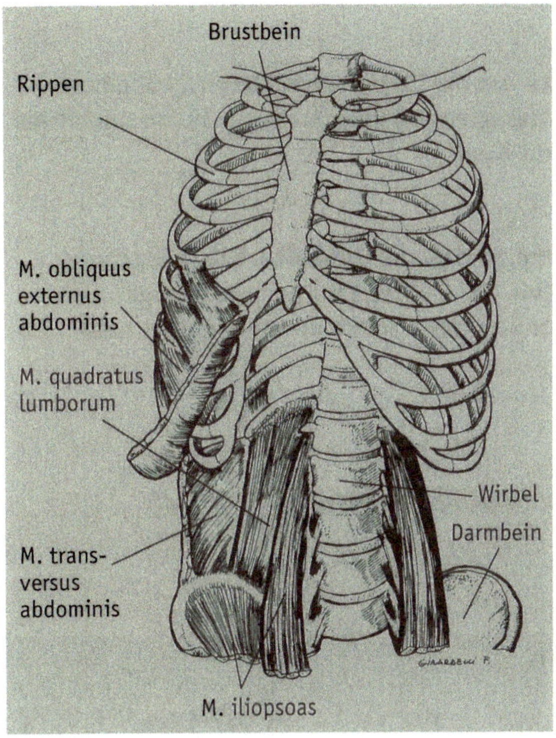

Abb. 34: Der leere Behälter.

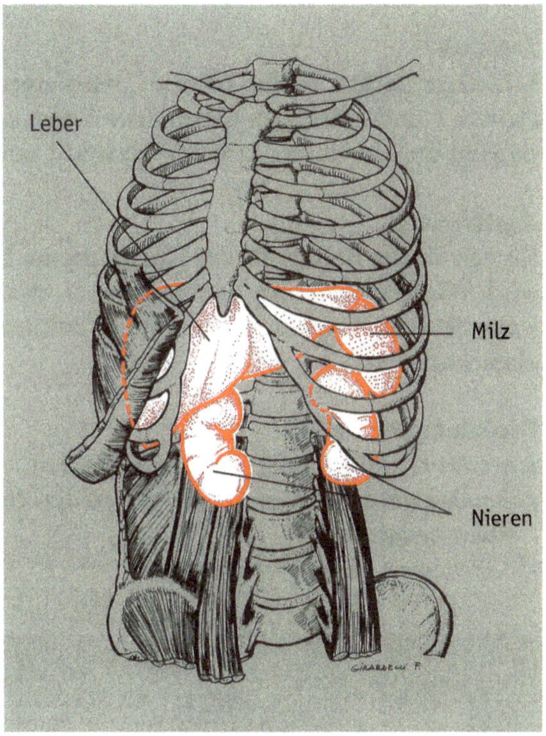

Abb. 35: Der volle Behälter.

2.5.4 Übungen – Normalisierung der Bauchorgane

Zu den Übungen dieses Kapitels sind die Übungen für den Zwerchfellmuskel, der Teil des Behälters von Leber und Milz ist, hinzuzufügen.

Übung 33

Position
Seitenlage (rechts, um die Leber zu „massieren", links, um die Milz zu stimulieren), auf einem kleinen zylinderförmigen Kissen oder einem zusammengerollten Handtuch; die Beine sind etwas gebeugt und der untere Arm liegt gestreckt unter dem Kopf.

Ausführung
Kippen Sie das Becken bei der Einatmung nach hinten, so dass die Lendenwirbelsäule gerade wird. Wiederholen Sie diese Bewegung ca. zwanzigmal. Die Übung wird noch wirkungsvoller, wenn Sie sie auf einer schrägen Fläche (30°) mit dem Kopf nach unten und den Füßen nach oben ausführen.

Die häufigsten Fehler
- bei der Kippbewegung aus- statt einatmen,
- den Rücken krümmen, den Kopf und den darunter liegenden gestreckten Arm nach vorne beugen.

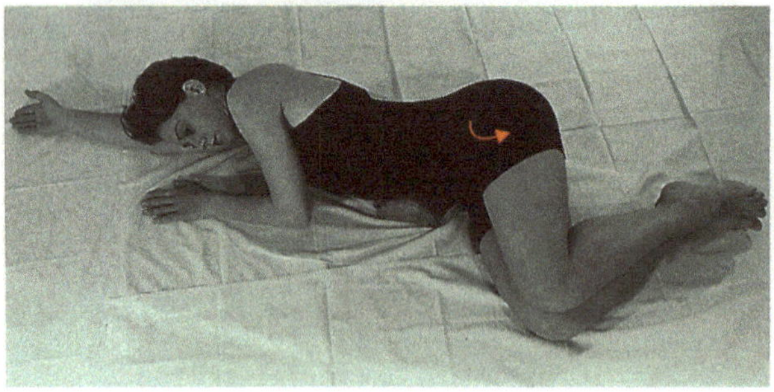

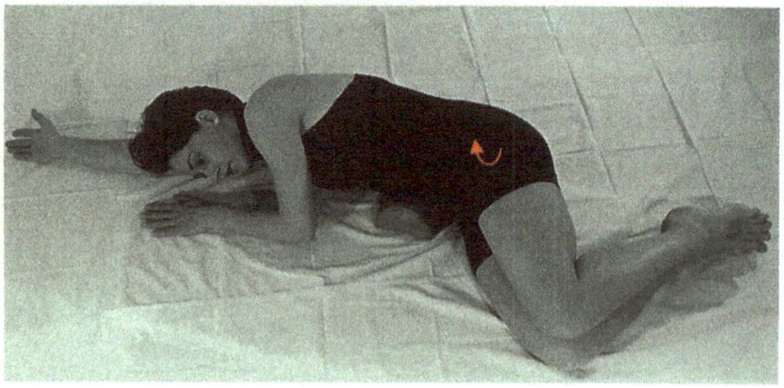

Übung 34

Position
Rückenlage, die Arme sind über der Brust gekreuzt und die Beine aufgestellt. Lassen Sie die Beine nach links in Richtung Boden sinken, wenn Sie die Leber, nach rechts, wenn Sie die Milz stimulieren wollen.

Ausführung
Heben Sie dann Kopf und Schultern Richtung der Hüfte, die sich oben befindet. Bleiben Sie in dieser Haltung zehn bis 15 Sekunden und vergessen Sie nicht, regelmäßig weiterzuatmen. Machen Sie diese Bewegung zehnmal, mit einer Pause von zehn Sekunden zwischen den Wiederholungen.

Die häufigsten Fehler
- beim Heben des Kopfes die Atmung einschränken oder den Atem anhalten,
- sich mit den Füßen z. B. an einer Sprossenwand einhaken und sich die Übung so erleichtern.

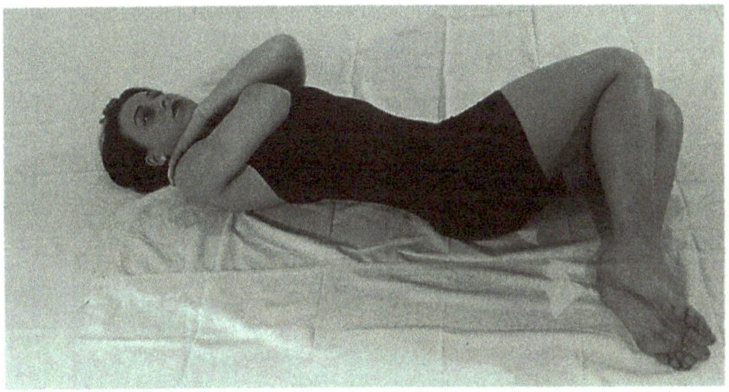

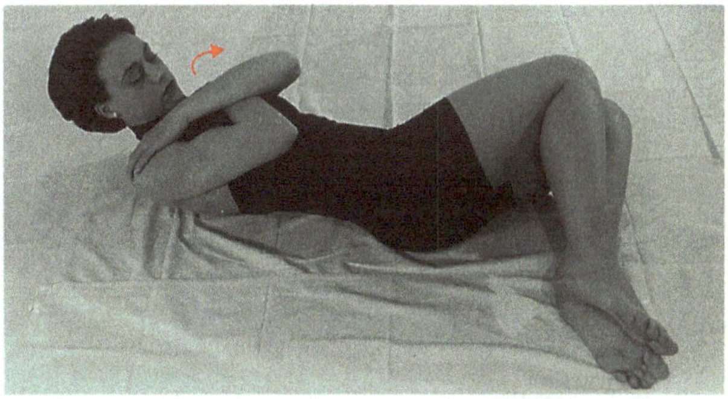

Übung 35

Position
Rückenlage, die Arme sind seitlich im 90°-Winkel ausgestreckt, die Beine in Richtung Brust gezogen und die Knie zusammen.

Ausführung
Bewegen Sie bei der Ausatmung die Beine nach rechts auf den Boden, während Sie den Kopf zur anderen Seite drehen; danach umgekehrt. Führen Sie drei Serien von zehn Wiederholungen aus, mit einer Pause von je 30 Sekunden zwischen den Serien.

Die häufigsten Fehler
- einatmen oder den Atem anhalten, wenn die Beine zum Boden sinken,
- die Beine nicht zusammenlassen, wenn sie zum Boden oder wieder zurück gebracht werden,
- die Arme weit vom Boden abheben.

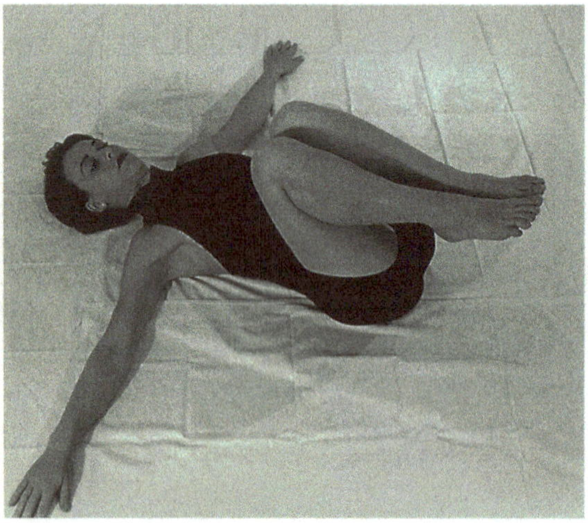

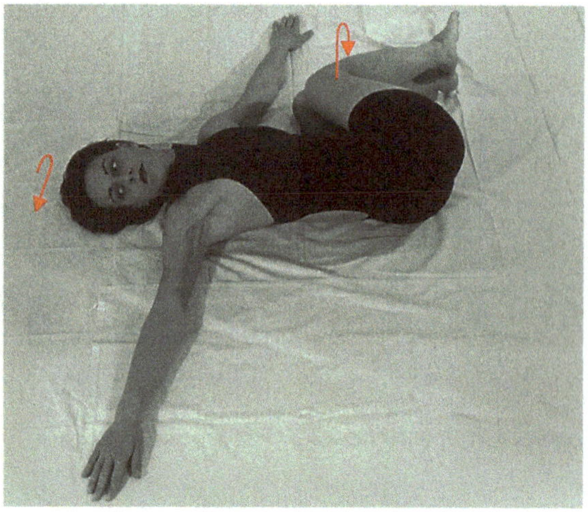

Übung 36

Position
Rückenlage, die Beine sind aufgestellt, die Hände hinter dem Kopf verschränkt und die Ellenbogen liegen auf dem Boden.

Ausführung
Berühren Sie, wenn Sie ausatmen, abwechselnd mit einem Ellenbogen das gegenüberliegende Knie, während der andere Ellenbogen und der andere Fuß fest am Boden bleiben. Machen Sie drei Serien von je 20 Wiederholungen, ruhen Sie sich zwischen den Serien 30–40 Sekunden aus.

Die häufigsten Fehler
- die Hände hinter dem Hals verschränken,
- den Ellenbogen vom Boden heben, wenn der andere das Knie berührt,
- bei der Bewegung einatmen oder den Atem anhalten.

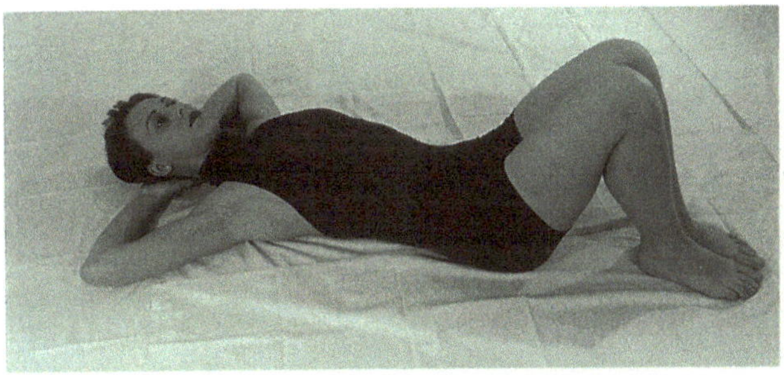

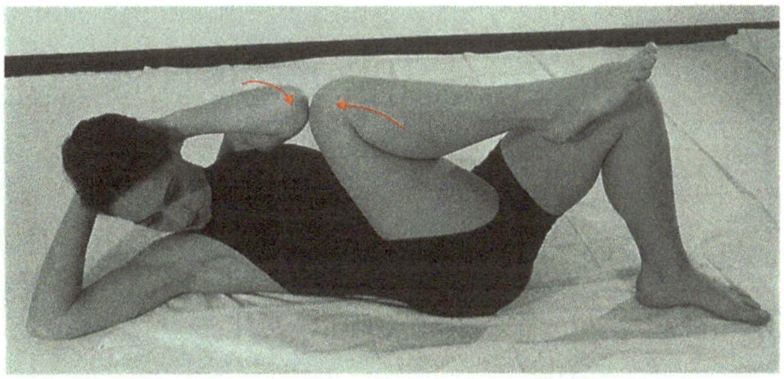

Übung 37

Position
Rückenlage, die Arme sind seitlich im 90°-Winkel ausgestreckt, die Handflächen zeigen zum Boden. Die Beine sind aufgestellt, das linke Bein über das rechte geschlagen.

Ausführung
Lassen Sie bei der Ausatmung die Beine nach links fallen, um die Leber anzuregen. Bleiben Sie in dieser Position und versuchen Sie sich bei regelmäßiger Atmung mindestens eine Minute lang so gut wie möglich zu entspannen. Wiederholen Sie die Bewegung auf der anderen Seite, jetzt ist das rechte über das linke Bein geschlagen, um die Milz zu stimulieren.

Die häufigsten Fehler
- das linke Bein über das rechte schlagen und die Bewegung nach rechts machen oder umgekehrt,
- bei der Drehung den Atem einschränken oder anhalten,
- die Hände während der Drehung vom Boden heben,
- die Übung trotz Rückenschmerzen ausführen.

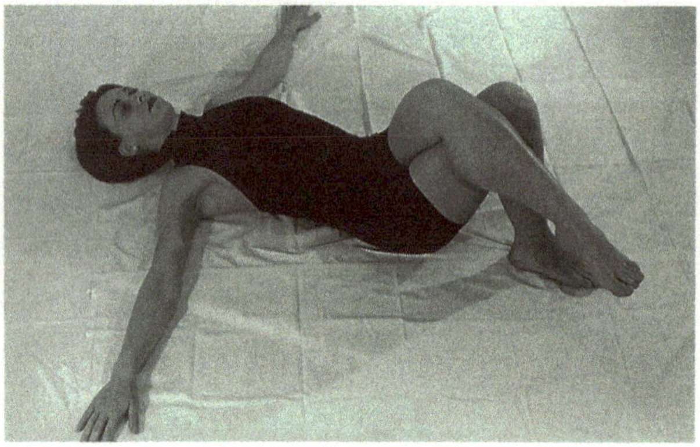

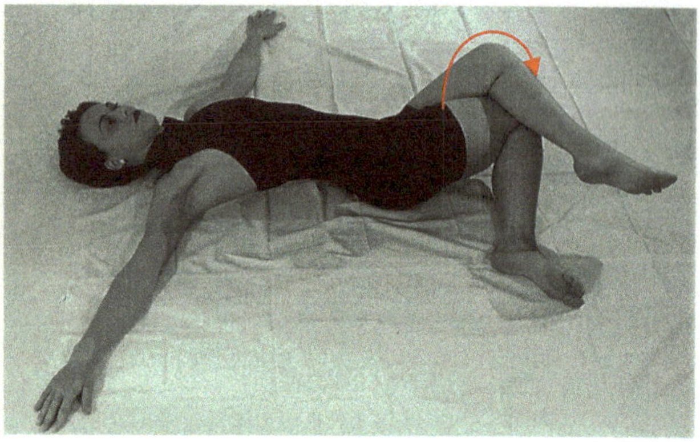

Übung 38

Position
Auf einem Stuhl sitzend, die Beine sind leicht auseinander, der Oberkörper aufrecht.

Ausführung
Drehen Sie den Oberkörper maximal nach rechts, dabei bewegen Sie die rechte Hand nach hinten und halten sich damit am Stuhl in der Nähe der linken Gesäßmuskulatur fest, mit der linken Hand in der Nähe der rechten Gesäßmuskulatur, während Sie so lange wie möglich ausatmen. Wiederholen Sie die Drehung auf der anderen Seite. Wiederholen Sie diese Übung insgesamt zehn Mal. Die Drehung nach links regt die Milz an, nach rechts die Leber.

Die häufigsten Fehler
- bei der Drehung einatmen,
- die Schultern hochziehen,
- die Füße vom Boden lösen,
- den Kopf an Ort und Stelle lassen anstatt ihn mitzudrehen.

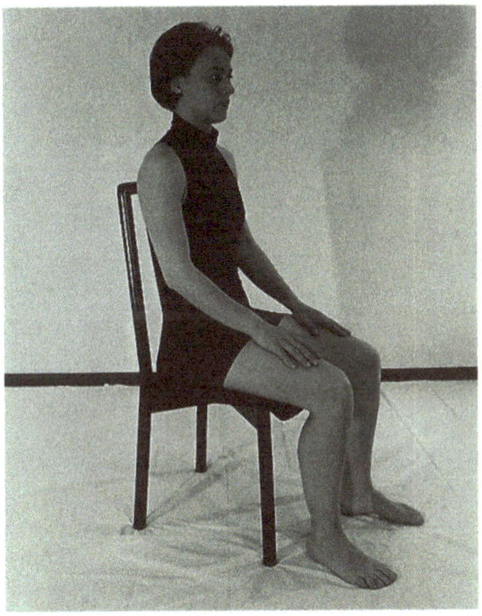

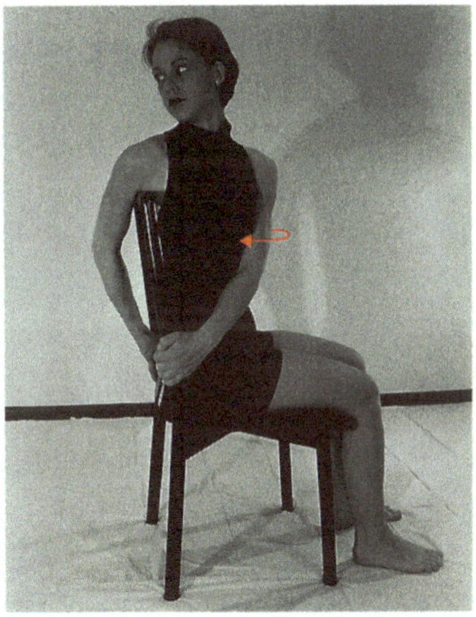

Übung 39

Position
Im Schneidersitz, die Hände liegen locker auf den Beinen.

Ausführung
Beugen Sie den Oberkörper zum linken Knie (der Kopf hängt locker herab), strecken Sie die Arme und gleiten mit den Händen so weit wie möglich über den Boden nach vorne. Halten Sie diese Dehnposition fünf tiefe Atemzüge lang. Ruhen Sie eine Minute aus, bevor Sie die Bewegung auf der anderen Seite wiederholen. Machen Sie sechs Wiederholungen. Beugen Sie sich zum rechten Knie, wird dies eine anregende Wirkung auf die Leber haben, zum linken Knie auf die Milz.

Die häufigsten Fehler
- den Kopf anheben,
- nicht mit den Händen den Boden berühren,
- Brustatmung.

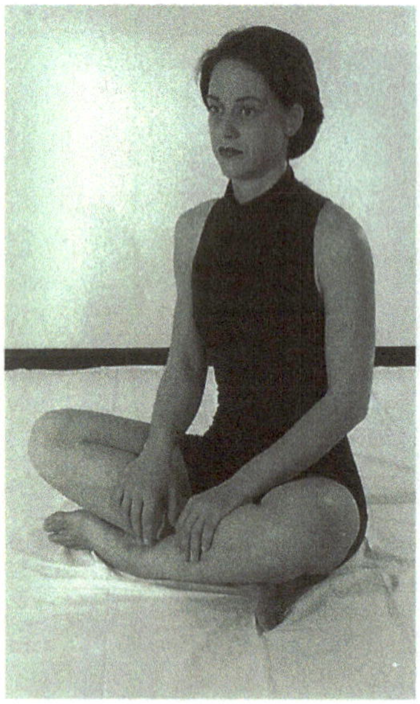

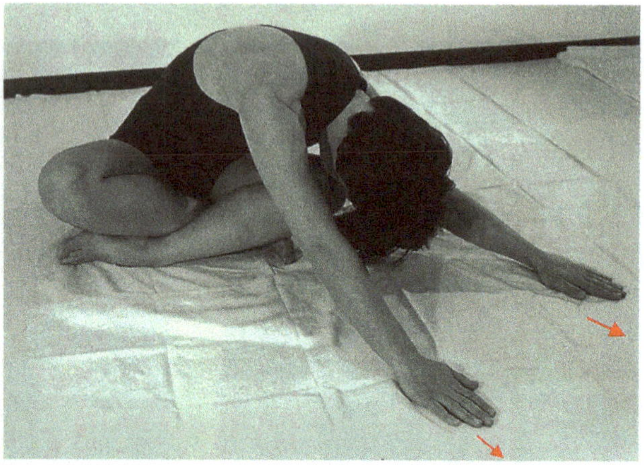

Übung 40

Position
Sitzposition, die Beine sind maximal gegrätscht, der Oberkörper aufrecht, die Arme weit ausgebreitet im 90°-Winkel zum Oberkörper.

Ausführung
Drehen Sie bei der Ausatmung den Oberkörper so weit wie möglich nach links, nähern sie die rechte Seite dem rechten Oberschenkel, die rechte Hand dem rechten Fuß. Wiederholen Sie die Übung auf der anderen Seite. Wiederholen Sie die Übung 20-mal. Die Neigung nach rechts regt die Leber an, nach links die Milz.

Die häufigsten Fehler
- die rechte Hand zum linken Fuß bringen oder umgekehrt,
- die Brust und nicht die Seite zum Oberschenkel bringen,
- bei der Beugung einatmen.

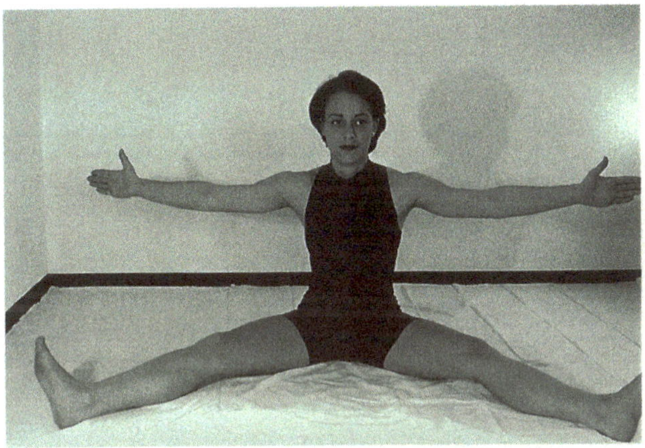

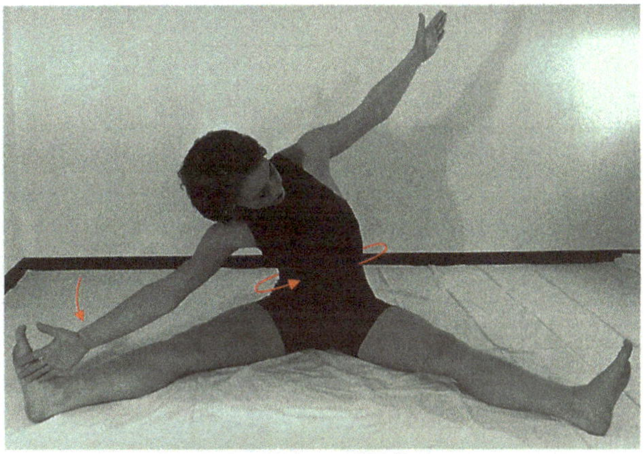

Übung 41

Position

Auf einem Stuhl sitzend, die Beine sind leicht gegrätscht, die linke Hand ist hinter dem Kopf, der Ellenbogen nach oben gestreckt. Der rechte Arm hängt locker herab.

Ausführung

Neigen Sie den Oberkörper nach rechts, indem Sie versuchen, die rechte Hand möglichst nahe an den Boden zu bringen – atmen Sie hierbei lange aus. Wiederholung Sie die Bewegung zur anderen Seite hin. Machen Sie zehn Wiederholungen.

Die häufigsten Fehler

- bei der Neigung einatmen,
- den Kopf aufrecht halten, anstatt ihn mit dem Rumpf zusammen zu neigen,
- den Oberköper mehr nach vorne beugen als zur Seite neigen,
- die Beine zusammenlassen.

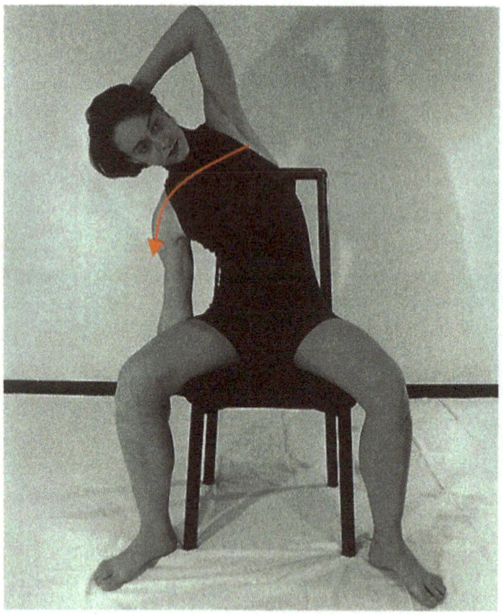

2.6 Die Organe des Brustkorbs

Im Brustkorb sind hauptsächlich Herz und Atemtrakt angesiedelt. Im Einzelnen handelt es sich dabei um den Endabschnitt der Speiseröhre und der Luftröhre, um die Bronchien, die Lungen, das Herz und den Aortenbogen, den Thymus, die Lymphknoten und den Milchbrustgang (Ductus thoracicus), sowie um die untere und obere Hohlvene (Vv. cavae inferior und superior).

2.6.1 Der Inhalt

Lungen

Die Lungen haben von allen Organen im Brustkorb das größte Volumen. Sie liegen rechts und links im Brustkorb; der Raum zwischen beiden Lungen wird Mediastinum genannt, wo das Herz und andere Organe, die später beschrieben werden, ihren Platz haben. Mit Ausnahme der Verbindungen zu Herz und Luftröhre (Lungenwurzel und Ligamentum pulmonale) ragen beide Lungen frei in den Raum hinein, der vom Brustfell (Pleura) umgeben ist. Das Gewebe der Lunge ist weich, porös, schwammartig und extrem elastisch. Beide Lungen sind kegelförmig und haben eine Spitze, eine Basis, drei Kanten und zwei Oberflächen. Die rechte Lunge hat drei, die linke zwei Lappen.

Die Lungenspitze liegt auf Höhe des Halsansatzes, oberhalb des mittleren Drittels des Schlüsselbeins, und ragt über die erste Rippe hinaus. Die Spitzen berühren oben das Brustfell (Pleura cervicalis) und die A. subclavia, zur Körpermitte hin die Luftröhre. Die Lungenbasen sind halbmondförmig und konkav; sie liegen dem Zwerchfell auf, das die rechte Lunge von der Leber und die linke vom Magen und der Milz trennt. Die Oberfläche zu den Rippen (Facies costalis) hin ist glatt, konvex und in Kontakt mit dem Brustfell (Pleura costalis). Die Oberfläche zur Körpermitte hin (Facies medialis) ist Ausgangspunkt des Ligamentum pulmonale, berührt hinten die Brustwirbel und vorne das Herz, die Speiseröhre, die Luftröhre, die großen arteriellen und venösen Gefäße (Aorta und Hohlvenen) sowie den N. vagus (Teil des Parasympathikus) und den N. laryngeus. Die Unterkante der Lunge ist die Trennlinie zwischen Basis und der den Rippen zugewandten Seite und liegt in der Vertiefung zwischen Rippen und Zwerchfell. Die Hinterkante der Lunge beschreibt die Trennlinie zwischen seitlicher und mittlerer Oberfläche (Facies costalis und medialis). Die Lungenvorderkante überlappt vorne den Herzbeutel (Perikard).

Sowohl während der (forcierten) Einatmung, wenn der Brustkorb stark geweitet ist, als auch bei der (forcierten) Ausatmung, wenn der Brustkorb weniger ausgedehnt ist, nehmen die Lungen den ihnen zugewiesenen Raum völlig ein. Brustkorb und Lungen sind also funktionell miteinander verbunden; die Beweglichkeit der Lungen entspricht der des Brustkorbs: Die oberen Rippen führen eine „Pumpenarm"-Bewegung aus, während sich die Lungen im oberen Brustkorb um eine nahezu frontal liegende Achse bewegen; die unteren Rippen bewegen sich wie ein „Eimerhenkel", während die Lungen im unteren Brustkorb um eine sagittale Achse rotieren; eine weitere Rippenbewegung ist die „Kompass"-Drehung, also eine horizontale Drehung um eine vertikale Achse, wobei auch die Lungen um eine vertikale Achse rotieren.

Speiseröhre

Die Speiseröhre (Ösophagus) ist ein ca. 25 cm langer, muskulärer Schlauch und reicht vom Rachen zum Magen. Sie beginnt vor dem 6. Halswirbel, verläuft im Brustkorb zwischen Luftröhre und Wirbelsäule, geht dann hinter den Aortenbogen und verläuft weiterhin rechts neben der Aorta. Die Speiseröhre durchquert das Zwerchfell und tritt in die Bauchhöhle auf Höhe des 10. Brustwirbels ein. Sie ist mit Ausnahme des Wurmfortsatzes (Appendix vermiformis) der engste Abschnitt des Verdauungstrakts. Vorne berührt sie neben der Luftröhre auch die rechte Lungenarterie, den Herzbeutel (Perikard), den linken Hauptbronchus und das Zwerchfell. Ihre Rückseite steht in Kontakt mit der Wirbelsäule, den hinteren Zwischenrippenarterien (Aa. intercostales posteriores), dem Milchbrustgang (Ductus thoracicus), der V. azygos und der V. hemiazygos. Seitlich hat sie Kontakt mit den Lungen, dem N. vagus und dem N. laryngeus, der A. subclavia und der V. azygos.

Die physiologische Bewegung der Speiseröhre wird bestimmt durch die muskuläre Eigenbewegung während der Verdauung (Peristaltik) und von der Bewegung des Zwerchfellmuskels, der die Speiseröhre regelmäßig bei der Einatmung nach unten dehnt und bei der Ausatmung wieder nach oben gehen lässt. Die Speiseröhre folgt, bedingt durch ihre Lage im Mediastinum, den Bewegungen der Wirbelsäule.

Luftröhre

Die Luftröhre (Trachea) ist ein knorpeliger, membranöser Schlauch und ca. 10–11 cm lang. Sie erstreckt sich vom Unterrand des 6. Halswirbels bis zum Oberrand des 5. Brustwirbels, wo sie sich in die beiden Hauptbronchien teilt. Die Luftröhre ist sehr beweglich und kann sich innerhalb kürzester Zeit verlängern bzw. verkürzen. Im Brustkorb berührt sie die Thymusdrüse (nur beim Kind), die unteren Vv. thyreoideae, die linke V. brachiocephalica, den Aortenbogen, den Truncus brachiocepahilcus und die linke A. carotis communis, den Plexus cardiacus (Herzgeflecht) und einige Lymphknoten. Zwischen Luftröhre und Wirbelsäule liegt die Speiseröhre. Seitlich hat sie Kontakt mit den Lungen, einigen arteriellen und venösen Blutgefäßen und dem N. vagus und dem N. laryngeus recurrens. Die Beweglichkeit der Luftröhre entspricht in etwa der der Speiseröhre, erfährt aber keine Dehnung durch das Zwerchfell. Die Luftröhre kann sich jedoch durch die Ausdehnung der Lungen und die Neigung des Kopfes verlängern.

Bronchien

Der rechte Hauptbronchus ist weiter, kürzer und vertikaler ausgerichtet als der linke Hauptbronchus. Er hat eine Länge von 2,5 cm und dringt in die rechte Lunge auf Höhe des 5. Brustwirbels ein. Er berührt die V. azygos und die A. pulmonalis; er ist Ausgangspunkt der drei Bronchien, die zu den drei rechten Lungenlappen führen. Der linke Hauptbronchus, der kleiner ist als der rechte und eher quer verläuft, hat eine Länge von 5 cm. Die Lunge erreicht er auf Höhe des 6. Brustwirbels. Er verläuft unter dem Aortenbogen, kreuzt die Speiseröhre, den Ductus thoracicus, den absteigenden Teil der Aorta und die linke Lungenarterie. Im Lungenhilus teilt er sich in zwei Bronchien auf, die zum linken oberen und unteren Lungenlappen führen.

Die Beweglichkeit der Bronchien wird durch die Ausdehnung der Lungen und – wie die Lungen selbst – durch die Bewegungen des Brustkorbs, vor allem des Brustbeins, beeinflusst.

Herz

Das Herz ist ein fibromuskuläres, nahezu pyramidenförmiges Hohlorgan. Es hat eine Spitze, eine Basis und einige Seiten. Von der Basis zur Spitze hat es eine Länge von etwa 12 cm, an der breitesten Stelle misst es 8–9 cm und ist 6 cm dick. Diese leicht verformte Pyramide ist schräg angeordnet: Die Basis zeigt nach hinten rechts, während die Spitze sich nach vorne links dreht. Die Herzachse zieht deshalb von der vorderen Wand des Brustkorbs in der Nähe der linken Medioklavikularlinie nach hinten in die Nähe der rechten Skapularlinie.

Das Herz wiegt im Durchschnitt 300 g bei Männern, 250 g bei Frauen. Es nimmt den zentralen Teil des Mediastinum ein und ist von einem faserigen Beutel, dem Perikard, umgeben.

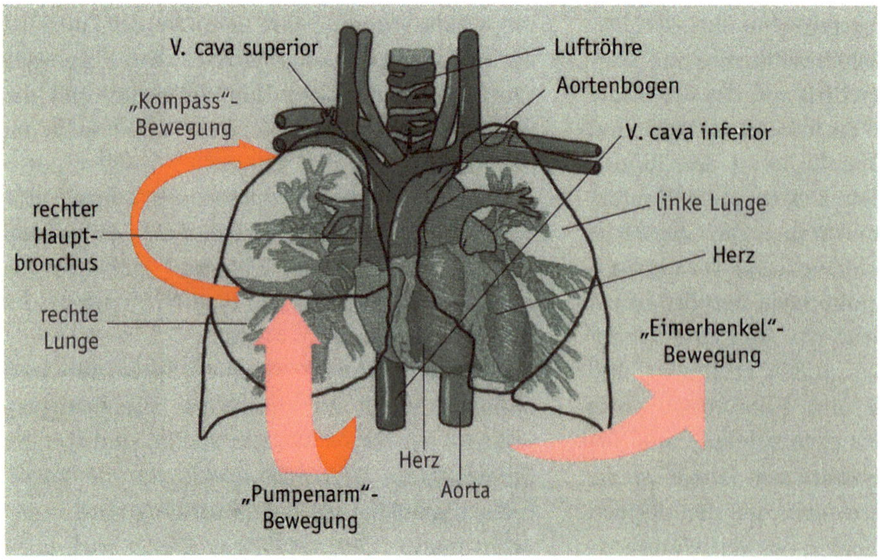

Abb. 36: Die Organe des Brustkorbs und die Bewegungen der Lungen.

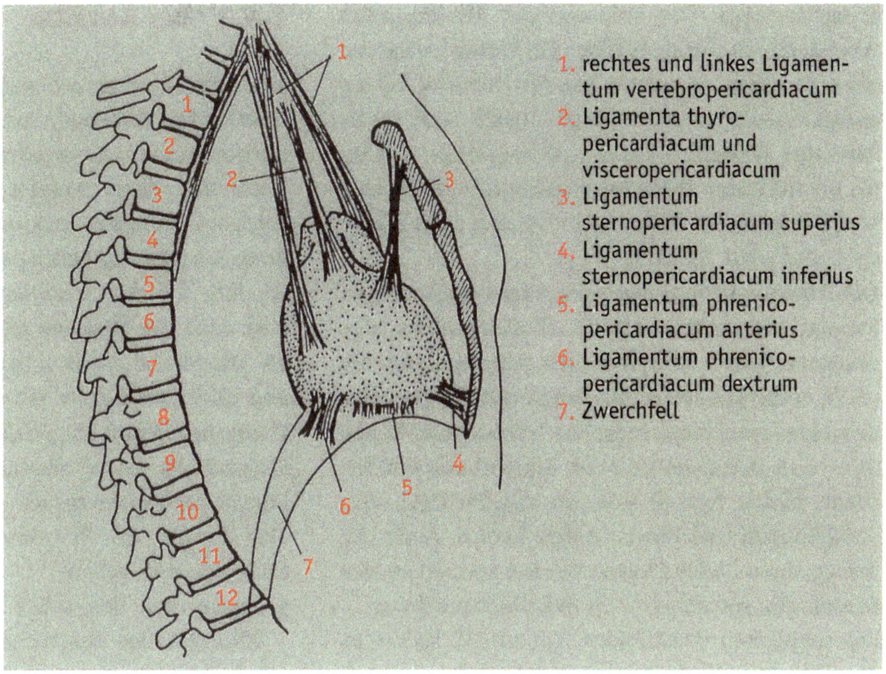

Abb. 37: Aufhängeapparat des Herzens im Brustkorb.

Das Herz steht in Beziehung zu folgenden Strukturen:

- seitlich (zum Teil auch vorne und hinten): zu den Lungen und dem N. phrenicus,
- vorne: zum Brustbein und den Knorpelverbindungen der Rippen,
- hinten: zu den Bronchien, der Speiseröhre und dem absteigenden Teil der Aorta, die das Herz von den Brustwirbeln trennen (5.–8. Brustwirbel in Rückenlage, 6.–9. in aufrechter Position),
- unten: zum Zwerchfell, das es von Leber und Magenfundus trennt,
- oben: zu den großen Gefäßen (Aorta, obere Hohlvene, Lungenarterien und -venen).

Das Perikard wird fixiert:

- unten: durch das Zwerchfellzentrum (in einem kleinen Gebiet sind Zwerchfellzentrum und Herzbeutel miteinander verwachsen),
- oben: durch die äußeren Gewebshüllen der großen Gefäße sowie die Faszien vor der Luftröhre, die Teil der zentralen Faszienkette sind (☞ Abb. 22),
- vorne: durch die Ligamenta sternopericardiaca, Bindegewegszüge, die das Perikard mit der Hinterseite des Brustbeins verbinden.

Aufgrund all dieser Verbindungen ist das Herz fest im Inneren des Brustkorbs verankert und dadurch dessen Bewegungen unterworfen.

Das Herz bewegt sich um folgende Achsen:

- um eine horizontale Achse herum von hinten oben nach vorne unten durch Bewegungen des Zwerchfells und Streckung bzw. Beugung der Wirbelsäule,
- um eine sagittale Achse, wenn sich der Brustkorb zur Seite neigt,
- um eine vertikale Längsachse, wenn sich der Schultergürtel dreht.

Thymus

Der Thymus (Brustdrüse) ist eines der wichtigsten Organe des Lymphsystems. Er regelt die Immunantwort des Organismus, ist wesentlich für die Differenzierung der Lymphozyten zu T-Lymphozyten und sorgt für eine gleich bleibende Anzahl dieser Zellen im Blut und in den peripheren

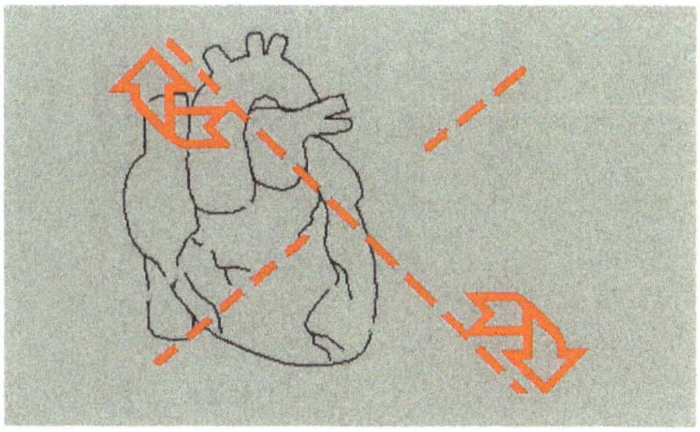

Abb. 38: Physiologische Mobilität des Herzens.

Lymphorganen. Das Volumen der Thymusdrüse verändert sich mit dem Alter: Bei Geburt wiegt sie etwa 10–15 g, sie wächst bis zur Pubertät bis zu einem Gewicht von 30–40 g. Danach wird sie in der Regel allmählich kleiner, sie atrophiert, so dass sie im mittleren Erwachsenenalter nur noch 10 g wiegt. In manchen Fällen bleibt sie aber auch relativ groß und wiegt 28–50 g.

Der Thymus besteht aus zwei pyramidenförmigen Lappen und ist im vorderen, oberen Teil des Mediastinum hinter dem Brustbein gelegen. Unten erreicht er die Knorpelverbindung der 4. Rippe, oben den Hals, manchmal sogar die Schilddrüse. Vorne ist er vom Brustbein und den Rippenknorpeln bedeckt, hinten legt er sich um das Perikard, den Aortenbogen und die Luftröhre herum. Auch die Bewegungen dieses Organs werden von denen des Brustkorbs, vor allem des Brustbeins, beeinflusst.

Die weiblichen Brustdrüsen (Mammae) sollen an dieser Stelle nicht als Organe des Brustkorbs besprochen werden, da sie nicht zum Muskel-Skelett-Behälter gehören und somit auch nicht direkt durch Körperübungen angeregt werden können. Indirekt kann man sie durch die Übungen für die arterielle, venöse und lymphatische Zirkulation der oberen Gliedmaßen stimulieren (☞ Übungen 115–141).

2.6.2 Der Behälter

Der Behälter setzt sich aus dem Brustkorb, der ein Gebilde aus Knochen und Knorpeln ist, und zahlreichen, dort ansetzenden Muskeln zusammen. Nicht alle dieser Muskeln sind primär mit den Atembewegungen verbunden, auch wenn sie zu ihrer Ausführung beitragen. Die Armmuskeln, besonders die des Schultergürtels, der Bauchwand und auch des Rückens setzen breit am Brustkorb an. Das Skelett des Brustkorbs ist kegelfömig, oben eng und unten breit, ist vorne und hinten abgeflacht und hinten länger als vorne. In horizontalem Querschnitt ist er nierenförmig, da die Wirbelkörper nach vorne ragen.

Die Organe des Brustkorbs sind von folgenden Strukturen umgeben:

- hinten: von den zwölf Brustwirbeln und ihren Bändern, der Rückseite der Rippen und den Schulterblättern; auf Muskelebene von den Muskeln der Wirbelsäule, den Muskeln, die die Rippen heben, den Mm. intercostales, den Mm. longissimi capitis, cervicis und thoracis, den Mm. iliocostales lumborum, thoracis und cervicis, den Mm. spinales capitis und thoracis. An der Oberfläche vom M. latissimus dorsi, dem

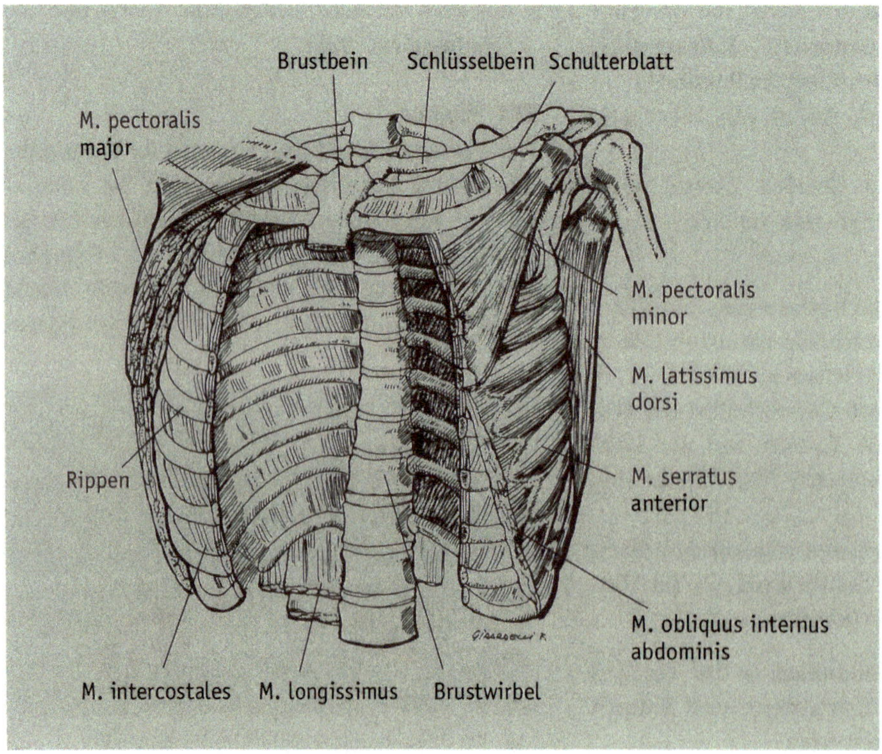

Abb. 39: Der leere Behälter.

M. sacrospinalis, M. serratus posterior, M. trapezius und M. rhomboideus major,

- seitlich: von den Rippen und den Zwischenrippenbändern, den Mm. intercostales und dem M. serratus anterior,
- vorne: vom Brustbein, von den vorderen Enden der Rippen und von Knorpeln; auf Muskelebene in der Tiefe vom M. transversus pectoris (innen), von den Mm. intercostales und dem M. pectoralis minor; an der Oberfläche vom M. pectoralis major, M. serratus anterior und M. obliquus internus abdominis,
- unten: vom Zwerchfell,
- oben: von den Schulterblättern, dem Schlüsselbein, der 1. und 2. Rippe und deren Bändern; von den Mm. scaleni, dem M. sternohyoideus, M. sternothyreoideus, M. subclavius, M. trapezius, von der Schlüsselbeinseite des M. pectoralis und des M. deltoideus und vom Platysma.

2.6.3 Kontraindikationen

Bei akuten Lungen- oder Herzerkrankungen ist von diesen Übungen abzuraten. Ein Lungenemphysem stellt an sich keine Kontraindikation dar: In jedem Fall ist das betroffene Lungenareal irreversibel erkrankt, die Übung kann also dieses Lungenareal nicht kränker machen. Da die Lungen aber bei einem Emphysem sehr empfindlich sind, ist Vorsicht angesagt.

Liegen keine manifesten Lungen- oder Herzerkrankungen vor, sind diese Übungen hervorragend zur Vorbeugung oder in der Rehabilitationsphase nach Lungen- und Herzerkrankungen geeignet. Durch die Übungen werden Herz und Atemtrakt massiert; sie führen zu einem ausgeglichenen Gebrauch des neuromuskulären respiratorischen Systems.

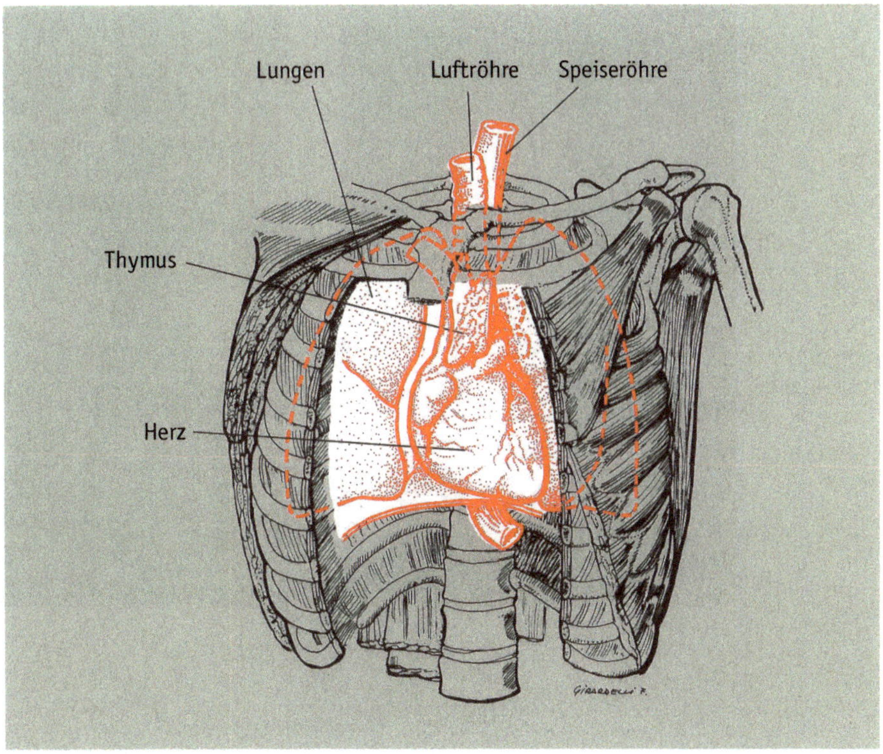

Abb. 40:
Der volle Behälter.

2.6.4 Übungen – Normalisierung der Organe des Brustkorbs

Um diesen Behälter zu stimulieren, sind nach wie vor die Zwerchfellübungen Voraussetzung, da das Zwerchfell Teil des Behälters ist. Hier finden Sie eine weitere Serie von Übungen, die von den Armen, dem Brustkorb und der Wirbelsäule ausgeführt werden.

Übung 42

Position
Auf einem Hocker oder einer Bank ohne Lehne sitzend; die Arme liegen locker auf den Oberschenkeln.

Ausführung
Atmen Sie ein (Zwerchfellatmung!) und halten den Atem für fünf Sekunden an. Danach strecken Sie bei der Ausatmung einen Arm auf Schulterhöhe nach vorne und ziehen mit einer Drehung des Rumpfes den Ellenbogen des anderen Arms möglichst weit zurück. Bleiben Sie in dieser Position und halten Sie für weitere fünf Sekunden den Atem an. Nach dieser Dehnung kehren Sie mit der Einatmung in die Ausgangsposition zurück und wiederholen Sie die Bewegung auf der anderen Seite. Machen Sie die Übung sechsmal.

Die häufigsten Fehler:
- bei der Dehnung einatmen,
- bei der Drehung des Rumpfes auch den Kopf mitdrehen,
- die Dauer des Atemanhaltens verkürzen oder außer Acht lassen,
- die Schultern hochziehen (vor allem die Schulter, die nach hinten gezogen wird).

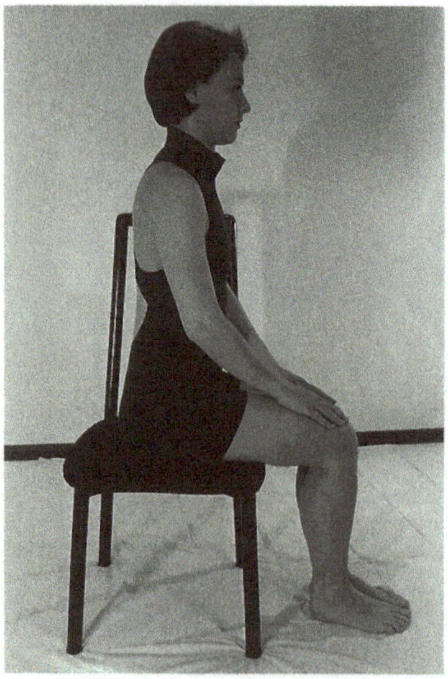

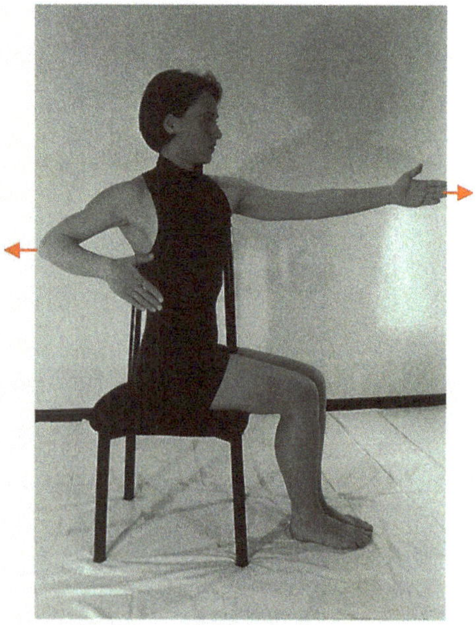

Übung 43

Position
Auf einem Hocker sitzend, die Arme sind parallel nach oben gestreckt.

Ausführung
Atmen Sie ein und halten Sie den Atem fünf Sekunden lang an, danach drehen Sie bei der Ausatmung den Oberkörper möglichst weit. Halten Sie wieder den Atem an und bleiben Sie in dieser Haltung für weitere fünf Sekunden, während Sie die Fingerspitzen nach oben schieben. Kehren Sie bei der Einatmung in die Ausgangsposition zurück und halten Sie wieder für fünf Sekunden den Atem an. Wiederholen Sie die Drehung auf der anderen Seite. Machen Sie die Bewegung insgesamt sechsmal, dreimal pro Seite.

Die häufigsten Fehler
- bei der Drehung einatmen,
- bei der Drehung den Abstand zwischen den Armen vergrößern und die Ellenbogen beugen.

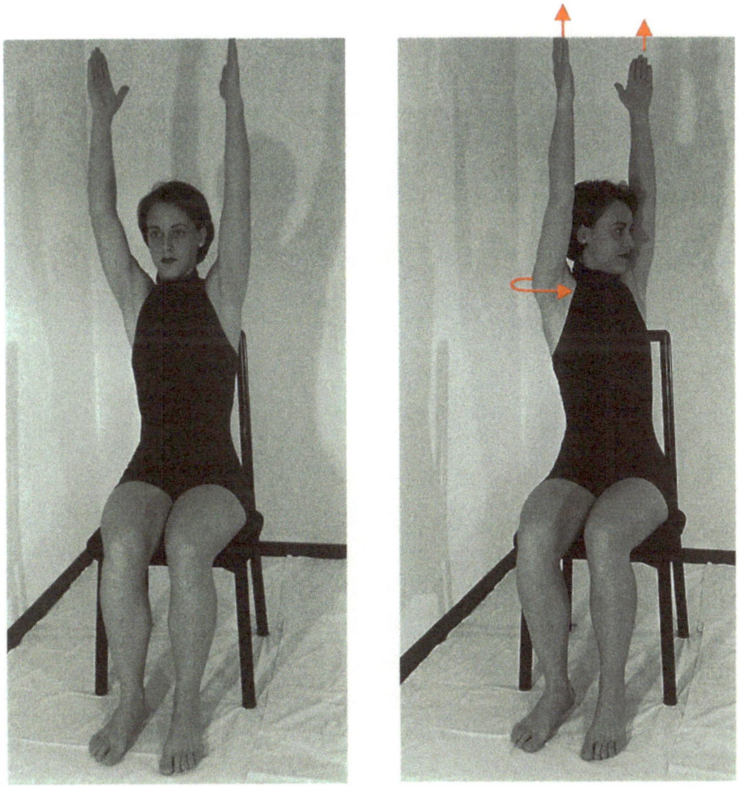

Übung 44

Position
Auf einem Hocker sitzend, die Arme sind parallel nach oben gestreckt.

Ausführung
Atmen Sie ein und halten Sie fünf Sekunden den Atem an. Beim Ausatmen bewegen Sie den einen Arm nach vorne, den anderen nach hinten – und zwar beide Arme gleich weit von der Mitte entfernt! Bleiben Sie in dieser Position, ohne weiter zu atmen, und schieben Sie die Fingerspitzen noch weiter nach oben Richtung Decke. Kehren Sie mit dem Einatmen in die Ausgangsposition zurück und halten Sie wiederum für fünf Sekunden den Atem an. Wiederholen Sie die Bewegung auf der anderen Seite. Machen Sie die Übung insgesamt sechsmal, dreimal pro Seite.

Die häufigsten Fehler
- bei der Bewegung einatmen,
- den einen Arm weiter nach vorne bringen als den anderen nach hinten,
- die Ellenbogen beugen oder den Abstand zwischen den Armen verändern,
- den Kopf drehen.

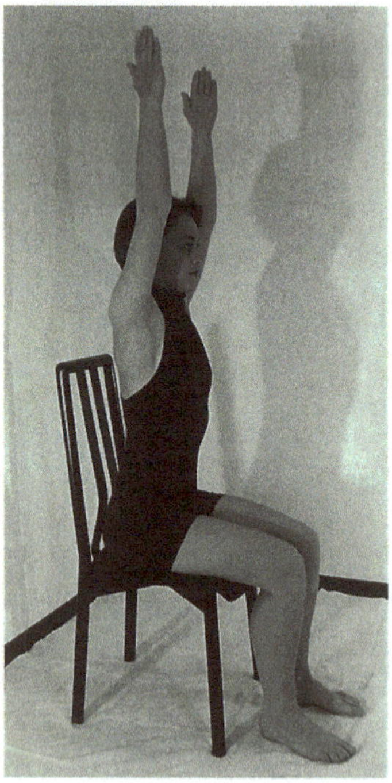

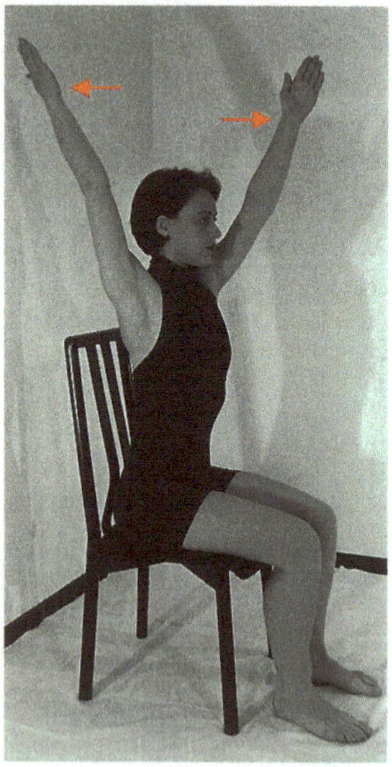

Übung 45

Position

Im Stehen, ein Arm ist etwas höher als auf Schulterhöhe zur Seite gestreckt, die Handfläche an der Wand oder am Türrahmen, die Fingerspitzen zeigen nach oben. Die Füße sind dicht nebeneinander und von der Wand genauso weit entfernt wie der Arm, so dass Sie ganz aufrecht stehen.

Ausführung

Drehen Sie sich auf den Füßen, so dass am ausgestreckten Arm und der Brust eine Spannung entsteht. Stoppen Sie, sobald die Muskelspannung entsteht, und warten Sie bei guter Zwerchfellatmung, bis diese sich löst. Die Spannung sollte innerhalb einer Minute nachlassen oder ganz verschwinden. Wiederholen Sie die Übung auf der anderen Seite.

Die häufigsten Fehler

- Schmerz anstelle einer Spannung provozieren,
- sich nicht auf der Stelle drehen, sondern nach vorne oder hinten rutschen,
- die Hand tiefer als Schulterhöhe an die Wand stützen,
- den Kopf nicht mitdrehen.

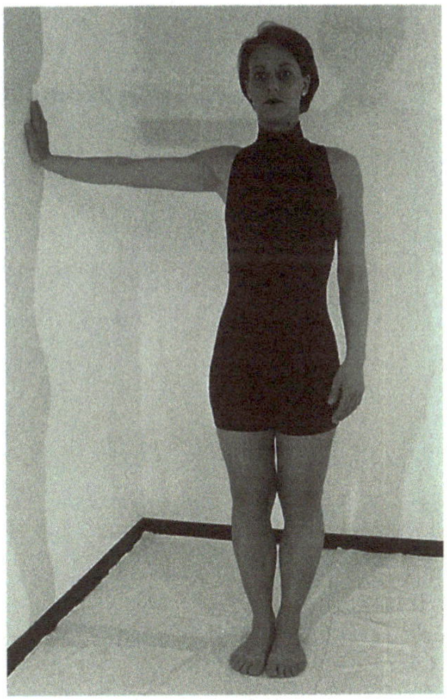

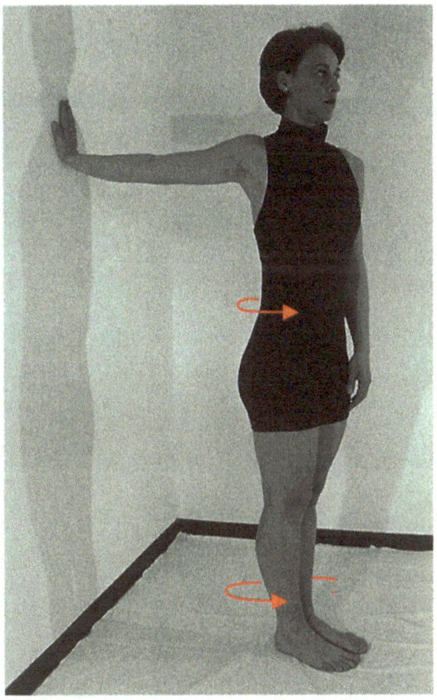

Übung 46

Position
Rückenlage, die Beine sind aufgestellt und die Arme wie ein „Kerzenleuchter“ aufgerichtet, d. h. die Oberarme liegen seitlich im rechten Winkel zum Körper, die Unterarme sind senkrecht zum Boden und im 90°-Winkel zu den Oberarmen aufgestellt.

Ausführung
Bei der Ausatmung drücken Sie den unteren Rücken zu Boden, indem Sie das Becken nach hinten kippen, und legen die Unterarme auf den Boden – versuchen Sie mit den Handgelenken, Handrücken und allen Fingern den Boden zu berühren. Das Kinn ist eingezogen und der Nacken lang. Bei der Einatmung kehren Sie in die Ausgangsposition zurück. Machen Sie die Bewegung mindestens zwanzigmal.

Die häufigsten Fehler
- die Arme zu nahe am Oberkörper halten oder den rechten Winkel zwischen Unter- und Oberarmen nicht beibehalten,
- den Nacken überstrecken,
- den unteren Rücken nicht gerade lassen,
- beim Ablegen der Unterarme einatmen.

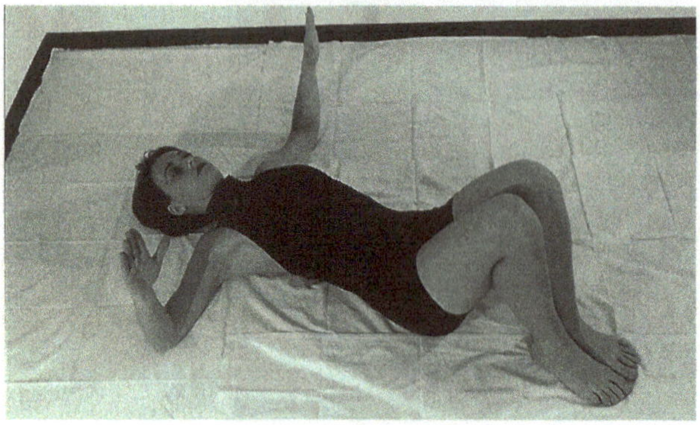

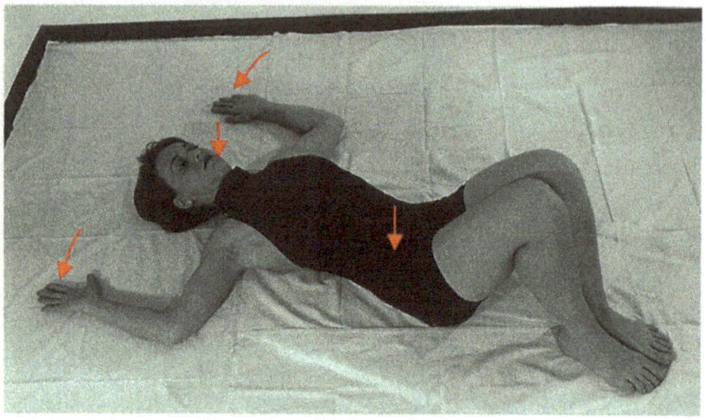

Übung 47

Position
Vierfüßerstand, die Arme sind senkrecht unter den Schultern aufgestellt, die Hände jedoch eng nebeneinander. Die Oberschenkel sind senkrecht zum Boden, die Knie leicht auseinander, aber die Füße berühren sich. Der Kopf ist in einer Linie mit dem Rücken.

Ausführung
Heben Sie bei der Einatmung einen Arm möglichst weit nach oben über die Seite Richtung Decke, schauen Sie dabei Ihrer Hand nach. Wiederholen Sie die Bewegung auf der anderen Seite. Machen Sie die Übung zehn- bis zwanzigmal.

Die häufigsten Fehler
- den Arm mehr nach hinten als nach oben bringen,
- das Becken seitlich oder nach hinten verlagern und dabei den Winkel zwischen Oberschenkeln und Rumpf verkleinern.

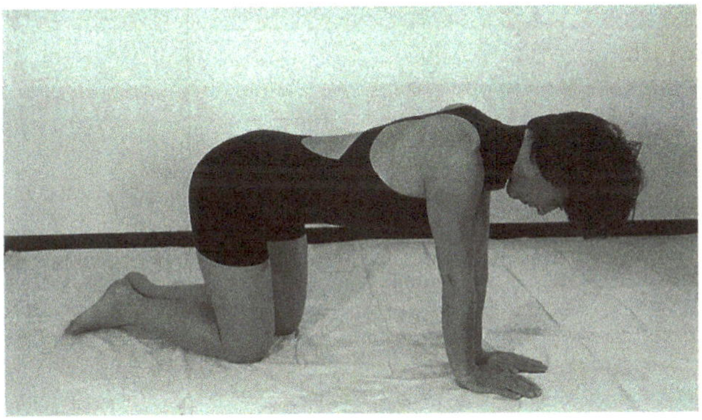

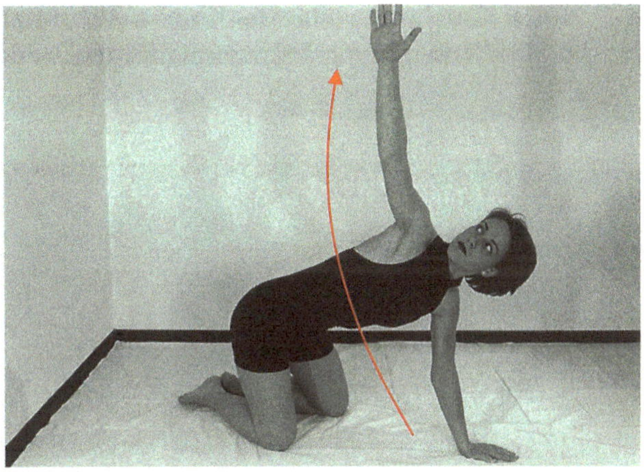

Übung 48

Position
Rückenlage, die Beine sind aufgestellt, die Hände hinter dem Kopf verschränkt, die Ellenbogen liegen auf dem Boden.

Ausführung
Beim Einatmen drücken Sie den unteren Rücken zu Boden, indem Sie das Becken nach hinten kippen, gleichzeitig ziehen Sie die Schulterblätter zueinander und drücken den Kopf nach hinten in die Hände (Kinn einziehen!). Halten Sie fünf Sekunden den Atem an, während Sie in dieser dreifachen Anspannung bleiben. Beim Ausatmen heben Sie den Kopf und Schultern, bringen das Kinn in Richtung Oberkörper, während sich die Ellenbogen berühren. Verharren Sie 15 Sekunden in dieser Haltung und atmen Sie regelmäßig weiter. Wiederholen Sie die Übung fünfmal.

Die häufigsten Fehler
- das Kinn heben und den Nacken überstrecken, wenn man ihn nach hinten drückt,
- den Oberkörper zu weit anheben,
- eingeschränkter Atem in der Halteposition,
- Brustatmung
- die Beine strecken,
- den Kopf heben, ohne das Kinn in Richtung Brust zu bringen,
- die Ellenbogen nicht zusammenführen, wenn man den Kopf hebt.

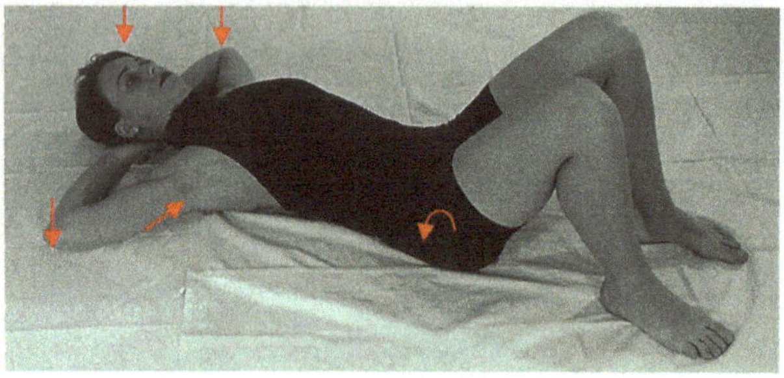

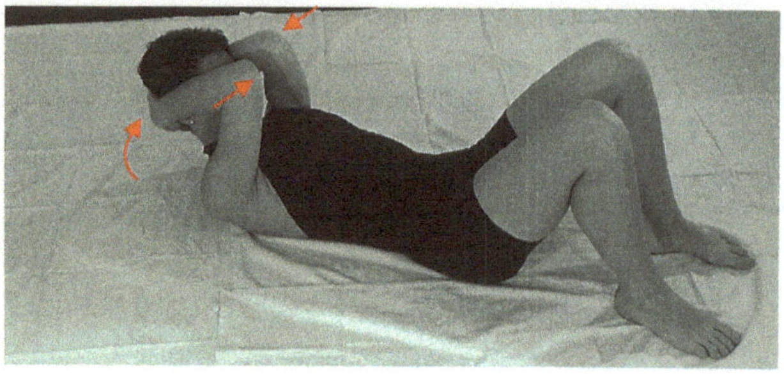

Übung 49

Position
Rückenlage, die Arme liegen rechtwinklig zum Körper, die Handflächen zeigen zum Boden, das linke Bein ist aufgestellt.

Ausführung
Berühren Sie bei der Ausatmung mit der linken Hand das rechte Gesäß, indem Sie Arm, Schulter und Kopf (über die rechte Schulter geneigt) anheben. Sie machen so eine Drehung mit dem Oberkörper. Machen Sie zehn Wiederholungen. Wiederholen Sie die Bewegung auf der anderen Seite, stellen Sie das rechte Bein auf und heben den rechten Arm an. Es werden die Organe des Brustkorbs der rechten Seite angeregt, wenn Sie den rechten Arm bewegen, und umgekehrt.

Die häufigsten Fehler
- bei der Drehung einatmen,
- Schulter und Schulterblatt nicht genügend anheben.

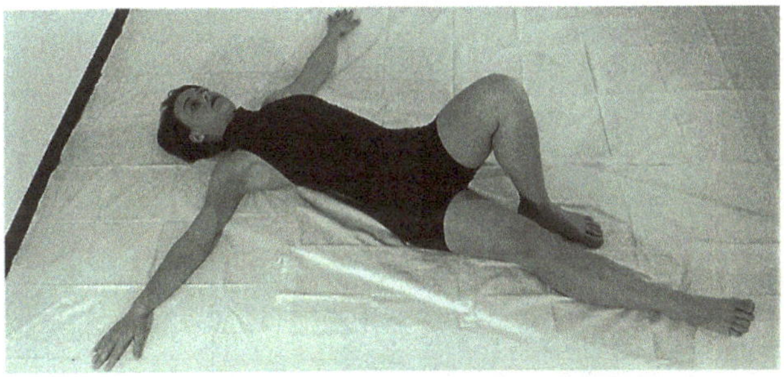

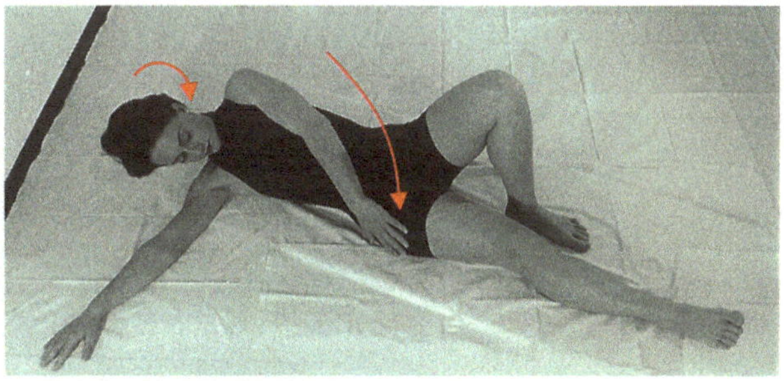

Variante
Um die entsprechenden Organe besser „auszupressen", stellen Sie das rechte Bein auf, wenn Sie den linken Arm bewegen.

Übung 50

Position
Schneidersitz, Becken, Rücken und Kopf sind an der Wand, während das Kinn eingezogen und der Nacken lang ist. Die Arme sind nach unten gestreckt, die Handflächen berühren sich.

Ausführung
Atmen Sie ein und halten Sie für fünf Sekunden den Atem an. Beim Ausatmen heben Sie die Hände nach oben und zur Wand, ohne den Kopf und den Rücken von dieser zu lösen, und halten Sie wiederum für fünf Sekunden den Atem an. Beim Einatmen bewegen Sie die Arme wieder nach unten, dann beginnen Sie von vorne. Machen Sie die Übung insgesamt sechsmal.

Die häufigsten Fehler
- den Kopf oder den unteren Rücken von der Wand lösen,
- beim Anheben der Arme einatmen,
- den Nacken überstrecken.

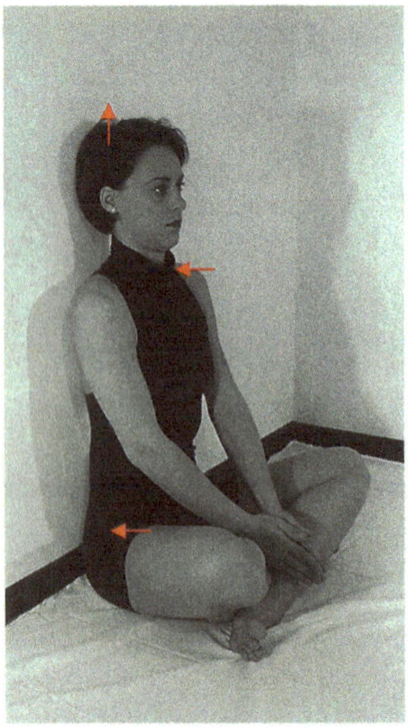

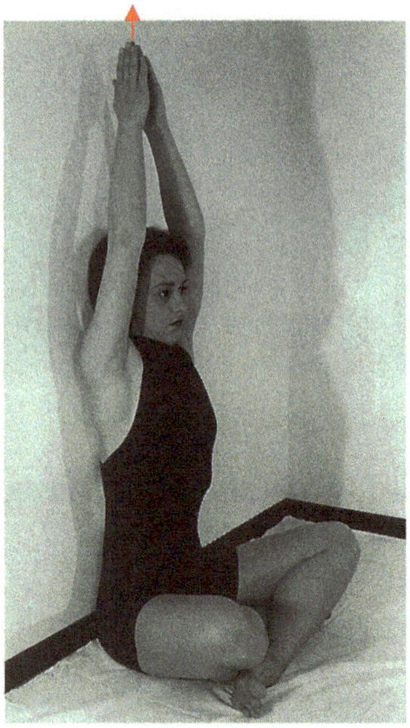

Übung 51

Position
Vierfüßlerstand, die Oberschenkel sind im rechten Winkel zum Boden, die Unterarme liegen am Boden, die Stirn liegt auf dem Handrücken.

Ausführung
Während Sie langsam und tief ausatmen, strecken Sie die Arme, rutschen mit den Händen (etwa in Schulterbreite) über den Boden so weit wie möglich nach vorne und nähern die Brust dem Boden. Bei der Einatmung kehren Sie in die Ausgangsposition zurück. Wiederholen Sie die Übung zehnmal.

Die häufigsten Fehler
- den Kopf heben, um den Händen nachzuschauen, und dabei den Nacken überstrecken,
- das Becken nach vorne oder hinten verlagern.

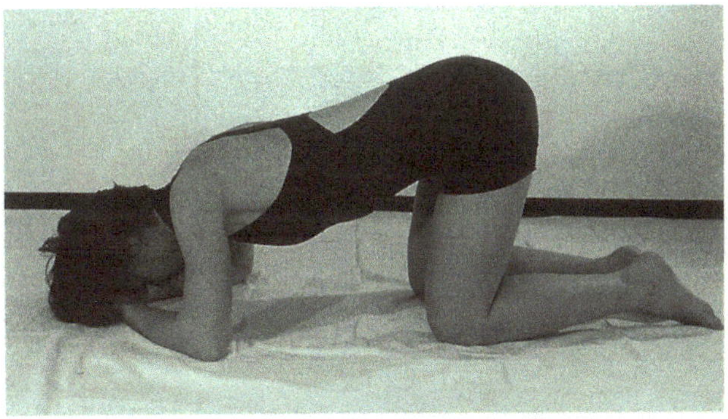

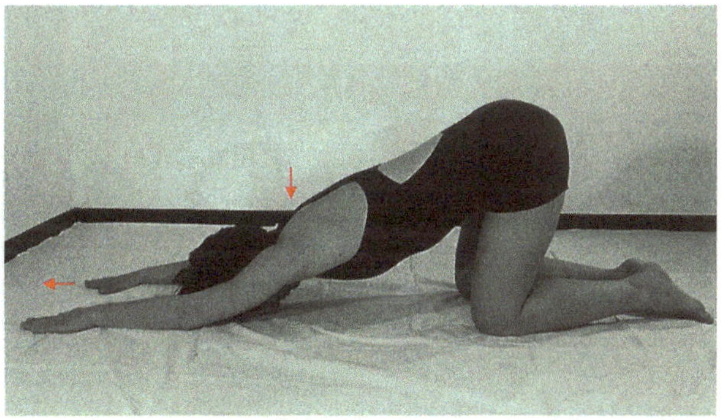

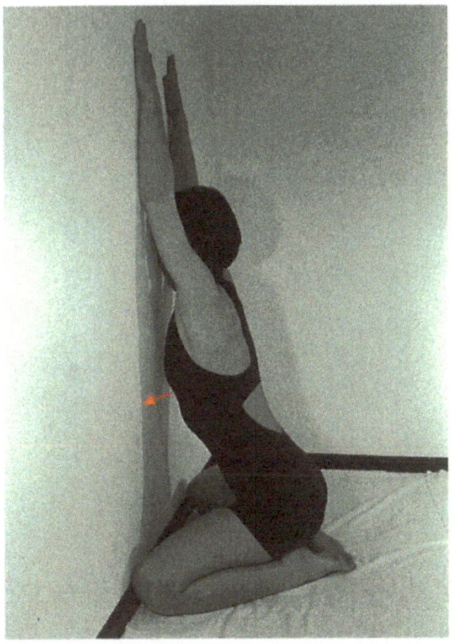

Variante

Position
Fersensitz, die Knie sind weit auseinander (weiter als Schulterbreite) und an der Wand, die Zehenspitzen zusammen. Die Arme sind parallel nach oben gestreckt, die Handflächen an der Wand, ebenso die Stirn.

Ausführung
Bleiben Sie entspannt in dieser Position für zwei bis drei Minuten, während Sie den Brustkorb gegen die Wand „fallen" lassen und auf eine gute Zwerchfellatmung achten.

Die häufigsten Fehler
- die Übung trotz Knie- oder Knöchelschmerzen ausführen,
- mit den Knien nicht die Wand berühren,
- die Füße nach außen und nicht zueinander zeigen lassen.

Übung 52

Position
Vierfüßlerstand, die Arme sind senkrecht unter den Schultern aufgestützt, die Hände nach innen gedreht und in Schulterbreite aufgestützt, die Oberschenkel senkrecht zum Boden und die Knie leicht auseinander. Der Kopf ist in einer Linie mit dem Rücken.

Ausführung
Beugen Sie die Arme bei der Einatmung (die Ellenbogen gehen nach außen) und berühren mit der Stirn den Boden oberhalb der Verbindungslinie zwischen den Händen. Strecken Sie die Arme bei der Ausatmung wieder. Machen Sie drei Serien von zehn bis 20 Wiederholungen, dazwischen je eine Pause von 30 Sekunden.

Die häufigsten Fehler
- beim Beugen ausatmen,
- den Boden mit dem Kinn berühren, indem man den Nacken überstreckt,
- das Becken nach hinten verlagern, wenn man die Arme streckt.

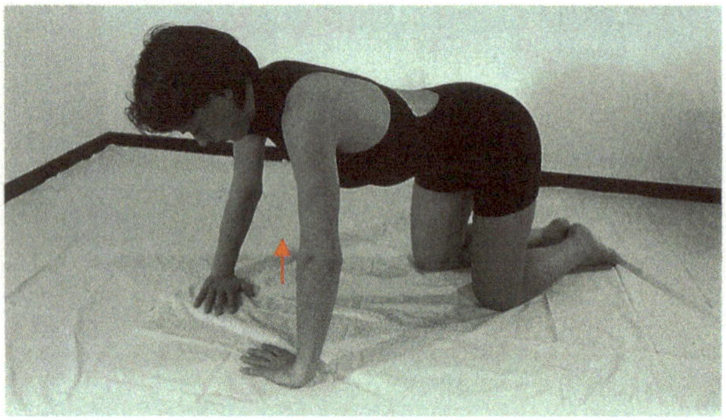

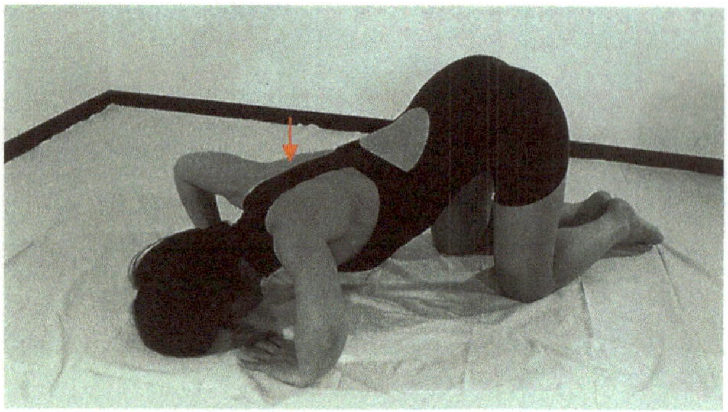

Übung 53

Position
Im Schneidersitz, Rücken, Becken und Kopf sind eng an der Wand; der Nacken ist lang, das Kinn eingezogen. Die Oberarme sind am Körper, die Unterarme im rechten Winkel nach vorne gebeugt, die Handfläche zeigt nach oben und die Schultern sind nach unten gezogen.

Ausführung
Beim Einatmen drehen Sie die Arme nach außen, indem Sie die Daumen so nahe wie möglich an die Wand bringen. Während der Bewegung lassen Sie den Rücken ganz lang werden, als ob Sie im Sitzen größer werden wollten. Wiederholen Sie die Bewegung zwanzigmal.

Die häufigsten Fehler
- die Schultern hochziehen,
- den Winkel zwischen Unter- und Oberarm verkleinern,
- das Becken oder den Kopf von der Wand lösen,
- den Nacken überstrecken.

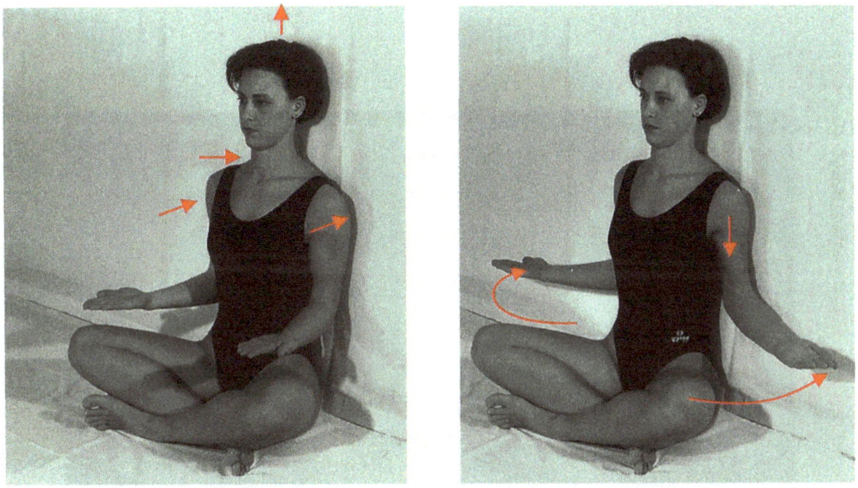

Übung 54

Position
Im Schneidersitz, Rücken, Becken und Kopf sind eng an der Wand. Die Arme sind auf Schulterhöhe nach vorne ausgestreckt, die Unterarme nach oben im rechten Winkel gebeugt und die Handflächen zeigen zum Gesicht. Der Nacken ist lang, das Kinn eingezogen.

Ausführung
Öffnen Sie bei der Einatmung die Arme (wie ein Kerzenleuchter) und berühren Sie, wenn möglich, gleichzeitig mit den Handrücken, -gelenken und Ellenbogen die Wand. Wiederholen Sie dies 20-mal.

Die häufigsten Fehler
- beim Öffnen der Arme die Ellenbogen sinken lassen oder die Hände näher an den Kopf bringen,
- die Wand zuerst mit den Ellenbogen und dann erst mit den Händen berühren,
- die Wand nur mit den Fingern und nicht mit den Handgelenken berühren (besser wäre nur mit den Handgelenken als nur mit den Fingern),
- den Kopf und unteren Rücken beim Öffnen der Arme von der Wand lösen,
- den Nacken überstrecken und das Kinn heben.

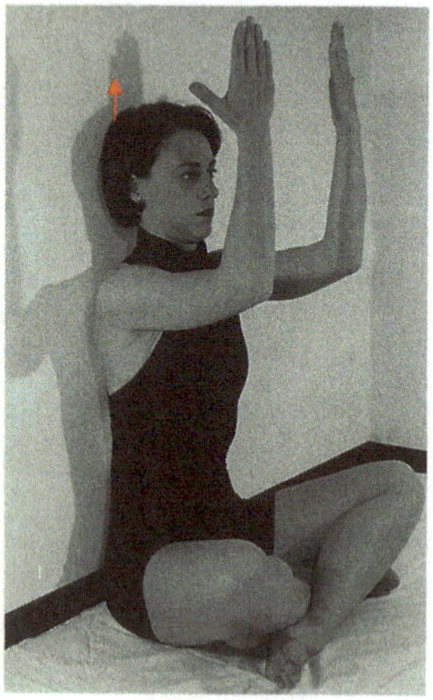

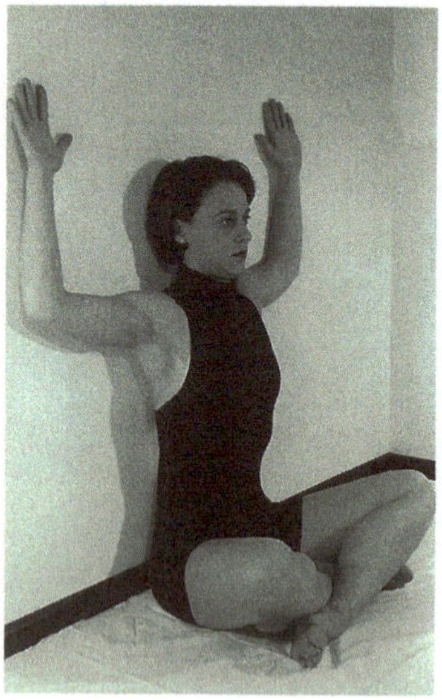

Übung 55

Position
Im Stehen, der Oberkörper ist nach vorne gebeugt, die Unterarme liegen auf einem Tisch. Die Beine sind senkrecht zum Boden, die Oberarme senkrecht zum Tisch, die Unterarme sind parallel nach vorne aufgestützt, der Kopf ist in einer Linie mit dem Rücken.

Ausführung
Atmen Sie ein und heben dabei den Kopf, machen ein leichtes Hohlkreuz und verlagern das Becken ein wenig nach vorne. Bleiben Sie in dieser Haltung, während Sie fünf Sekunden lang den Atem anhalten.
Beim Ausatmen lassen Sie den Kopf sinken, schieben das Becken etwas nach hinten und strecken die Arme, als ob Sie den Tisch wegschieben wollten. Ziel ist eine maximale Beugung der Wirbelsäule. Bleiben Sie in dieser Haltung, während Sie wiederum fünf Sekunden den Atem stoppen. Wiederholen Sie diese Sequenz sechsmal.

Die häufigsten Fehler
- mit einer falschen Ausgangsposition beginnen, die Füße sind z. B. zu nahe am Tisch oder die Ellenbogen zu weit vorne, das Becken zu weit hinten oder der Nacken überstreckt,
- Ein- und Ausatmung mit den falschen Bewegungen kombinieren.

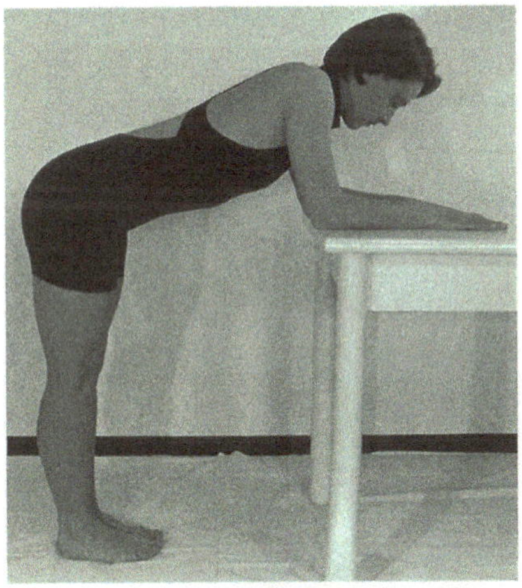

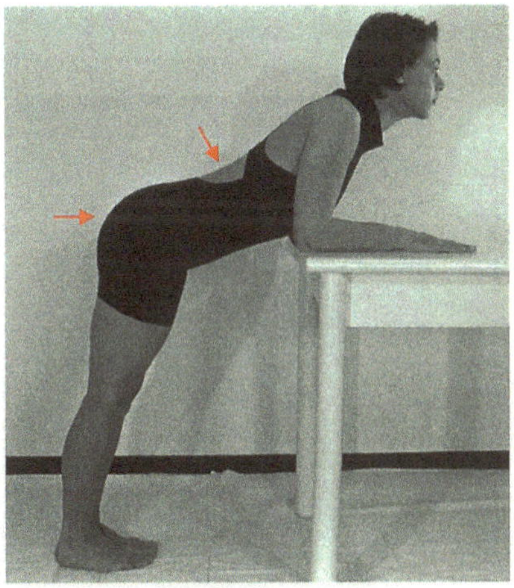

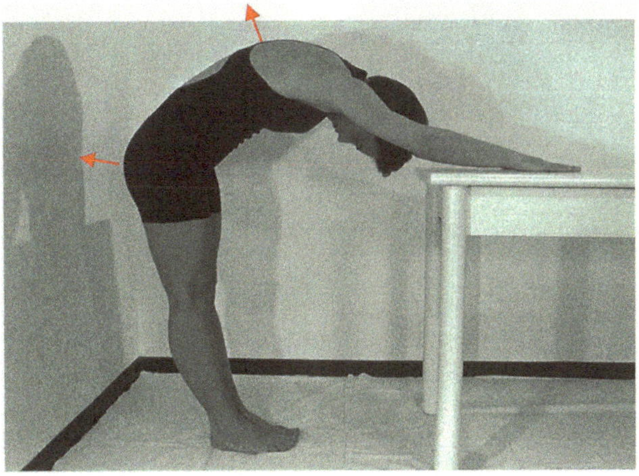

Übung 56

Bei dieser Übung wird die zentrale Faszienkette (☞ Abb. 22) gedehnt und so der Druck aller Organe im Mediastinum verringert.

Position
Stand; Kopf, Schultern, Rücken, Becken, Arme und Handrücken sind eng an der Wand. Die Füße sind zusammen und ca. 30 cm von der Wand entfernt, die Knie leicht gebeugt.

Ausführung
Ziehen Sie das Kinn an, verlängern Sie den Nacken und bringen so den Hals möglichst nahe an die Wand. Drücken Sie die Schultern fest an die Wand und ziehen sie gleichzeitig nach unten. Ellenbogen, Handgelenke und Finger bleiben fest an der Wand. Drücken Sie den unteren Rücken flach an die Wand, indem Sie das Becken nach hinten kippen. Bleiben Sie in dieser Haltung bis zu fünf Minuten, während Sie auf eine tiefe Zwerchfellatmung achten. Unterbrechen Sie die Übung, sobald sie unangenehm wird oder Übelkeit hervorruft.

Die häufigsten Fehler
- die Atmung blockieren oder einschränken,
- den unteren Rücken flach machen, aber die Halswirbelsäule dabei krümmen (oder umgekehrt),
- die Schultern von der Wand lösen oder hochziehen,
- die Finger, vor allem die Daumen, von der Wand lösen.

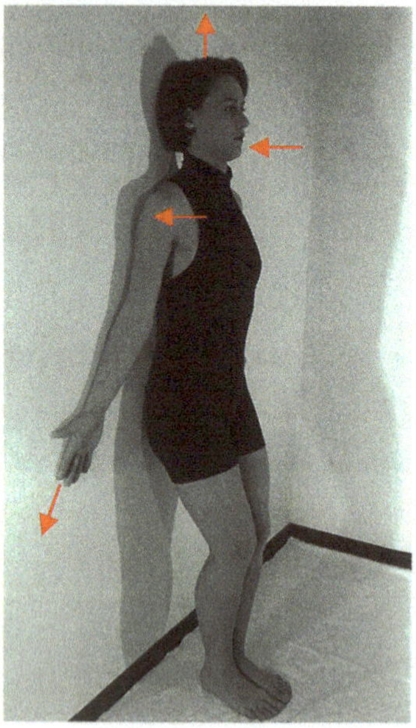

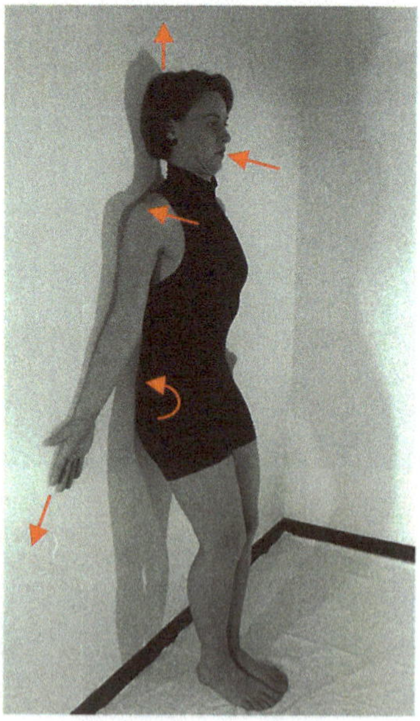

2.7 Die Beckenorgane

Dazu gehören vor allem die Geschlechtsorgane, der Enddarm (Rektum), der untere Abschnitt der Harnwege sowie die Lymphgefäße, Venen und Arterien, die die Durchblutung dieser Organe garantieren und zu den unteren Extremitäten abzweigen.

2.7.1 Der Inhalt

Gebärmutter

Die Gebärmutter (Uterus) ist ein Organ des weiblichen Geschlechtsapparats, das den Embryo bis zu seiner Reifung trägt. Sie liegt im kleinen Becken zwischen Harnblase und Rektum. Sie ist ein Hohlorgan, hat die Form eines hinten leicht abgeflachten Kegelstumpfes und wiegt bei der erwachsenen Frau ca. 60 g. Drei Anteile lassen sich unterscheiden:

- ein großer, kuppelartiger Anteil, der Gebärmuttergrund (Fundus),
- ein zentraler, weniger abgeflachter Anteil, der Gebärmutterkörper (Corpus),
- ein zylindrisches Endstück, der Gebärmutterhals (Cervix).

Der Uterus bleibt durch seine Verbindung zur Harnblase an Ort und Stelle, nämlich durch das Ligamentum latum uteri und andere fibromuskulöse Bänder. Alle Bänder des Uterus sind dehnbar und lassen somit Verlagerungen des Organs in den verschiedenen physiologischen Situationen leicht zu. Die Durchblutung wird durch die A. uterina und die A. ovarica gewährleistet. Das Blut fließt in den gleichnamigen Venen zurück zum Herzen. Innerviert wird der Uterus durch den Plexus uterovaginalis (Uterus-Vagina-Nervengeflecht), der aus Sympathikusfasern besteht. Während der Schwangerschaft erreicht der Uterus das Dreißig- bis Vierzigfache seiner normalen Größe.

Eierstöcke

Die Eierstöcke (Ovarien) haben die Form von zwei großen Mandeln und sind in der Beckenhöhle jeweils seitlich des Uterus auf Höhe des Iliosakralgelenkes gelegen. Durch die Bänder Ligamentum suspensorium ovarii, Ligamentum ovarii proprium und Ligamentum latum uteri werden die Eierstöcke dort gehalten. Über das so genannte Mesovarium (eine Bauchfellduplikatur) stehen sie mit dem Bauchfell in Verbindung.

Harnblase

Die Harnblase (Vesica urinaria) ist ein unpaares, muskulöses Hohlorgan, das den von den Harnleitern zugeführten Urin sammelt und ihn dort zurückhält, bis sich die Muskeln der Blasenwand beim Wasserlassen kontrahieren, um ihn in Richtung Harnröhre auszustoßen. Die Blase liegt in der Mitte des kleinen Beckens, außerhalb des Bauchfells und hinter der Schambeinfuge (Symphyse). Beim Mann ist sie unten mit der Prostata und den Samenbläschen, hinten mit dem Rektum verbunden. Bei der Frau berührt sie den Uterus und die Vagina. Der Bereich, in dem die Harnblase in die Harnröhre mündet, nennt sich Blasenhals: Dort finden sich glatte Muskelfasern (Sphincter internus), die das Zurückhalten des Harns bis zum Wasserlassen regulieren. Jede Seite der Harnblase ist über ein seitliches Band mit dem Beckenzwerchfell verbunden. Vorne ist die Blase über das Ligamentum pubovesicale (beim Mann Ligamentum puboprostaticum) am Schambein und nach oben über das Ligamentum umbilicale medianum, das die Reste des Urachus, des embryonalen Harngangs, darstellt, am Nabel befestigt. Die Rückseite des Venengeflechts am Blasengrund (Plexus venosus vesicalis) ist von einer fibrösen Schicht überzogen, die hinteres Blasenband genannt wird. Die Harnblase fasst ca. 250–300 ml (ab hier besteht Harndrang), kann sich aber aufgrund ihrer natürlichen Dehnungsfähigkeit bis auf 400 ml ausweiten. Der Druck des Harns auf die innere Schleimhautschicht und die daraus folgende Dehnung der Blasenwand setzen den muskulären Mechanismus der Blasenentleerung in Gang.

Vorsteherdrüse

Die Vorsteherdrüse (Prostata) besteht aus Muskeln, Binde- und Drüsengewebe und zählt zu den männlichen Geschlechtsorganen. Sie enthält ca. 30 Drüsen, deren Ausgänge in den ersten Abschnitt der Harnröhre münden. Ihre Form ähnelt einer Kastanie; sie liegt im Becken unterhalb der Harnblase zwischen Symphyse und Rektum. Die Prostata besitzt eine fibröse Umhüllung, die sich im Ligamentum puboprostaticum fortsetzt. Seitlich ist sie mit dem hinteren Blasenband verbunden und unten mit dem fibrösen Kern des Damms verwachsen. Die Prostata hat die Funktion, eine klare, milchige, fädenziehende Flüssigkeit zu produzieren, die bei der Ejakulation dem Sperma beigemischt wird. Diese Flüssigkeit scheint bewegungsauslösend und -beschleunigend auf die Spermien zu wirken.

Rektum (Mastdarm)

Das Rektum ist der letzte Abschnitt des Darms zwischen Sigmoid und Anus. Nach hinten steht das Rektum in Kontakt zum Kreuzbein (Os sacrum) und Steißbein (Os coccygis). Vorne sind die Verbindungen bei den Geschlechtern unterschiedlich: Beim Mann befinden sich vor dem Rektum die Harnblase, die Samenbläschen, die Samenleiter, der letzte Abschnitt der Harnleiter und die Prostata, bei der Frau der Uterus und die Vagina. Seitlich hat der obere Anteil des Rektum Kontakt mit dem Bauchfell (Recessus pararectalis), dem Sigmoid und dem untersten Teil des Ileum. Der untere Anteil des Rektum berührt die M. ischiococcygis, den M. levator ani und die oberen Hämorrhoidalgefäßen.

Blutgefäße des Beckens

Die Blutgefäße des Beckens bestehen hauptsächlich aus den Arterien- und Venengeflechten der Geschlechtsorgane, des Rektum und der Harnblase. Sie umgeben die Beckenorgane und stehen untereinander in Verbindung. Besondere Aufmerksamkeit sollen hier die Hämorrhoidal- (Vv. haemorrhoidales) und die Hodenvenen (Vv. testiculares) erhalten. Die Venen des inneren Hämorrhoidalgeflechts (Plexus venosus haemorrhoidalis internus), die das Rektum umgeben, können sich leicht ausweiten und zu Krampfadern entwickeln und so Hämorrhoiden bilden. Verschiedene Faktoren können dazu führen: Diese Gefäße werden im Vergleich zu anderen Venen von einem relativ weichen Bindegewebe gehalten, weswegen sie eine stärkere Unterstützung durch die umgebenden Strukturen benötigen, um einem Blutdruckanstieg Widerstand zu leisten. Diese Situation wird noch dadurch verschärft, dass die V. haemorrhoidalis superior und die V. portae keine Venenklappen besitzen. Die Venen treten durchs Beckenzwerchfell und sind der Kompression ausgesetzt, die durch seine Kontraktionen besonders beim Stuhlgang und bei der Geburt entsteht. Die Vv. testiculares werden oft zu Krampfadern, auch Varikozele genannt. Aufgrund dieser physiologischen Anforderungen muss das Beckenzwerchfell gleichzeitig kräftig und elastisch sein.

2.7.2 Der Behälter

Die Haltestrukturen des Beckens bestehen aus einem Geflecht aus Muskeln und Bändern, das zwischen den Beckenknochen (Hüftgelenk, Kreuz-,

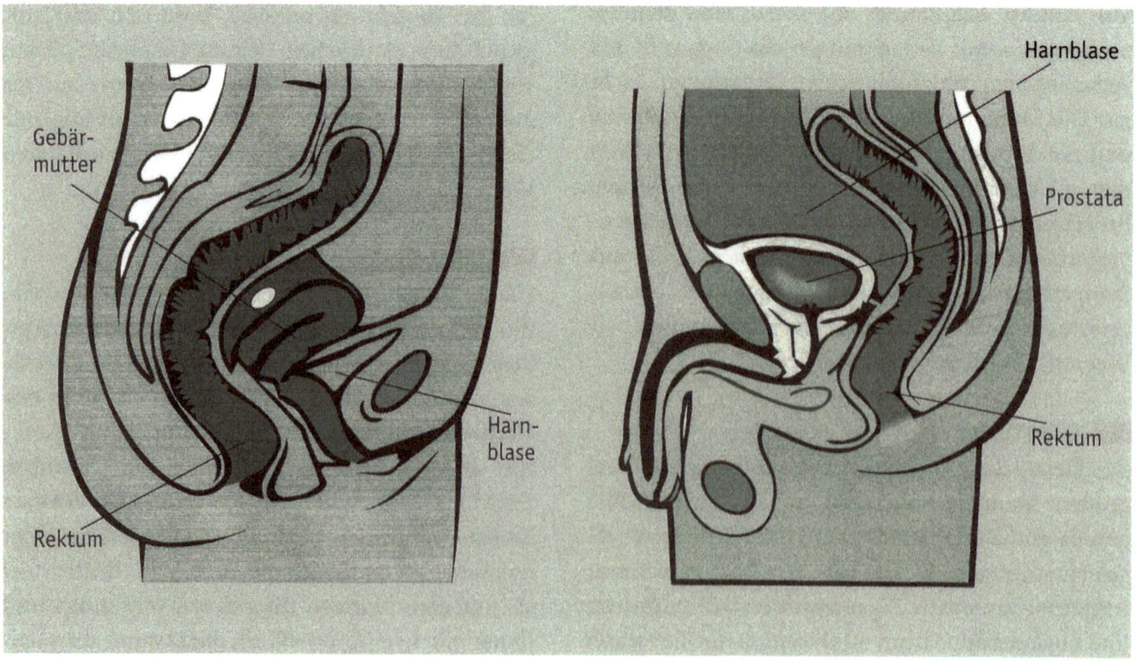

Abb. 41: Die Beckenorgane.

Steiß-, Sitz- und Schambein) aufgespannt ist. Dieses Geflecht läuft im Sehnenzentrum des Damms (zwischen Analspalt und Urogenitalspalt) zusammen, sozusagen als „Schlussstein" einer umgedrehten Kuppel. Die Muskulatur des unteren Rückens, die am Kreuzbein endet, und die Bauchmuskulatur, die am Schambein endet, halten diese Kuppel in einer ausbalancierten Spannung (um einen virtuellen Punkt zwischen den beiden Hüftgelenken herum).

Wie schon im Vorfeld erwähnt, bewegt sich diese Kuppel im Einklang mit den anderen beiden Kuppeln: dem Zwerchfell des Brustkorbs und dem Schädelzwerchfell. Auf der Beckenkuppel lastet das Gewicht der inneren Organe und des Drucks im Bauchraum. Sie hat nicht nur Stützfunktion, sondern sie muss gewährleisten, dass die Wege des Verdauungsapparats, des Harnsystems und der Genitalien passierbar sind. Sie muss die Beweglichkeit der Organe garantieren, die durch sie hindurchtreten, ebenso ihre Lagebeziehungen zueinander sowie Veränderungen des Volumens bzw. Gewichts, die bei allen Beckenorganen (Stuhlgang, Wasserlassen, Geschlechtsverkehr) auftreten, vor allem bei den weiblichen Geschlechtsorganen während Schwangerschaft und Geburt. Die Kuppel weist dafür zwei weite Öffnungen auf, den Rektumspalt und den Urogenitalspalt, was die Stützfunktion wiederum schwächt. Der Beckenboden soll zwei wichtige, an sich gegensätzliche Funktionen ausführen:

- die Statik der Beckenorgane gewährleisten, die besser durch eine kontinuierliche Struktur eingehalten werden könnte,
- physiologische Ereignisse wie die Geburt zulassen, die eine extrem weite Öffnung benötigen, fast so weit wie es der gesamte Beckenboden ist.

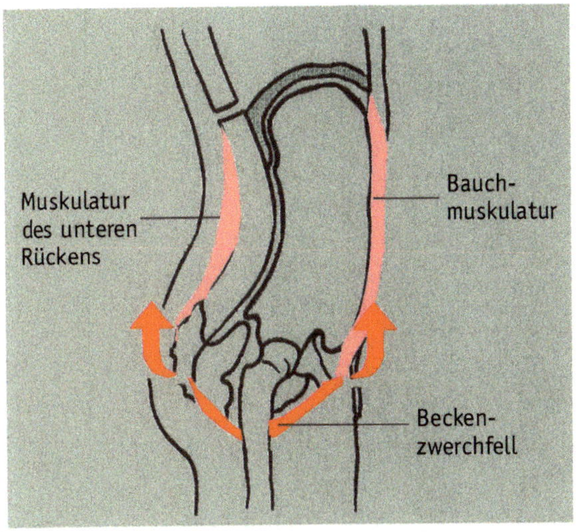

Abb. 42: Die ausbalancierte Spannung im Becken.

Diese gegensätzlichen Notwendigkeiten werden von einem Muskel-Bänder-System hervorragend erfüllt: Der Beckenboden stellt einen stabilen Boden dar und kann sich gleichzeitig, wenn nötig, weiten und ausdehnen. Unter diesem Gesichtspunkt ist nicht nur die anatomische Integrität der Beckenbodenstrukturen unabdingbar, sondern auch ein geeigneter Muskeltonus und ein guter Zustand des Bindegewebes. Deswegen können nicht nur Verletzungen, die von einer Geburt herrühren, sondern auch der Abbau der Muskel-Bänder-Strukturen (aufgrund von mangelnder Körperbewegung, eingeschränkter Zwerchfellatmung, Mangel an Hormonen, Stoffwechselstörungen usw.) Veränderungen des Behälters der inneren Organe (z. B. Prolaps) oder ihrer Funktion (z. B. Inkontinenz, Hämorrhoiden usw.) verursachen.

Die Beckenorgane sind von folgenden Strukturen umgeben:

- hinten: vom Kreuzbein und zum Teil vom Darmbein, von den Ligamenta sacroiliaca, dem M. glutaeus maximus, M. piriformis, M. obturatorius internus und M. quadratus femoris,
- seitlich: von den Darmbeinen, den Mm. glutaei medius und minimus, dem M. tensor fasciae latae, M. obturatorius externus, M. iliopsoas, M. sartorius und M. puborectalis,
- vorne: vom Schambein und den Bändern, die es fixieren; vom unteren Ende der Bauchmuskeln (vor allem dem M. transversus abdominis) und dem M. pyramidalis,
- oben: indirekt vom Zwerchfell des Brustkorbs,
- unten: vom Steißbein, den Ligamenta sacrococcygea und sacroiliaca, von dem M. iliococcygeus, M. coccygeus, M. pubococcygeus, M. bulbocavernosus, M. ischiospongiosus, den Mm. transversi perinei profundus und superficialis, dem M. levator ani, M. sphincter ani und M. sphincter urethrae.

Diese Muskeln werden vom Lenden- und Kreuzgeflecht (Plexus lumbalis und sacralis) innerviert.

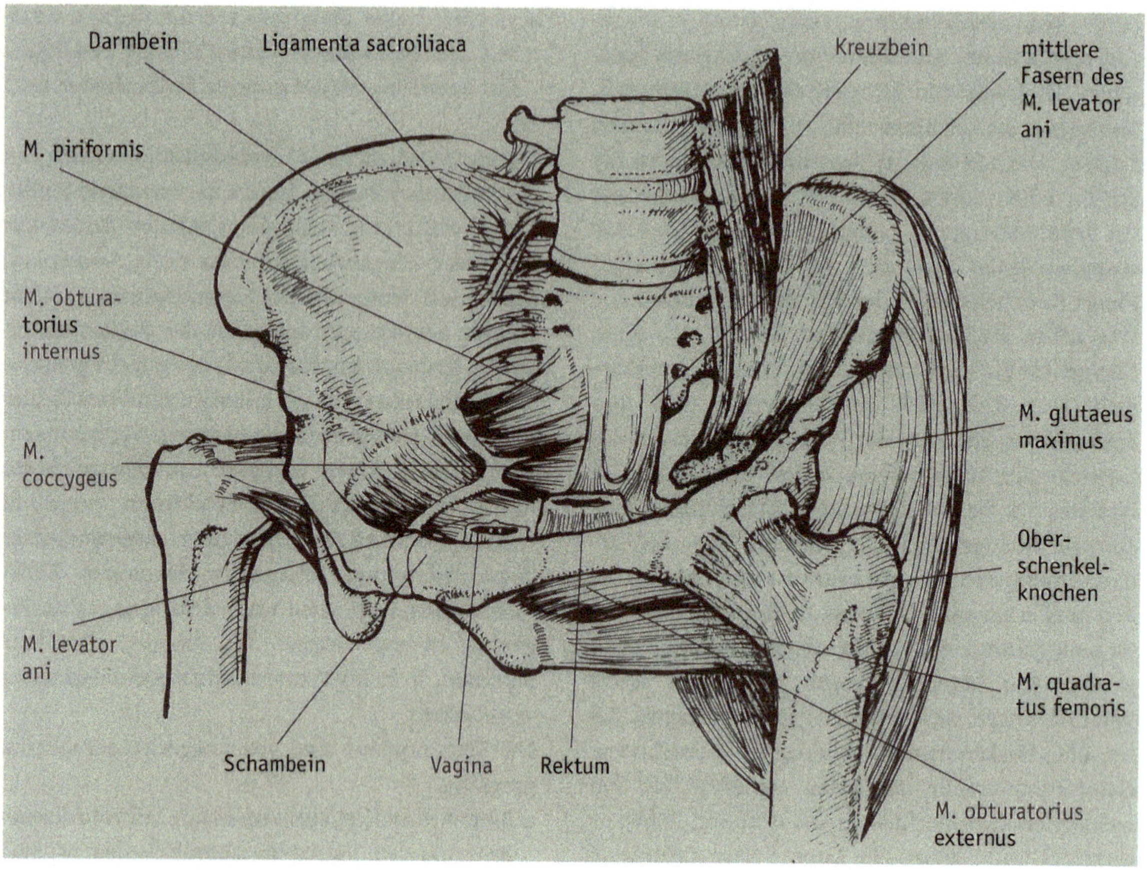

Abb. 43: Der leere Behälter.

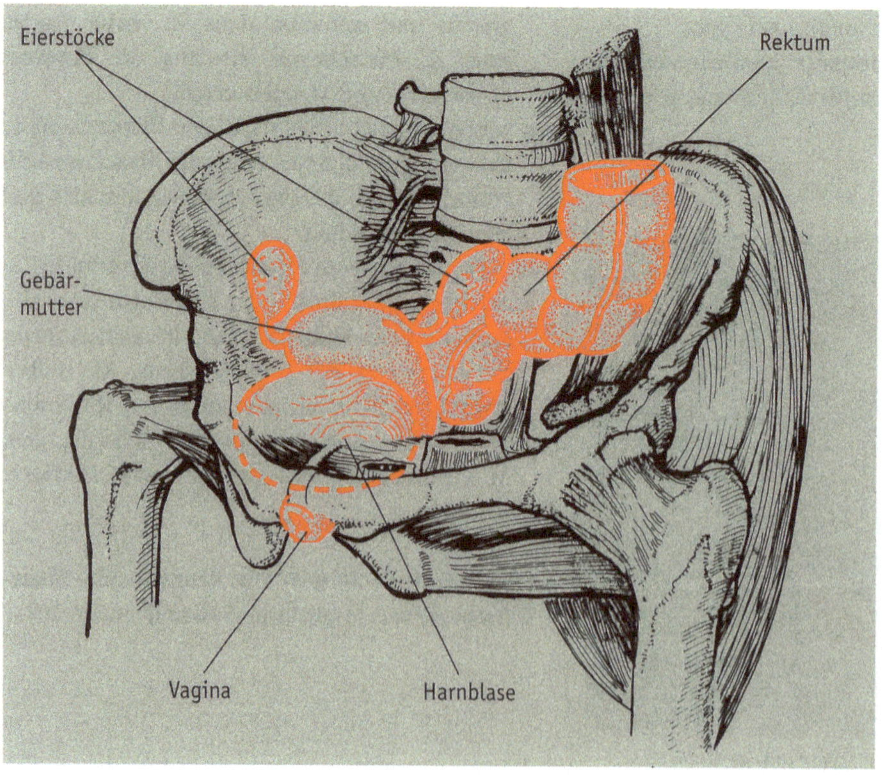

Abb. 44: Der volle Behälter.

2.7.3 Kontraindikationen

Diese Übungen dürfen nicht unmittelbar nach Operationen der Geschlechtsorgane durchgeführt werden. Vor derartigen Operationen oder in der postoperativen Rekonvaleszenzzeit sind sie jedoch sehr effektiv. Frauen sollten diese Übungen nicht während der Menstruation ausführen.

Es sind keine weiteren Kontraindikationen vorhanden. Es ist jedoch sinnvoll, sich bei der Auswahl der Übungen von Ihrem Arzt oder Therapeuten beraten zu lassen, wenn bestimmte Krankheiten, z. B. ein Bandscheibenvorfall oder Ischiasschmerzen, vorliegen.

2.7.4 Übungen – Normalisierung der Beckenorgane

Diese Übungen aktivieren die Haltestrukturen im Becken, also die Becken- und Hüftmuskulatur.

Übung 57

Position
Rückenlage, die Beine sind aufgestellt, die Arme liegen am Körper, die Handflächen zeigen nach oben, alle Finger liegen leicht gespreizt am Boden. Die Schultern werden zum Boden und nach unten gezogen, das Kinn angezogen und der Nacken verlängert.

Ausführung
Bei der Ausatmung (Zwerchfell!) bewegen Sie zwanzigmal den unteren Rücken flach zum Boden, indem Sie das Becken nach unten kippen, ohne die Position von Kopf, Schultern und Armen zu verändern.

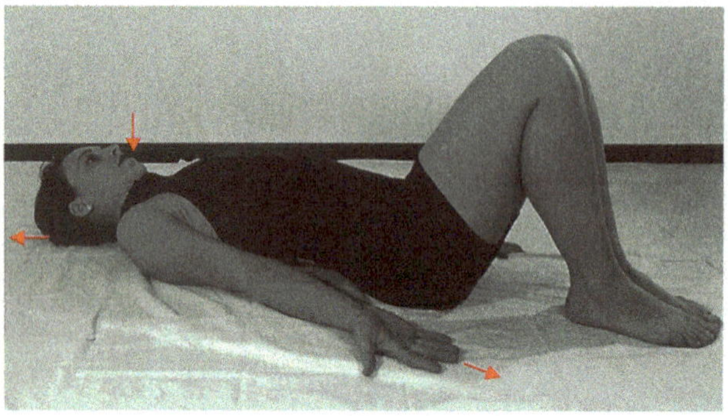

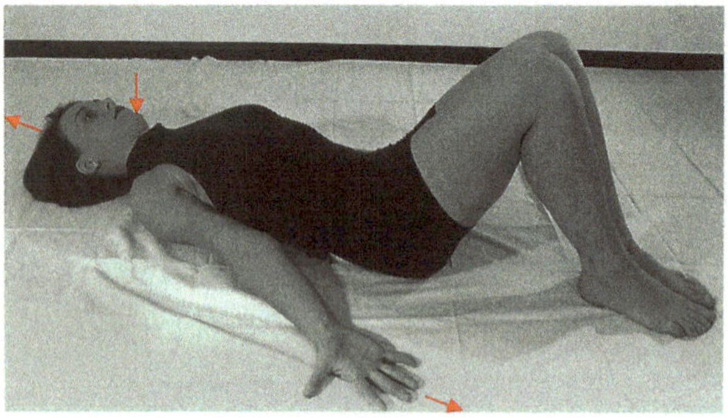

Varianten
- Kontrahieren Sie während der Bewegung die Beckenbodenmuskulatur, als ob Sie Urin zurückhalten wollten.
- Kontrahieren Sie mit der Beckenbewegung gleichzeitig abwechselnd die rechte und die linke Gesäßmuskulatur.
- Kombinieren Sie beide Bewegungen mit der Beckenbewegung.

Die häufigsten Fehler
- das Kinn heben und den Nacken beim Kippen des Beckens überstrecken,
- die Schultern hochziehen oder die Hände anheben, wenn das Becken gekippt wird,
- Brustatmung,
- bei der Beckenbewegung einatmen.

Übung 58

Die Übung lautet einfach, mit Unterbrechungen Wasser zu lassen: Versuchen Sie, wenn Sie Wasser lassen müssen, alle ein bis zwei Sekunden den Urinfluss zu stoppen, anstatt die Blase auf einmal zu entleeren.

Übung 59

Position
Rückenlage, die Beine sind aufgestellt, die Hände ruhen auf dem Bauch. Langsame Zwerchfellatmung.

Ausführung
Lassen Sie die Knie in Richtung Boden auseinander fallen und legen Sie die beiden Fußsohlen aneinander. Bleiben Sie in dieser Haltung, die nicht schmerzhaft sein soll, bis die entstandene Muskelspannung verschwunden ist. Wenn dies nicht ohne Schmerzen möglich ist, legen Sie sich Kissen unter Ihre Oberschenkel, so dass Sie sie darauf ablegen können, bevor es schmerzhaft wird.

Die häufigsten Fehler
- Brustatmung,
- den Nacken überstrecken und das Kinn heben,
- die Beine nicht ganz fallen lassen.

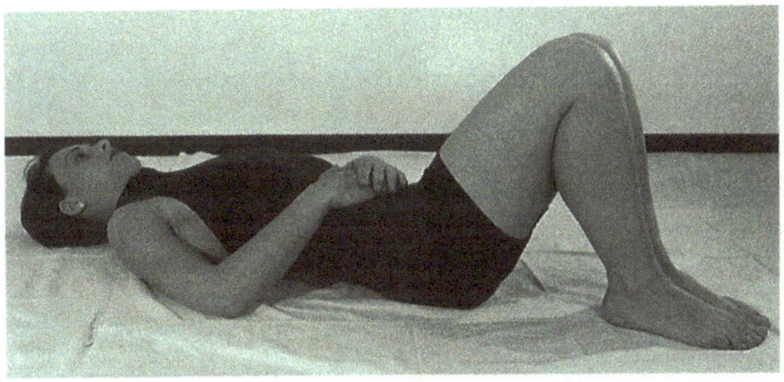

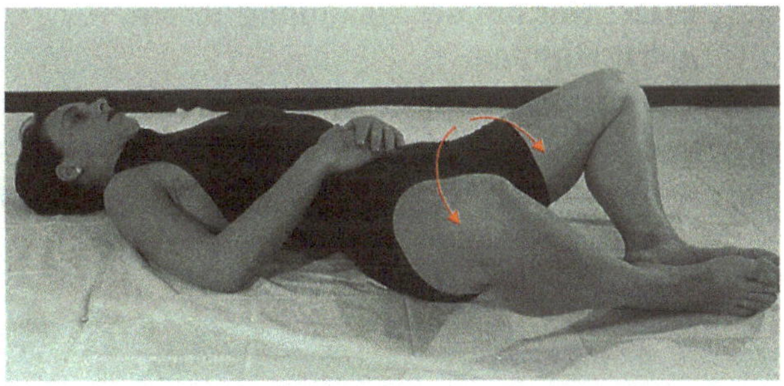

Übung 60

Diese Übung ist bei einem Prolaps im Urogenitalbereich oder des Rektum sehr effektiv.

Position
Rückenlage, die Beine sind gebeugt und so weit wie möglich auseinander, die Fußsohlen liegen aneinander. Die Arme liegen neben dem Körper, die Handflächen zeigen nach oben, die Schultern sind fest am Boden und nach unten gezogen, das Kinn eingezogen, der Nacken lang.

Ausführung
Beim Ausatmen drücken Sie den unteren Rücken auf den Boden, indem Sie das Becken nach unten kippen, kontrahieren dabei die Gesäß- und Beckenbodenmuskulatur (als ob Sie Urin zurückhalten wollten) und bringen die Oberschenkel zusammen. Bei der Einatmung kehren Sie in die Ausgangsposition zurück, indem Sie die Beine auseinander fallen lassen und das Becken in seine natürliche Position zurückbringen (der untere Rücken ist nicht mehr am Boden). Wiederholen Sie dies zwanzigmal.

Die häufigsten Fehler
- die Beine mit der Einatmung heben,
- Brustatmung,
- die Beine vor dem Kippen des Beckens zusammenbringen,
- den Nacken überstrecken und das Kinn heben,
- die Schultern vom Boden lösen oder hochziehen.

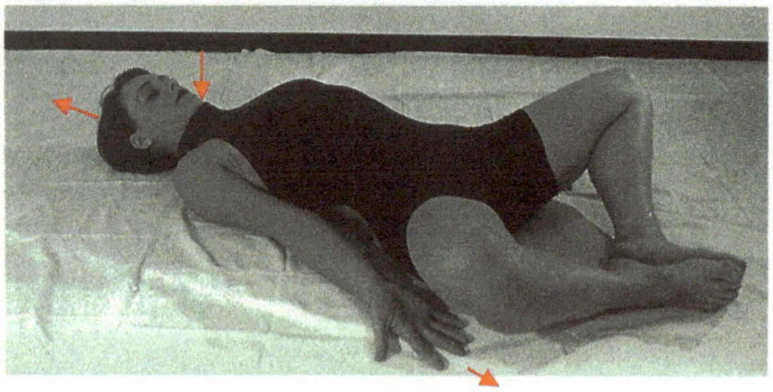

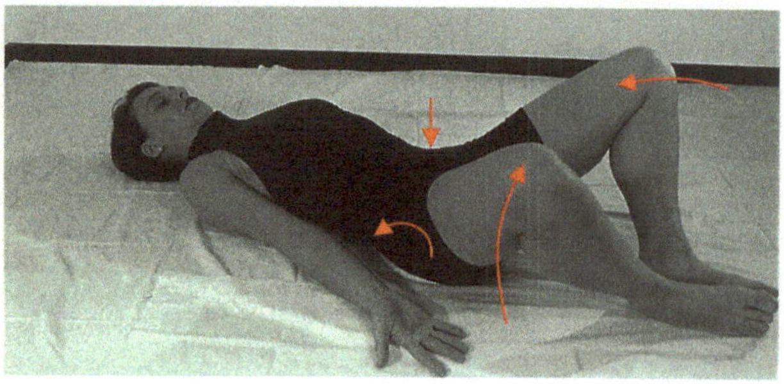

Übung 61

Diese Übung ist bei einem Prolaps im Urogenitalbereich oder des Rektum sehr effektiv.

Position
Rückenlage, die Beine sind in Hüftbreite aufgestellt, die Arme liegen neben dem Körper.

Ausführung
Beim Ausatmen heben Sie das Becken, spannen dabei Gesäßmuskeln und Beckenboden an und führen die Knie zusammen. Bleiben Sie in dieser Position und halten den Atem für sechs Sekunden an, danach lassen Sie das Becken mit der nächsten Einatmung wieder sinken. Wiederholen Sie die Bewegung zehnmal.

Die häufigsten Fehler
- beim Heben des Beckens einatmen,
- Brustatmung,
- den Nacken überstrecken,
- das Becken nur wenig anheben,
- die Fersen nicht am Boden lassen.

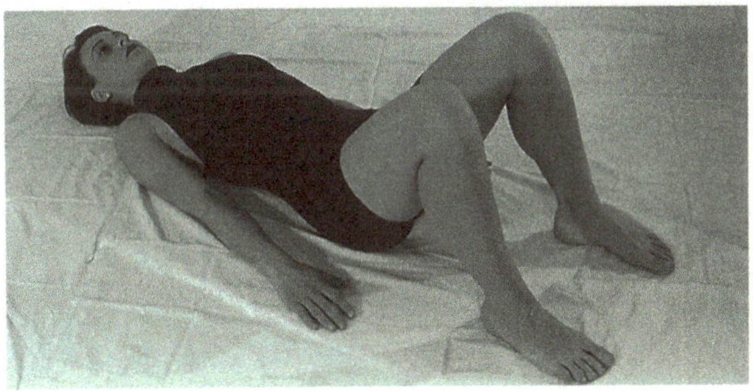

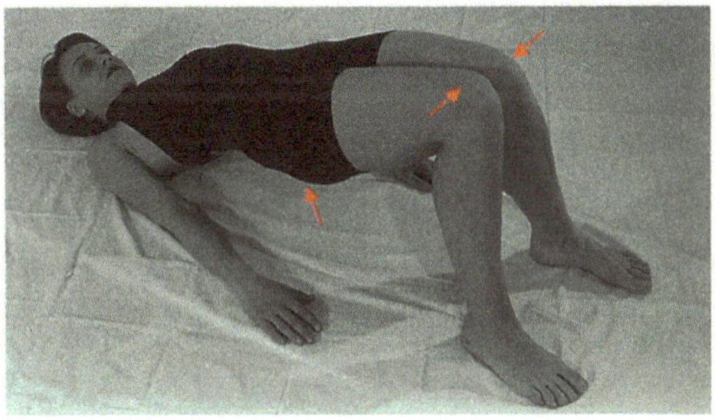

Übung 62

In der Schwangerschaft ist diese Übung besonders effektiv, um den Beckenboden vom Gewicht des Uterus zu entlasten (falls sich z. B. der Fötus zu früh abgesenkt oder der Muttermund zu früh geöffnet hat).

Position
Rückenlage, die Beine sind aufgestellt und zusammen, die Arme liegen neben dem Körper, der untere Rücken berührt den Boden, indem das Becken gekippt wird.

Ausführung
Beim Ausatmen heben Sie das Becken an, bewegen die Knie auseinander und wieder zusammen, ohne die Fußsohlen vom Boden zu heben. Lassen Sie dann beim Einatmen das Becken in die Ausgangsposition sinken. Wiederholen Sie dies zwanzigmal.

Die häufigsten Fehler
- den Nacken überstrecken,
- die Fußsohlen beim Öffnen der Beine vom Boden heben,
- das Becken beim Anheben nicht gekippt lassen,
- beim Anheben einatmen,
- Brustatmung.

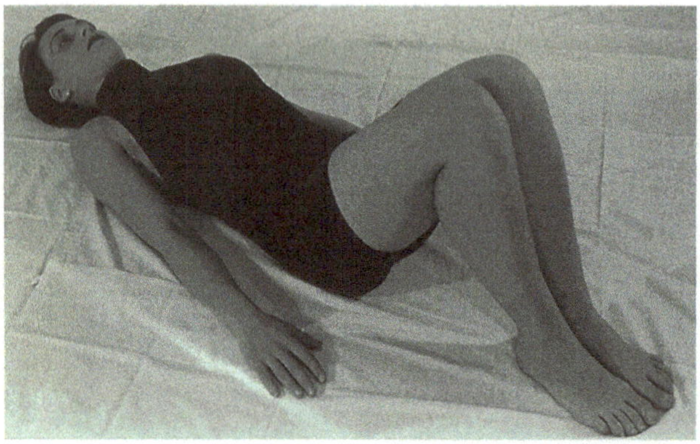

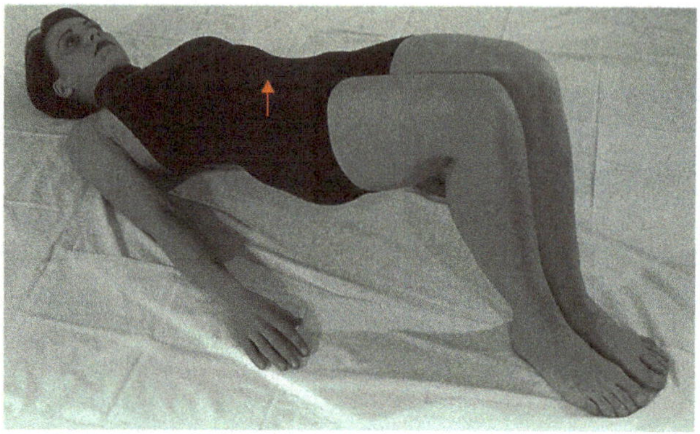

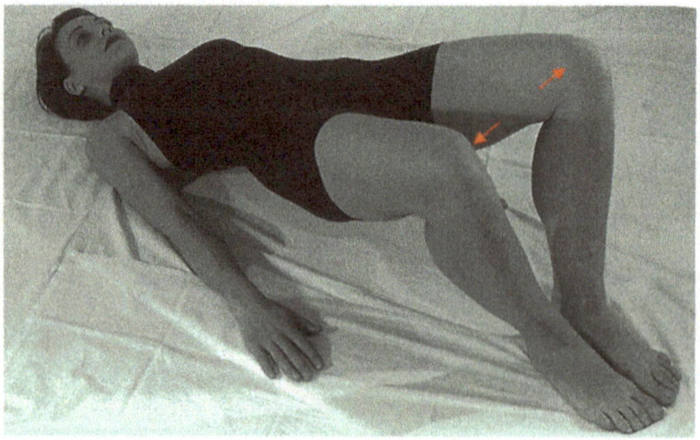

Übung 63

Position
Bauchlage, die Arme liegen unter dem Brustkorb, die Hände übereinander vor dem Brustbein, die Beine sind etwas auseinander und ein zylinderförmiger, weicher Gegenstand (z. B. eine zusammengerollte Decke) ist unter dem Bauch.

Ausführung
Atmen Sie ein und spannen Sie die Gesäßmuskeln und den Beckenboden an. Verharren Sie fünf Sekunden lang in dieser Position, ohne weiter zu atmen, danach atmen Sie aus und entspannen sich. Wiederholen Sie dies zwanzigmal.

Die häufigsten Fehler
- bei der Anspannung ausatmen,
- Brustatmung,
- die unteren Extremitäten bei der Kontraktion der Gesäßmuskulatur extrem anspannen.

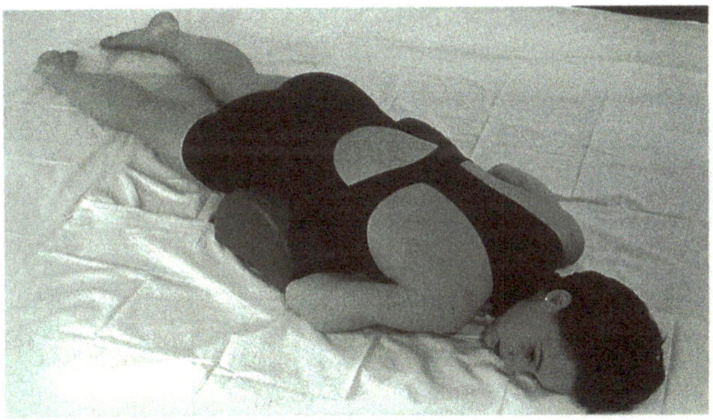

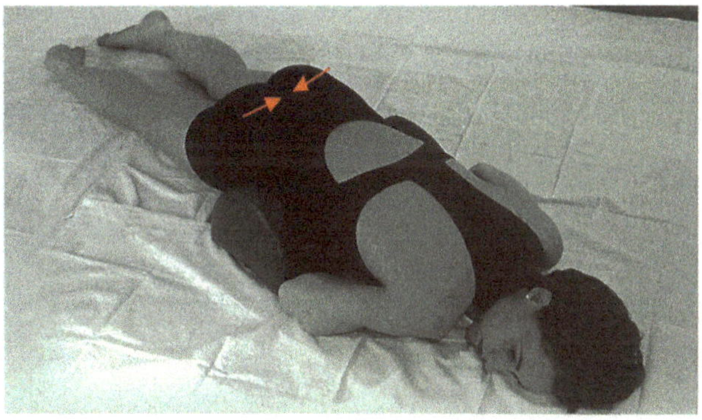

Übung 64

Position
Bauchlage, der Kopf liegt auf einer Seite, die Arme am Körper, die Füße auf einer zusammengerollten Decke oder einem Kissen (etwa 30 cm hoch).

Ausführung
Beim Ausatmen heben Sie die Knie vom Boden, indem Sie die Beine ganz strecken; gleichzeitig spannen Sie den Beckenboden an. Wiederholen Sie die Bewegung zwanzigmal.

Die häufigsten Fehler
- den Bauch vom Boden heben,
- bei der Bewegung einatmen,
- Brustatmung.

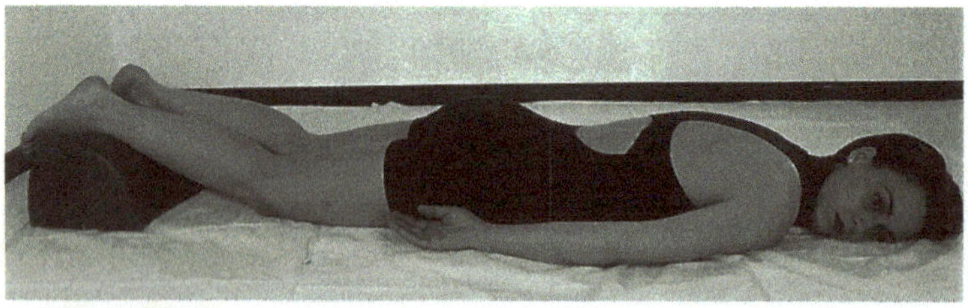

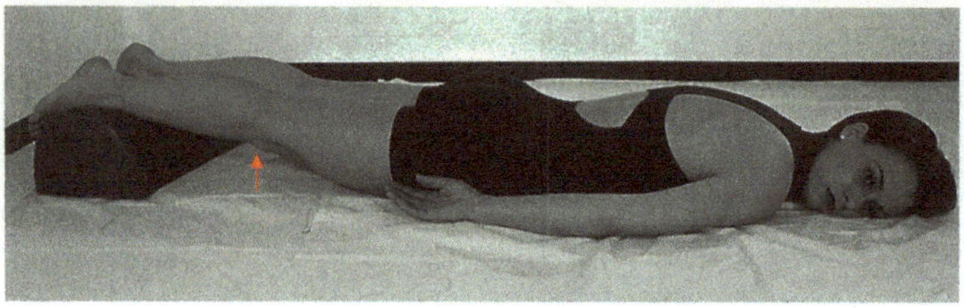

Übung 65

Position
Sitzposition, auf dem Boden; die Beine sind aufgestellt, die Arme hinten aufgestützt oder, was schwieriger ist, hinter dem Nacken verschränkt.

Ausführung
Bewegen Sie das Becken:
- nach vorne und hinten; verlagern Sie dabei das Gewicht von den Sitzbeinen zum Kreuz- bzw. Steißbein und umgekehrt,
- zur Seite; verlagern Sie das Gewicht von einem Sitzbein zum anderen,
- in Kreisbewegungen; kombinieren Sie die beiden Bewegungen.

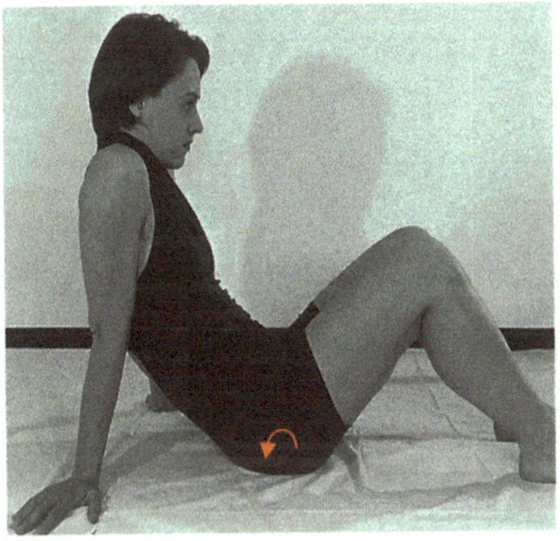

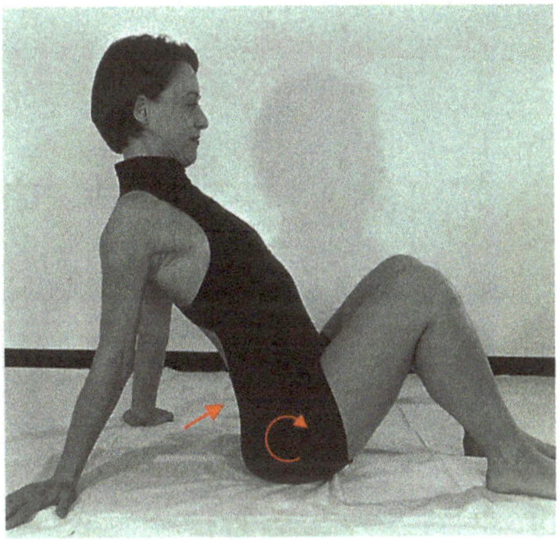

Übung 65 (Fortsetzung)

Variante

Diese Bewegungen können auch auf einem Gymnastikball oder Physioball (ca. 70 – 90 cm Durchmesser) ausgeführt werden.

Die häufigsten Fehler

- den Atem einschränken oder ganz anhalten,
- mehr die Schultern als das Becken bewegen.

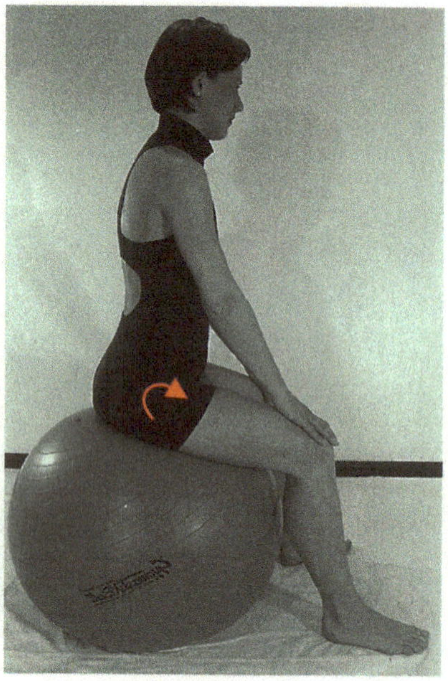

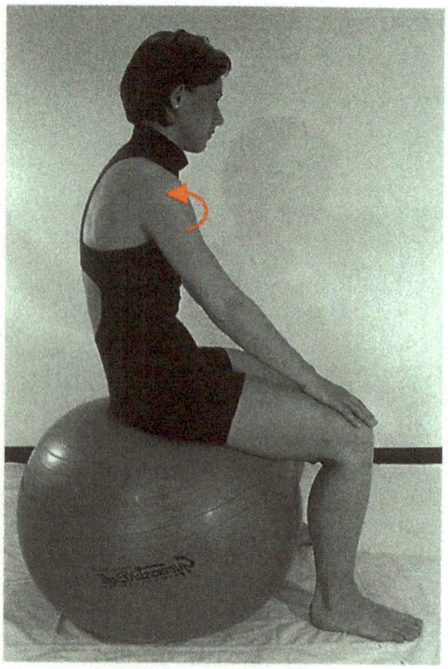

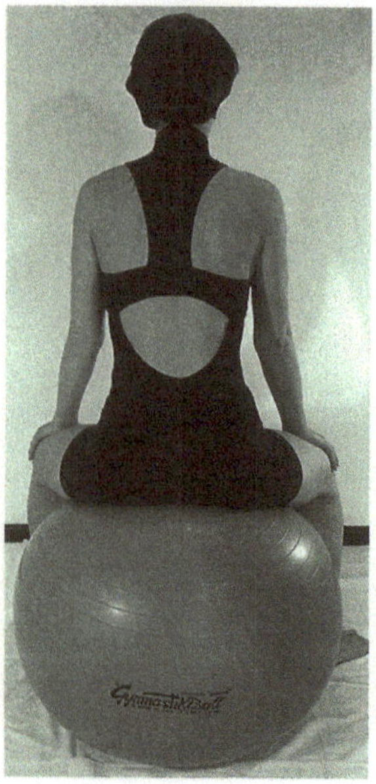

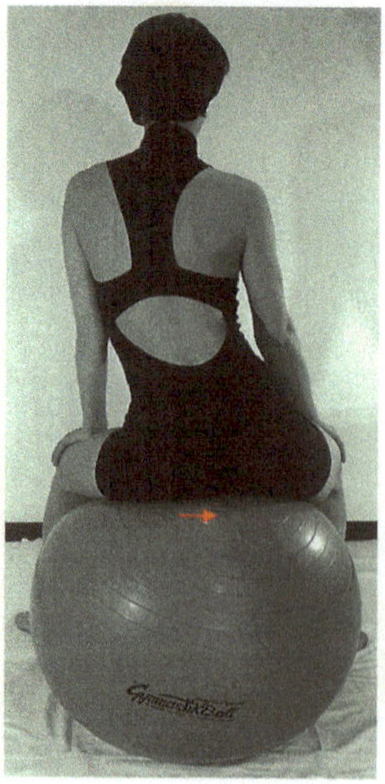

Übung 66

Position
Vierfüßlerstand, der Kopf ist in einer Linie mit dem Rücken, der Rücken entspannt im „Hohlkreuz".

Ausführung
Atmen Sie ein und machen Sie den unteren Rücken gerade, indem Sie das Becken energisch nach hinten drehen sowie Gesäßmuskeln und Beckenboden anspannen. Wiederholen Sie die Bewegung zwanzigmal.

Die häufigsten Fehler
- den Kopf heben und den Nacken überstrecken,
- bei der Bewegung ausatmen,
- Brustatmung,
- Oberschenkel oder Schultern bei der Beckenbewegung nach vorne oder hinten verlagern.

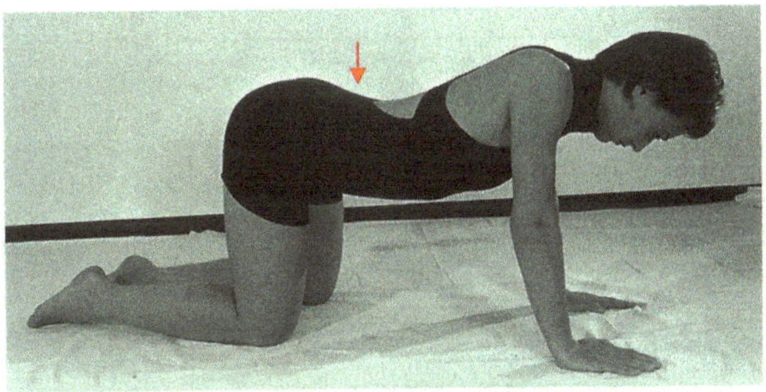

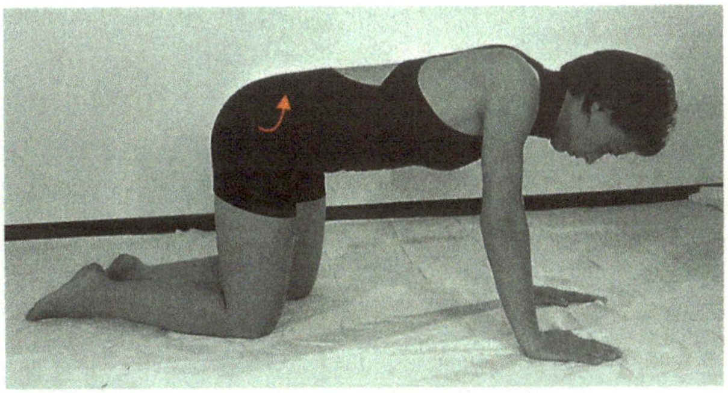

Übung 66 (Fortsetzung)

Variante

Diese Übung ist bei einem Prolaps (des Urogenitaltrakts oder des Rektum) hervorragend geeignet oder, um den Uterus nach einer Schwangerschaft (ab dem 2. Monat nach der Geburt) auf seine normale Größe zurückgehen zu lassen.

Ausführung

Bei der Variante verändert sich der Vierfüßerstand derart, dass Sie sich auf die Unterarme stützen. Achten Sie auch auf eine veränderte Atemsequenz: Während Sie das Becken drehen, atmen Sie aus, und wenn Sie in die Ausgangsposition zurückkehren, atmen Sie ein.

Die häufigsten Fehler

- den Kopf heben und den Nacken überstrecken,
- bei der Bewegung ausatmen,
- Brustatmung,
- Oberschenkel oder Schultern bei der Beckenbewegung nach vorne oder hinten verlagern.

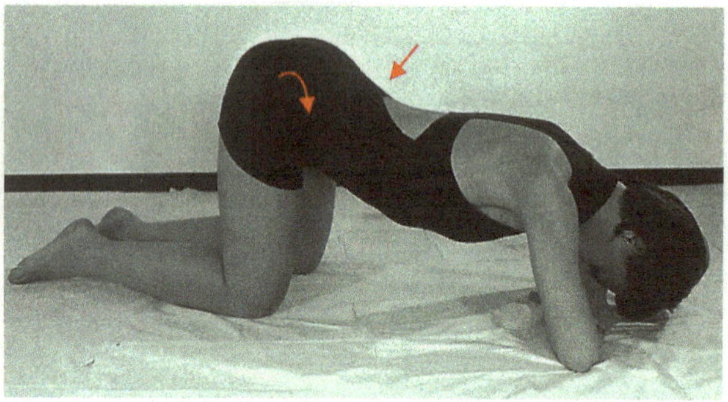

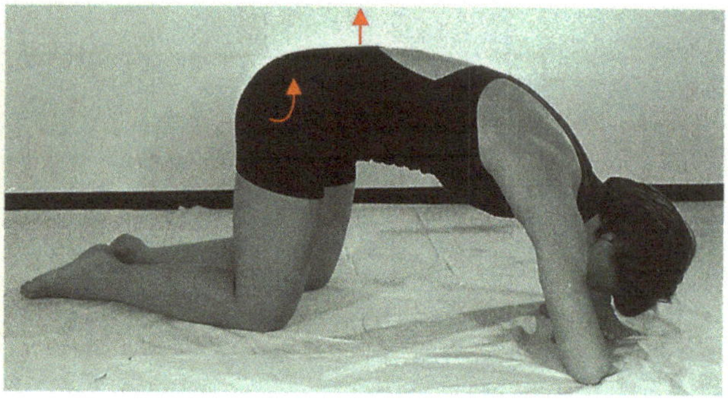

Übung 67

Position
Vierfüßerstand, die Unterarme sind auf dem Boden, im rechten Winkel zueinander, die Hände liegen aufeinander. Die Oberschenkel sind senkrecht zum Boden, der Kopf in einer Linie mit dem Rumpf.

Ausführung
Heben Sie bei der Ausatmung zehn- bis zwanzigmal ein Bein soweit wie möglich nach oben, wobei der rechte Winkel des gebeugten Beins gewahrt werden muss. Wiederholen Sie die Bewegungen mit dem anderen Bein. Machen Sie drei Serien ohne Pause hintereinander, da sich das eine Bein ausruhen kann, während das andere arbeitet. Halten Sie das Becken durch die Kontraktion der Bauchmuskeln unbedingt in seiner Position, um die Lordose des unteren Rückens nicht zu verstärken.

Die häufigsten Fehler
- bei der Bewegung einatmen,
- den unteren Rücken weiter zum Hohlkreuz krümmen,
- den Kopf heben und den Nacken überstrecken,
- das Gesäß zu weit nach hinten verlagern und so den Winkel der gebeugten Beine verkleinern,
- den Winkel zwischen Ober- und Unterschenkel des angehobenen Beins vergrößern.

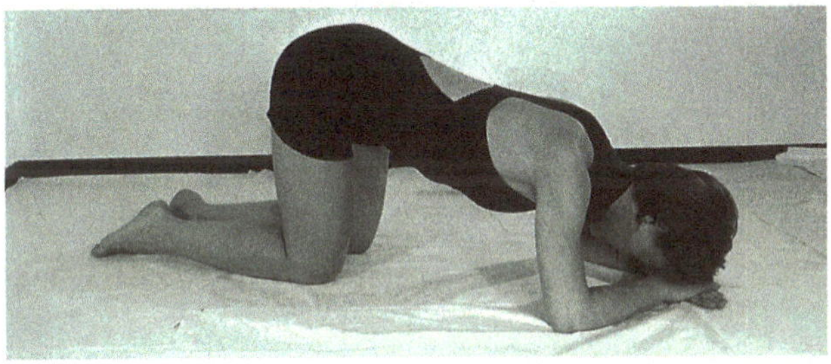

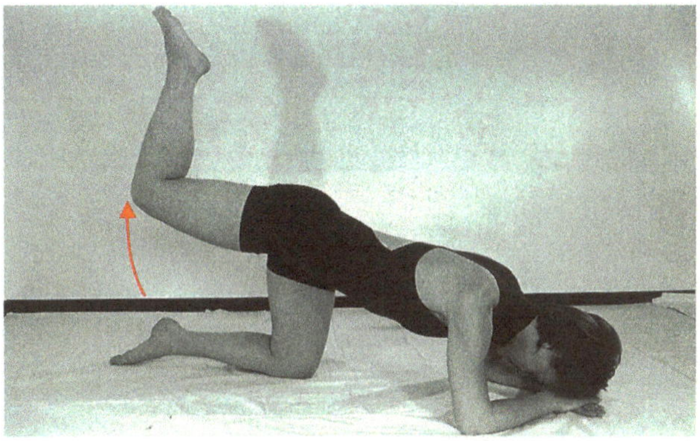

Übung 68

Position
Sitzposition, die Beine sind gestreckt und leicht gegrätscht, die Füße angezogen, die Hände sind hinter dem Körper abgestützt, der Rücken ganz gerade.

Ausführung
Drehen Sie die Füße nach innen und außen und atmen Sie dabei ganz regelmäßig. Wiederholen Sie dies ungefähr zwanzigmal.

Die häufigsten Fehler
- die Füße nicht anziehen, wenn man sie nach innen dreht.

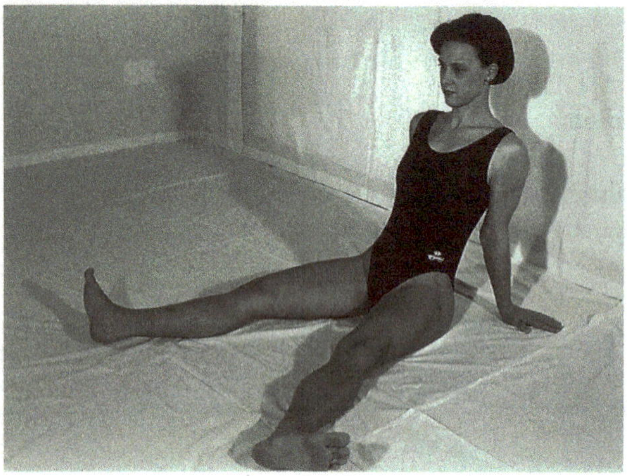

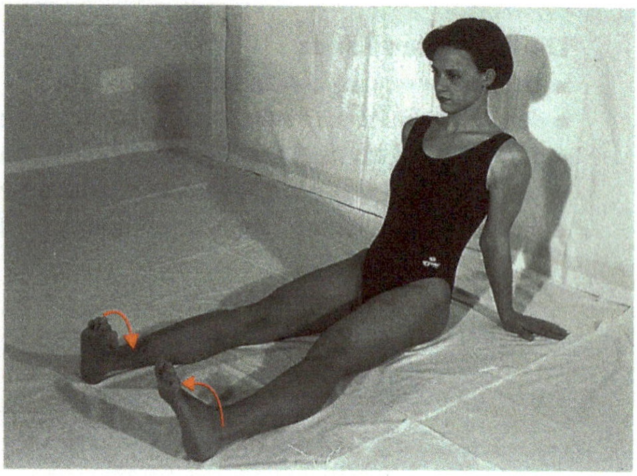

Übung 69

Position
Im Stehen, die Füße sind zusammen, der Rücken ist an der Wand, die Arme sind neben dem Körper mit den Handrücken an der Wand (alle Finger müssen die Wand berühren); die Schultern sind nach unten und hinten gezogen und berühren ebenfalls die Wand, das Kinn ist angezogen und der Nacken lang.

Ausführung
Atmen Sie ein und beugen Sie die Knie, während Sie die Fersen voneinander wegbewegen und ins „Hohlkreuz" gehen. Bei der Ausatmung drücken Sie den unteren Rücken an die Wand, indem Sie das Becken wieder nach hinten kippen, spannen Sie den Beckenboden an, bringen die Fersen wieder zusammen und strecken die Knie. Wiederholen Sie dies zwanzigmal.

Die häufigsten Fehler
- beim Kniebeugen ausatmen,
- Brustatmung,
- die Fersen vom Boden heben,
- den Nacken überstrecken oder die Schultern hochziehen,
- mit dem unteren Rücken keinen guten Kontakt zur Wand haben, wenn die Knie gestreckt werden.

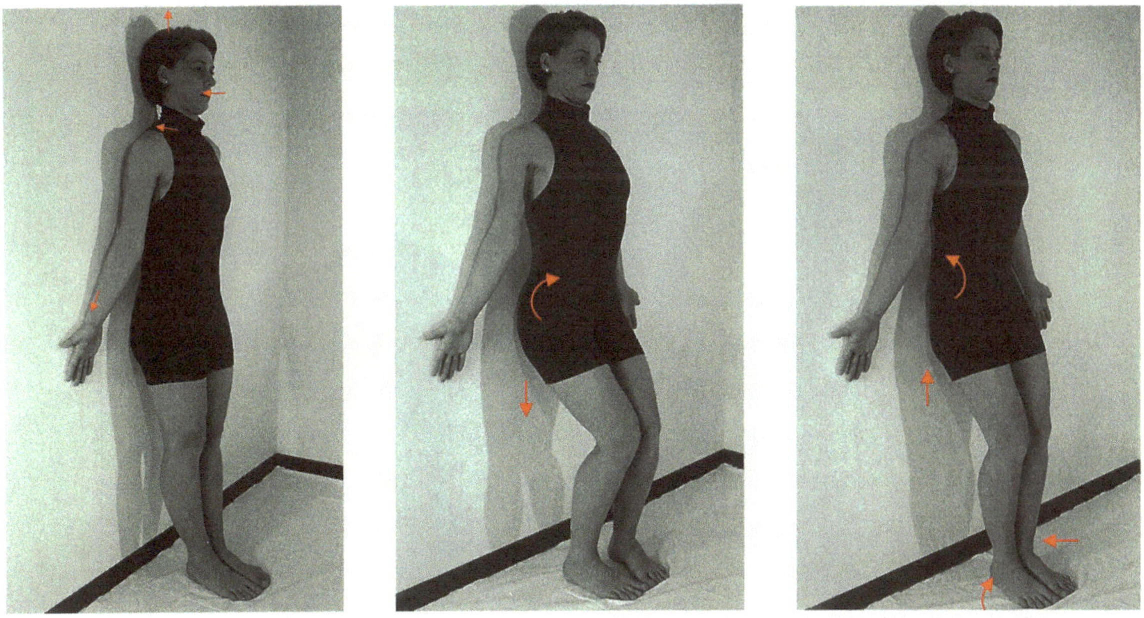

Übung 70

Die Übung ist sehr gut geeignet, um bei Frauen den Uterus bei Menstruationsbeschwerden oder ausbleibender Regelblutung oder bei Männern die Prostata abschwellen zu lassen, sollte aber bei einem Prolaps des Uterus, der Harnblase oder des Rektum vermieden werden.

Position
Im Stehen, die Beine sind leicht gegrätscht (etwas breiter als das Becken) und die Zehenspitzen ein bisschen nach außen gedreht. Der Oberkörper ist nach vorne gebeugt, Kopf und Arme hängen locker herab.

Ausführung
Bei der Einatmung beugen Sie die Knie und bewegen das Becken möglichst nahe zu den Fersen, ohne den Oberkörper gerade zu machen. Falls Sie dabei das Gleichgewicht verlieren, stützen Sie sich mit dem Gesäß an der Wand ab. Mit der Ausatmung strecken Sie die Knie, lassen aber den Oberkörper weiterhin nach unten hängen. Wiederholen Sie die Übung zehn- bis zwanzigmal.

Die häufigsten Fehler
- die Fersen vom Boden heben,
- beim Beugen der Beine ausatmen,
- Brustatmung,
- den Kopf heben,
- die Knie bei der Beugung näher zusammenbringen.

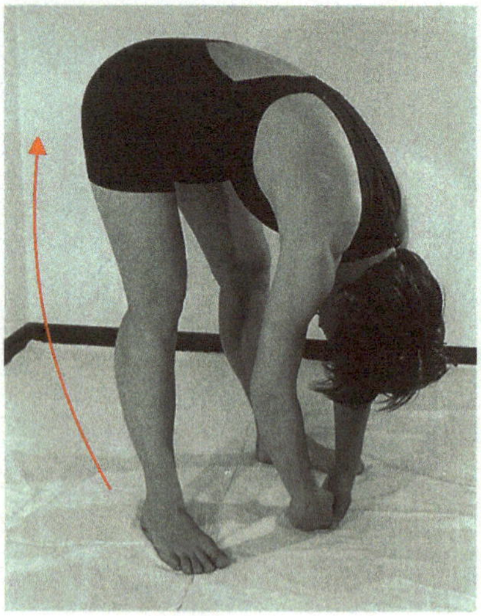

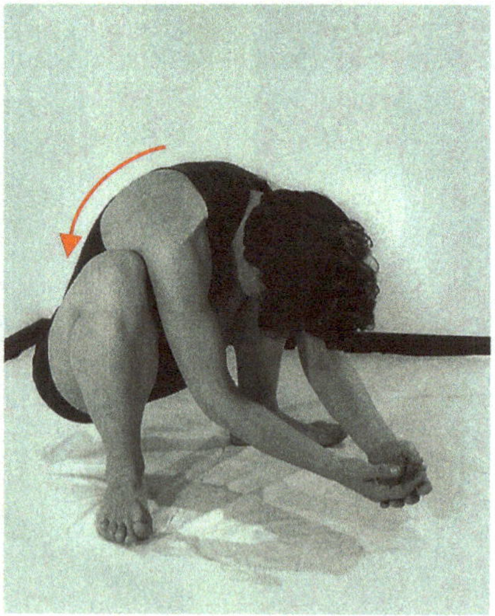

Übung 71

Die Übung ist sehr gut geeignet, um bei Frauen den Uterus bei Menstruationsbeschwerden oder ausbleibender Regelblutung oder bei Männern die Prostata abschwellen zu lassen, sollte aber bei einem Prolaps des Uterus, der Harnblase oder des Rektum vermieden werden.

Position
Auf einem Stuhl sitzend; das Becken ist nach vorne gekippt (d. h. der Rücken im „Hohlkreuz"), das Gewicht ist auf die Sitzbeine verlagert, der Oberkörper aufgerichtet und die Hände liegen auf den Knien.

Ausführung
Bei der Einatmung kippen Sie mit einer kräftigen (fast brüsken) Bewegung das Becken nach hinten, spannen die Gesäßmuskeln sowie den Beckenboden an und heben das Becken etwas vom Stuhl. Bei der Ausatmung fallen Sie auf den Stuhl zurück, das Becken ist wieder nach vorne gekippt.

Die häufigsten Fehler
- bei der Ausatmung das Becken heben,
- Brustatmung,
- das Becken zu weit nach oben oder zu langsam heben,
- auf den Stuhl zurückfallen, während das Becken weiterhin nach hinten gekippt ist.

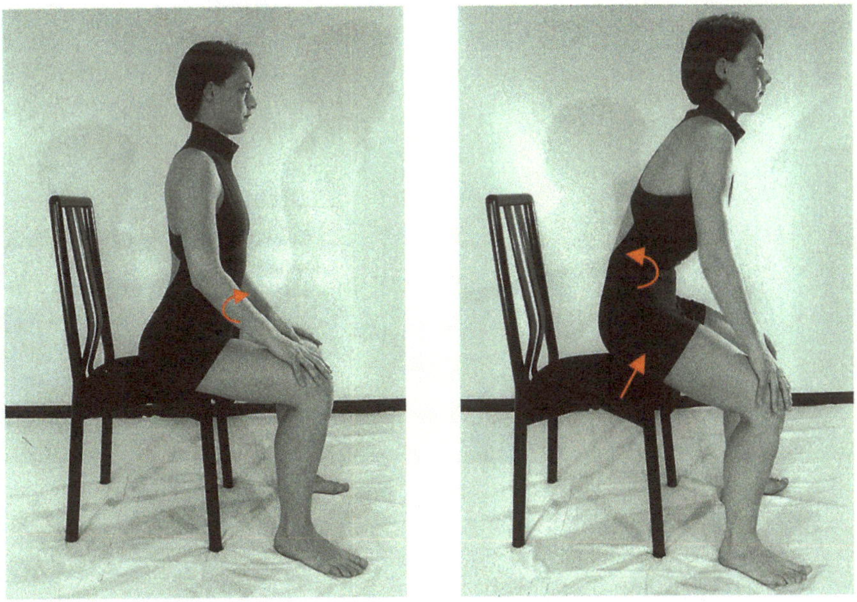

Übung 72

Position
Rückenlage, die Beine sind gebeugt, die Unterschenkel liegen auf zwei Stühlen oder auf einem Sofa.

Ausführung
Bei der Einatmung drehen Sie einen Fuß nach innen, bei der Ausatmung nach außen.
Dasselbe wiederholen Sie mit dem anderen Fuß, dann mit beiden Füßen gleichzeitig.
Machen Sie diese Drehungen ungefähr zwanzigmal.

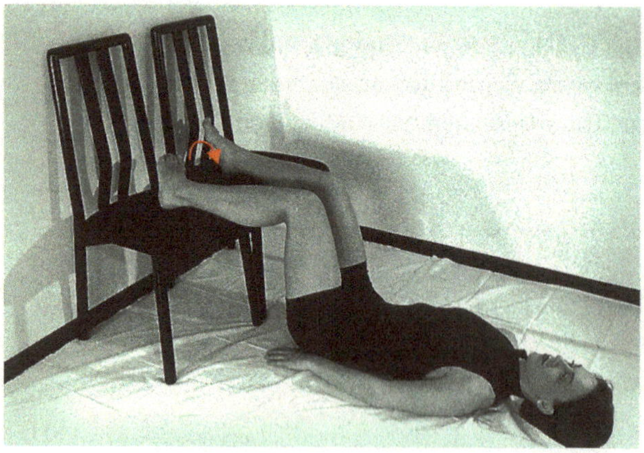
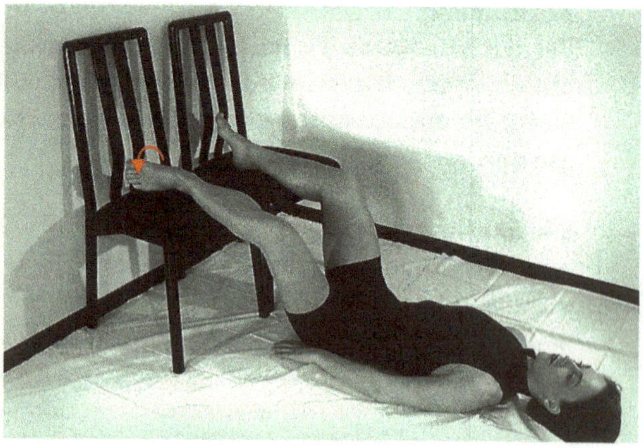
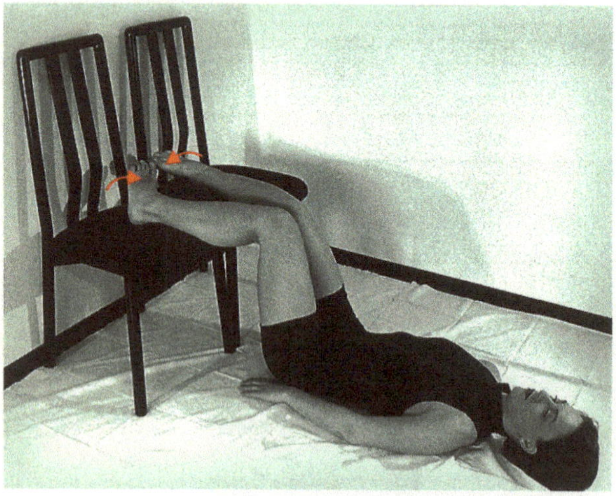
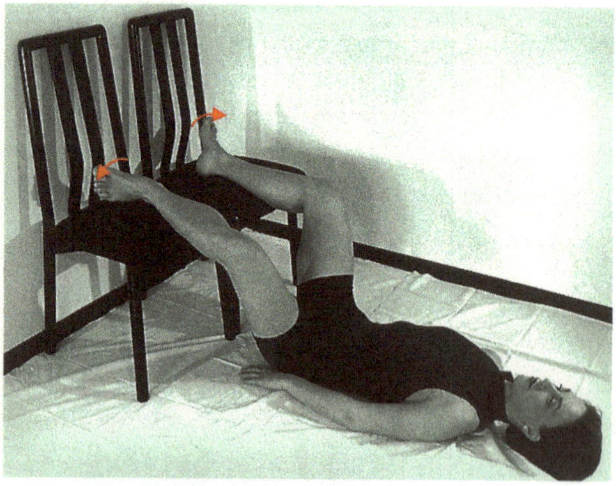

Variante

Position

Entspricht der vorhergehenden Übung, aber ein Fuß ist am Stuhl- oder Sofarand aufgestellt.

Ausführung

Bei der Einatmung führen Sie das Knie des aufgestellten Beins zum anderen Knie, bei der Ausatmung lassen Sie es möglichst weit nach außen fallen. Machen Sie die Übung zwanzigmal auf der einen, dann zwanzigmal auf der anderen Seite.

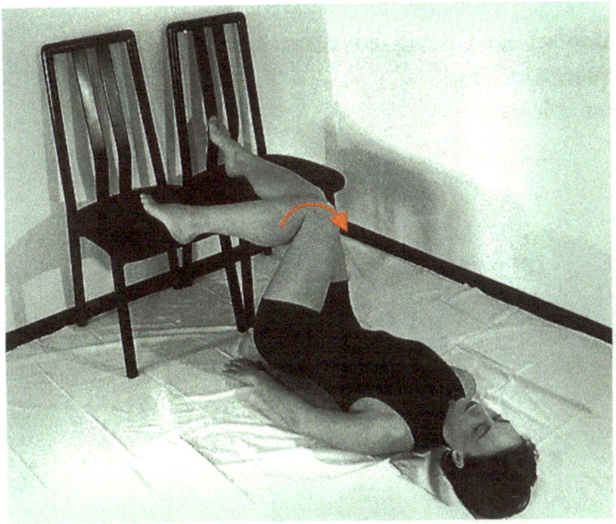

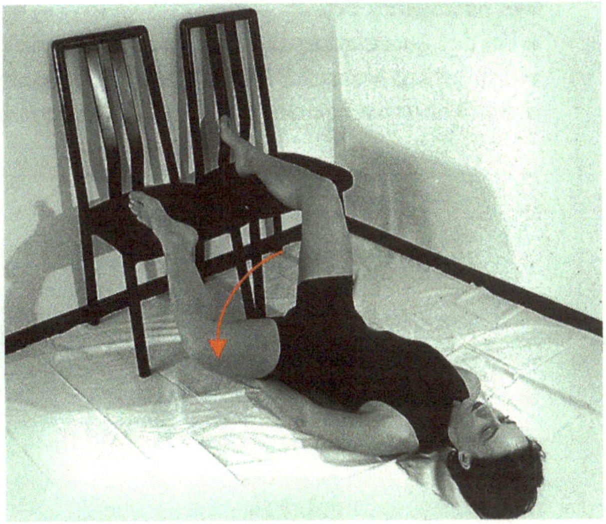

Die häufigsten Fehler

- bei der Ausatmung das Knie nach innen führen,
- Brustatmung,
- den Nacken überstrecken.

Übung 73

Position

Seitenlage, der untere Arm liegt gestreckt unter dem Kopf, der andere ist gebeugt auf dem Boden vor der Brust aufgestützt. Die Beine sind gebeugt und liegen im rechten Winkel zum Oberkörper.

Ausführung

Heben Sie das obere Bein und drehen Sie bei der Einatmung das Knie nach innen, indem Sie es an das andere annähern; bei der Ausatmung drehen Sie es nach außen. Wiederholen Sie diesen Bewegungsablauf zehn- bis zwanzigmal. Machen Sie die Übung auch auf der anderen Seite.

Die häufigsten Fehler

- bei der Ausatmung das Knie nach innen drehen oder bei der Übung den Atem anhalten,
- das Becken während der Drehung des oberen Beins mitdrehen,
- das Bein zwischen den Rotationen auf dem unteren ablegen.

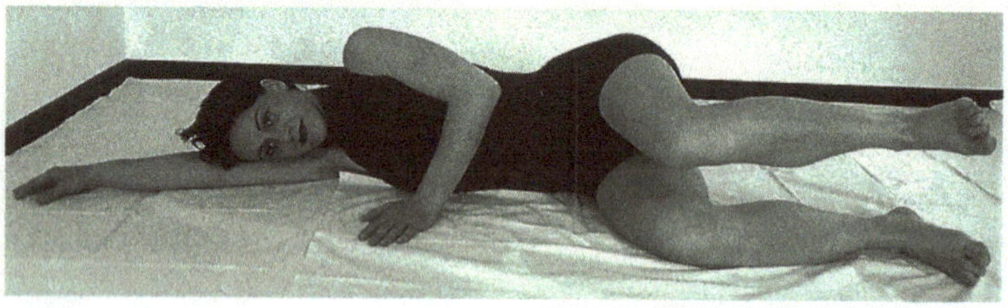

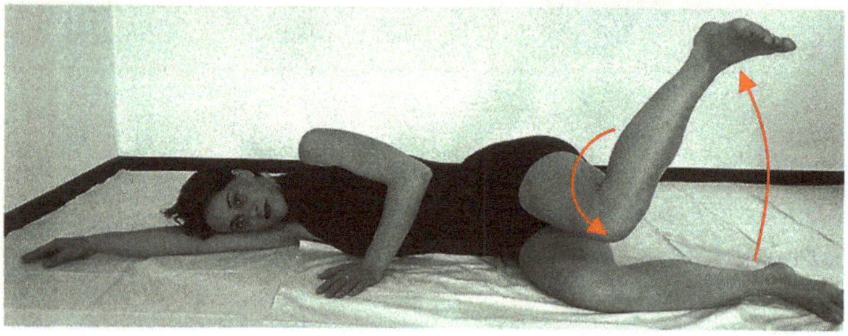

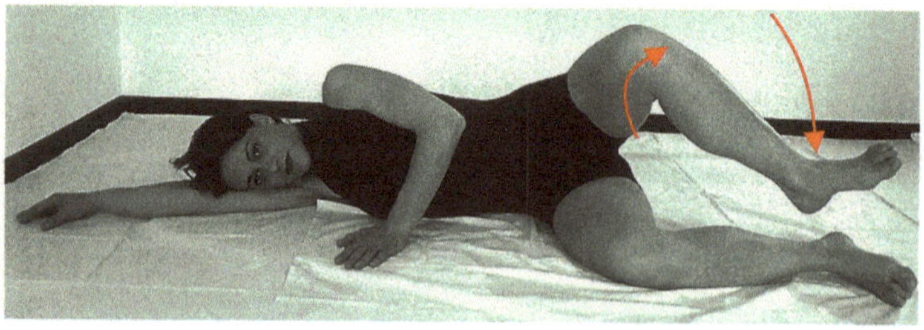

Übung 74

Diese Übung ist sehr gut bei ausbleibender Regelblutung geeignet. Personen mit Schmerzen im unteren Rücken sollten sie jedoch nicht ausführen.

Position
Rückenlage, ein Bein ist ausgestreckt, das andere gebeugt, die Hände sind verschränkt und umfassen das gebeugte Knie. Das Kinn ist angezogen, der Nacken lang gestreckt.

Ausführung
Heben Sie beim Einatmen das gestreckte Bein mit einer plötzlichen Bewegung ca. 20 cm an. Während Sie ausatmen, lassen Sie es sofort entspannt wieder fallen. Wiederholen Sie dies auf jeder Seite zehnmal.

Die häufigsten Fehler
- das Bein zu weit oder langsam anheben,
- den Nacken überstrecken und das Kinn heben,
- bei Heben des Beins ausatmen oder dabei den Atem anhalten,
- Brustatmung.

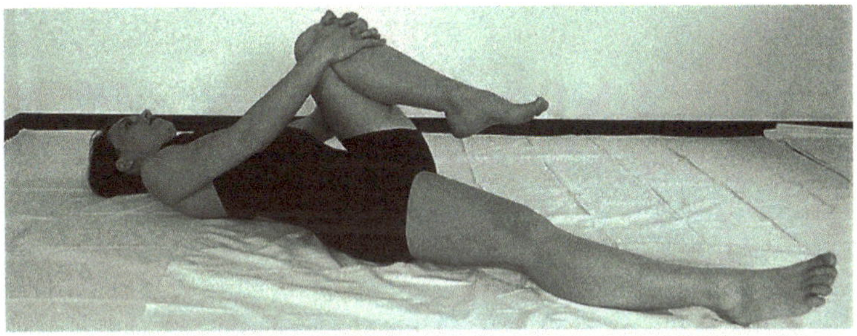

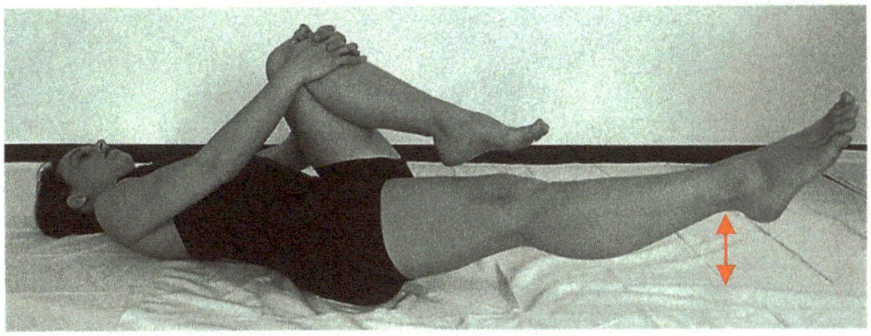

Übung 75

Position

Rückenlage, die Beine sind gestreckt an der Wand und – je nach Dehnbarkeit – möglichst im rechten Winkel zueinander; die Gesäßmuskeln haben Kontakt zur Wand, das Kreuzbein liegt am Boden. Die Arme liegen neben dem Körper, der Kopf ist in einer Linie zum Rumpf.

Ausführung

Grätschen Sie die Beine (die Beine bleiben dabei an der Wand), bis Sie eine leichte Muskelspannung spüren. Halten Sie die erreichte Position, bis die Spannung nachlässt oder ganz verschwindet.
Beugen Sie ein Bein, während das andere in der Dehnposition bleibt, indem Sie die Fußaußenkante an der Wand in Höhe der Verlängerung der Körperachse abstützen.
Drücken Sie nun das gebeugte Knie in Richtung Wand, bis eine erneute Muskelspannung entsteht, und warten Sie auch in diesem Fall, bis sie wieder verschwunden ist.
Beugen Sie schließlich beide Beine, die Fußsohlen liegen nun aneinander und die Knie sind auseinander.
Wenn Sie diese Übung richtig ausführen, müssten die Muskelspannungen innerhalb einer Minute nachlassen oder verschwinden; es ist also nutzlos, längere Zeit in der Dehnposition zu bleiben.
Es genügt, die Übung einmal zu machen; eventuell wiederholen Sie sie mehrmals über den Tag verteilt.

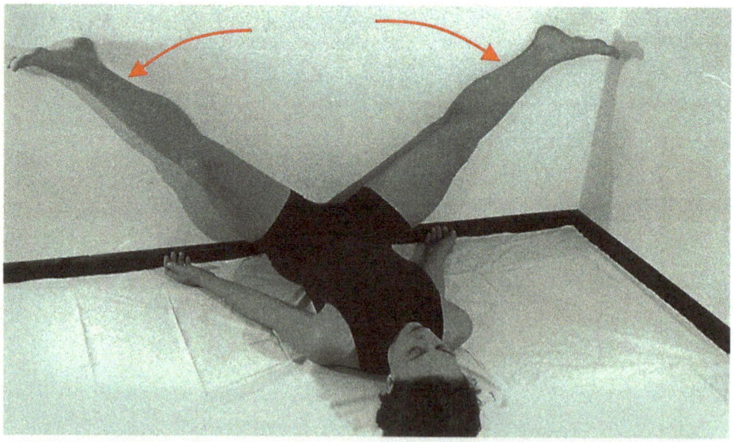

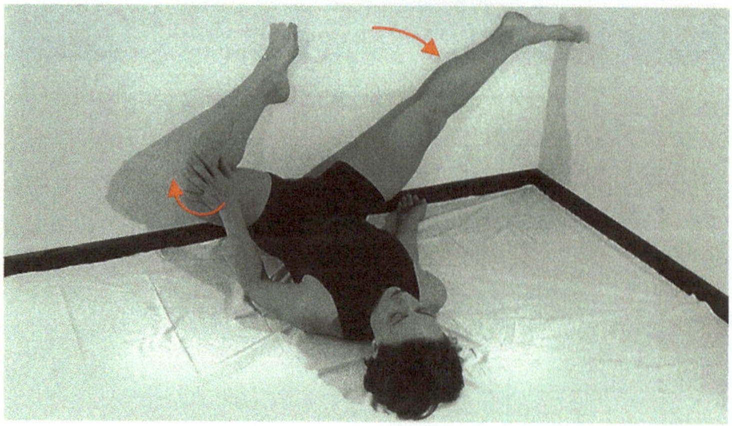

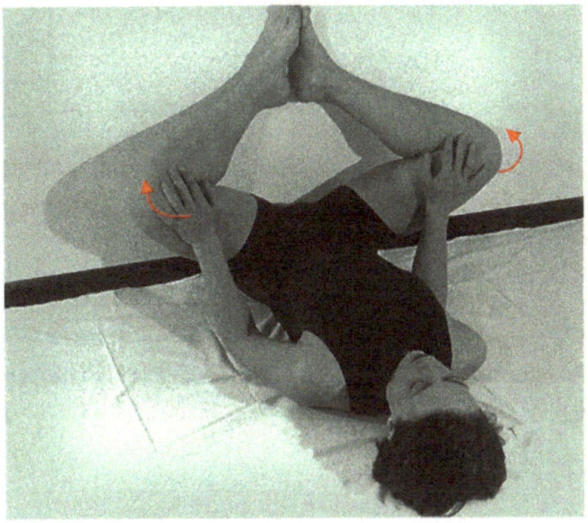

Die häufigsten Fehler

- eine zu heftige Muskelspannung provozieren, die sich folglich nicht verringert oder aber Schmerzen bereitet,
- das Kreuzbein von Boden heben, um die Beine möglichst weit zu grätschen,
- den Nacken überstrecken,
- die Atmung einschränken.

Übung 76

Position
Sitzposition auf dem Boden; die Füße sind nahe am Körper, die Fußsohlen liegen aneinander, die Knie möglichst weit auseinander, die Hände umfassen die Zehenspitzen.

Ausführung
Beugen Sie sich mit dem Oberkörper zu den Füßen, indem Sie sich mit den Armen heranziehen, bis eine leichte Muskelspannung entsteht. Bleiben Sie in dieser Position, bis sich die Spannung verringert oder verschwindet.

Die häufigsten Fehler
- eine zu heftige Muskelspannung provozieren, die sich folglich nicht verringert oder aber Schmerzen bereitet,
- die Zwerchfellatmung einschränken,
- den Kopf hochheben anstatt ihn entspannt fallen zu lassen.

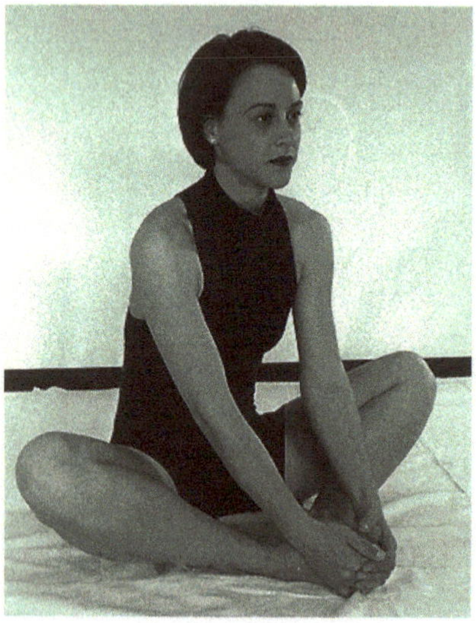

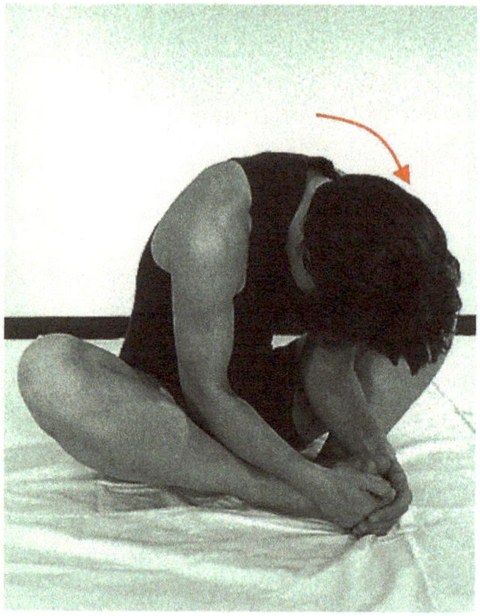

Übung 77

Position
Rückenlage, die Füße sind an der Wand abgestützt, die Beine gebeugt, so dass Oberschenkel und Rumpf sowie Unter- und Oberschenkel im rechten Winkel zueinander stehen. Die Arme liegen neben dem Körper, der Kopf ist in einer Linie mit dem Rumpf, der Nacken ist lang, das Kinn angezogen.

Ausführung
Beim Ausatmen bewegen Sie ein Knie, ohne den rechten Winkel zu verkleinern, so nahe wie möglich an die Brust, während Sie dabei den Beckenboden anspannen. Führen Sie die Bewegung mit dem anderen Knie aus, dann mit beiden zusammen, wobei Sie das Becken anheben. Wiederholen Sie die Übung insgesamt zwanzigmal.

Die häufigsten Fehler
- den rechten Winkel zwischen Ober- und Unterschenkel verkleinern, indem sich die Fersen dem Gesäß nähern,
- den Nacken überstrecken und das Kinn heben,
- bei der Bewegung ein- statt ausatmen.

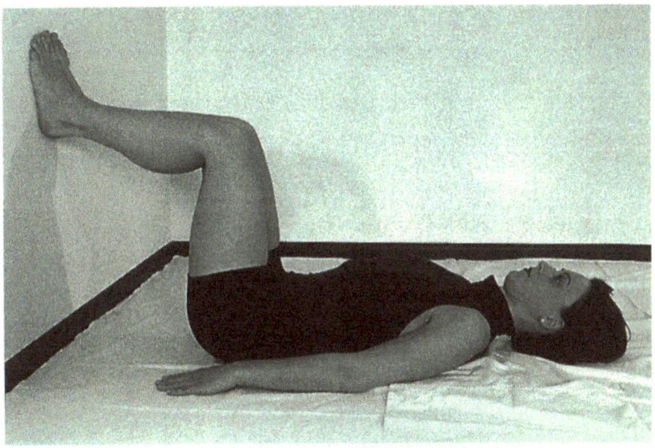

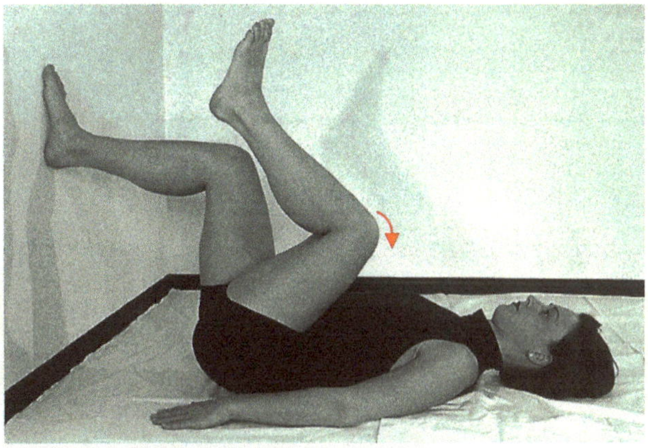

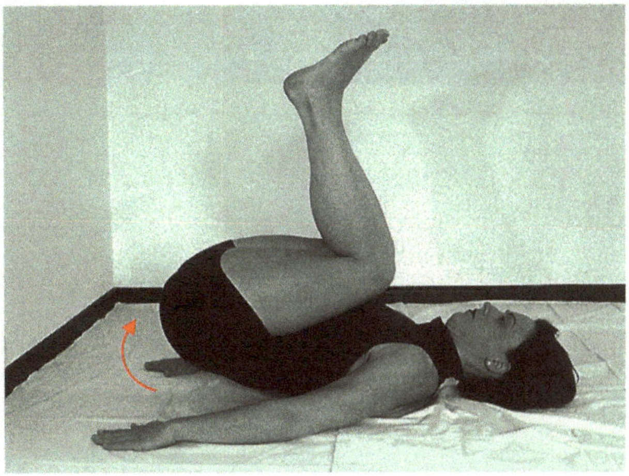

Übung 78

Position
Rückenlage, die Beine sind im rechten Winkel zum Oberkörper, die Knie maximal gestreckt (je nach Dehnbarkeit) und die Füße angezogen. Die Arme liegen neben dem Körper, die Handflächen zeigen zur Decke, die Schultern sind in Richtung Boden und nach unten gezogen. Der Kopf ist in einer Linie mit dem Rumpf, der Nacken lang und das Kinn angezogen.

Ausführung
Drehen Sie die Füße nach innen, indem Sie die Fersen so weit wie möglich voneinander entfernen, danach drehen Sie die Füße nach außen und bringen die Fersen zusammen. Wiederholen Sie dies zwanzigmal, während Sie ruhig und regelmäßig weiter atmen.

Die häufigsten Fehler
- die Beine bleiben nicht im rechten Winkel zum Oberkörper (meistens weil man die Knie um jeden Preis durchstrecken will, ohne jedoch über die nötige Dehnbarkeit zu verfügen),
- die Füße bei der Innenrotation nicht anziehen,
- den Nacken überstrecken und das Kinn heben,
- die Schultern vom Boden heben oder hochziehen.

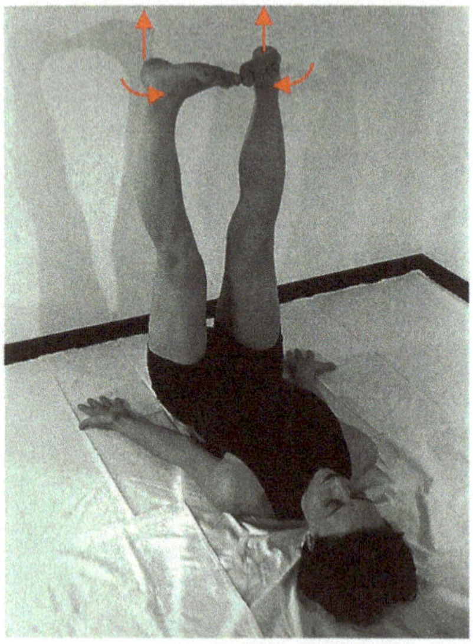
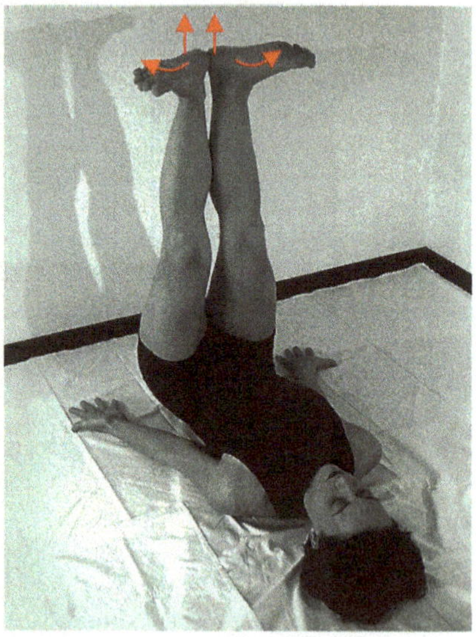

Übung 79

Position
Sitzposition, die Beine sind gebeugt, die Füße aufgestellt und die Hände hinter dem Körper aufgestützt. Zwischen den Knien halten Sie einen Ball.

Ausführung
Bei der Einatmung führen Sie die Oberschenkel zusammen, während Sie gleichzeitig den Beckenboden anspannen. Versuchen Sie den Ball mit den Knien so weit wie möglich zusammenzudrücken und halten dabei fünf Sekunden lang den Atem an. Führen Sie diese isometrische Bewegung zehnmal aus, mit je einer Pause von zehn Sekunden zwischen den Wiederholungen.

Die häufigsten Fehler
- die Zwerchfellatmung einschränken oder den Atem anhalten,
- zusammen mit der Oberschenkelmuskulatur auch andere Muskelgruppen (z. B. Schultern) anspannen.

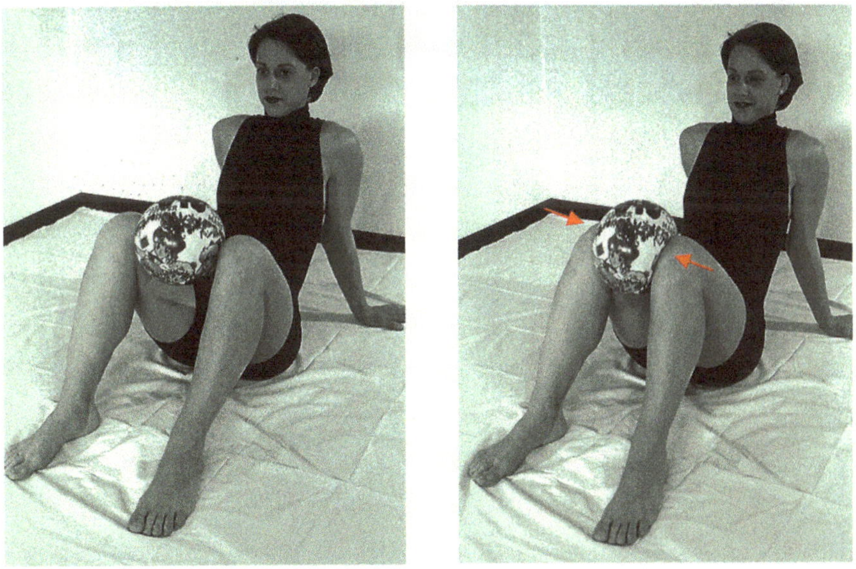

Übung 80

Position
Linksseitenlage, der linke Arm liegt angewinkelt unter dem Kopf, das linke Bein ist gestreckt, der linke Fuß angezogen, während das rechte Bein angewinkelt und der rechte Fuß vor dem linken Knie aufgestellt ist. Die rechte Hand ist vor der Brust aufgestützt oder liegt auf der rechten Körperseite.

Ausführung
Heben Sie bei der Ausatmung das linke Bein zehn- bis zwanzigmal an; führen Sie dann die Übung auch auf der anderen Seite aus. Wiederholen Sie diese Sequenz insgesamt dreimal ohne Pause, da sich das eine Bein erholt, während das andere arbeitet.

Die häufigsten Fehler
- das Knie des unten liegenden Beins beugen,
- beim Heben des Beins einatmen.

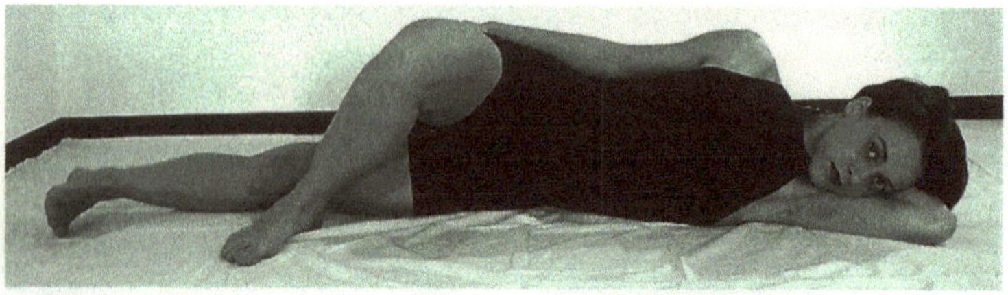

Übung 81

Position
Linksseitenlage, auf den linken Unterarm gestützt, das linke Bein ist gebeugt und liegt auf dem Boden, das rechte, ebenfalls gebeugt, ist aufgestellt, der rechte Fuß ist hinter dem linken.

Ausführung
Bei der Ausatmung führen Sie das linke Knie zum rechten, während Sie leicht den linken Fuß heben. Wiederholen Sie dies zwanzigmal. Danach machen Sie die Übung auf der anderen Seite.

Die häufigsten Fehler
- das aufgestellte Knie nach vorne fallen lassen,
- das Becken mitbewegen.

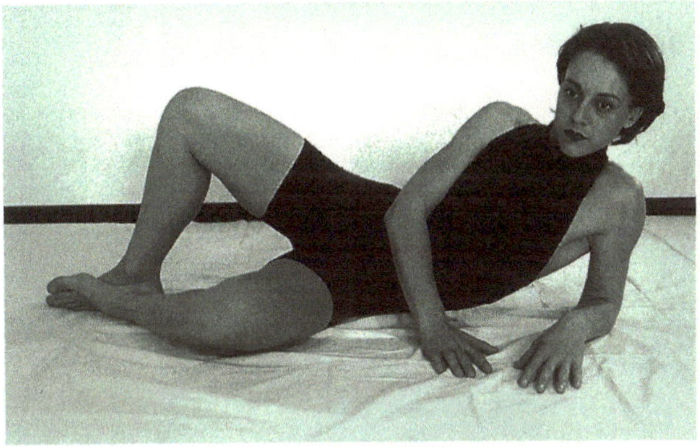

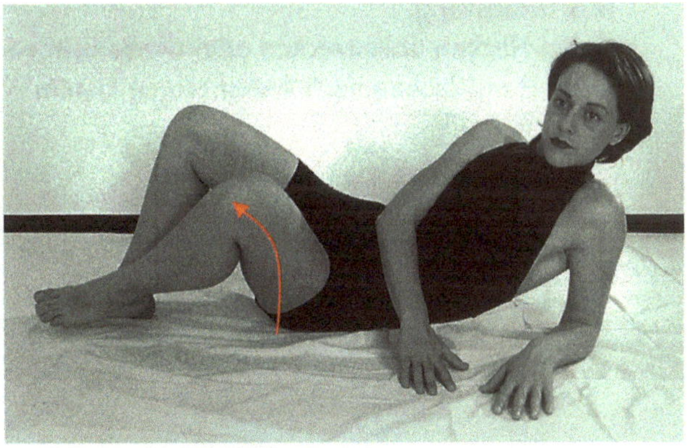

Übung 82

Position
Rückenlage, die Beine sind im rechten Winkel zum Oberkörper nach oben gestreckt, die Knie möglichst gestreckt (je nach Dehnbarkeit), die Füße angezogen; die Arme liegen neben dem Körper mit der Handfläche zur Decke. Die Schultern sind zum Boden und nach unten gezogen, der Nacken lang und das Kinn angezogen.

Ausführung
Grätschen Sie die Beine so weit wie möglich und schließen Sie sie wieder, während Sie abwechselnd die Füße nach innen und nach außen drehen. Beim Schließen der Beine spannen Sie immer den Beckenboden an. Wenn Sie die Beine öffnen, atmen Sie ein, wenn Sie sie schließen, atmen Sie aus. Wiederholen Sie diese Übung zehn- bis zwanzigmal.

Die häufigsten Fehler
- die Beine nicht im rechten Winkel halten, da man die Knie um jeden Preis strecken möchte,
- die Füße nicht anziehen,
- beim Öffnen der Beine ausatmen oder den Atem anhalten,
- Brustatmung,
- den Nacken überstrecken oder die Schultern vom Boden heben,
- die Handflächen nach unten zeigen lassen.

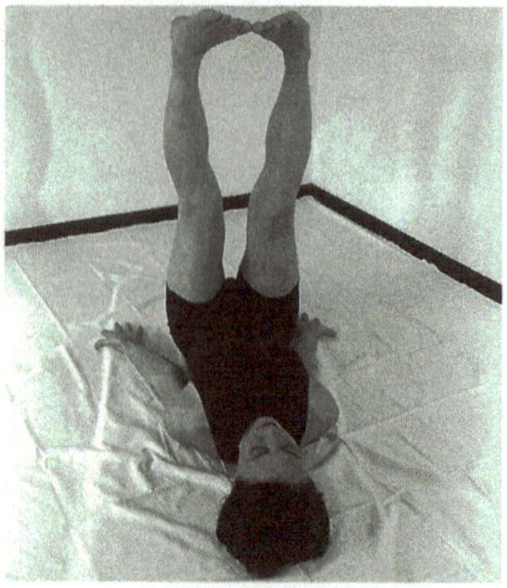
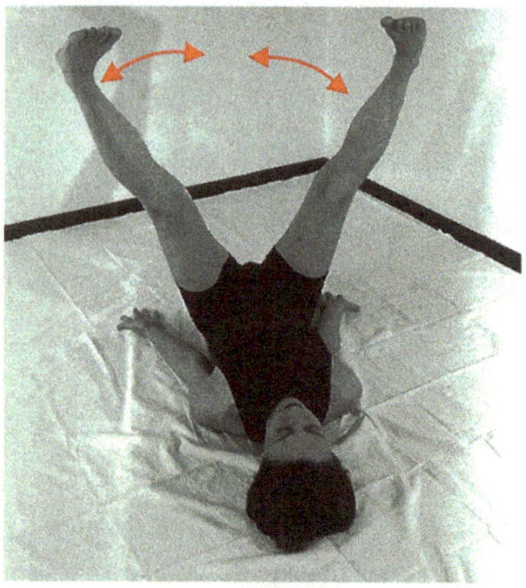
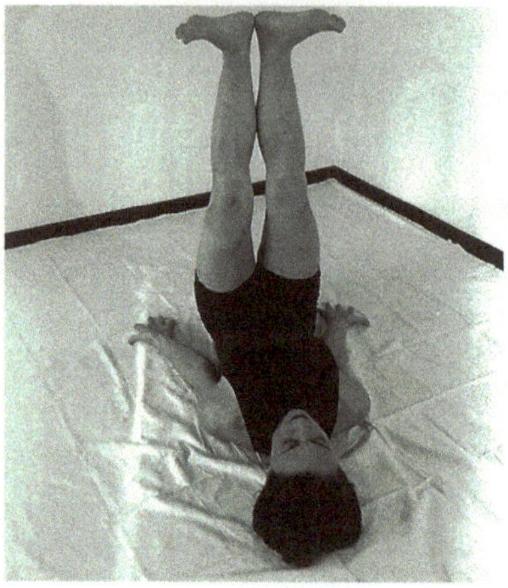
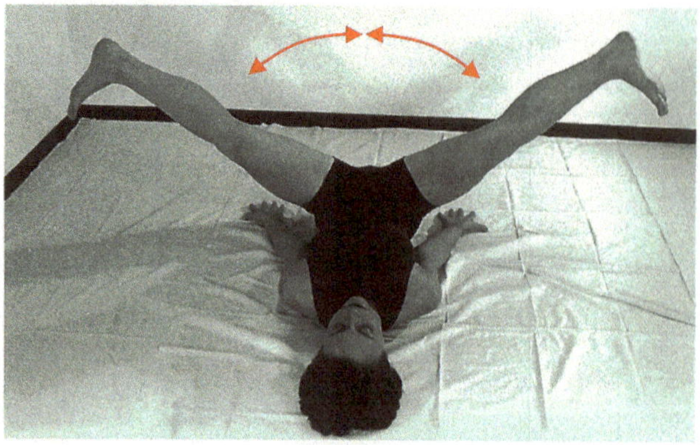

Übung 83

Position
Rückenlage, das linke Bein ist gestreckt, der linke Fuß angezogen, das rechte Bein ist gebeugt und mit der rechten Hand zur Brust gezogen, der linke Arm liegt seitlich im rechten Winkel zum Körper.

Ausführung
Bewegen Sie das linke Bein ca. zwanzigmal so weit wie möglich nach außen, indem Sie es etwas (ca. 5 cm) vom Boden heben, wobei der rechte Fuß abwechselnd nach innen und nach außen gedreht ist. Achten Sie auf eine freie, regelmäßige Zwerchfellatmung. Danach wiederholen Sie die Übung mit dem anderen Bein.

Die häufigsten Fehler
- mit dem Bein den Boden streifen oder es zu weit anheben,
- den Fuß nicht anziehen,
- die Zwerchfellatmung einschränken.

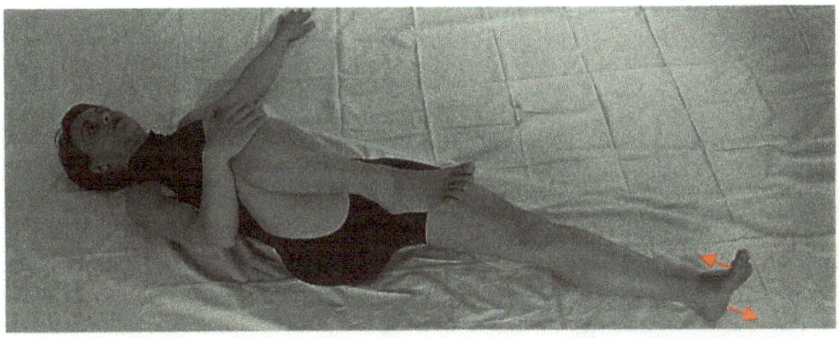

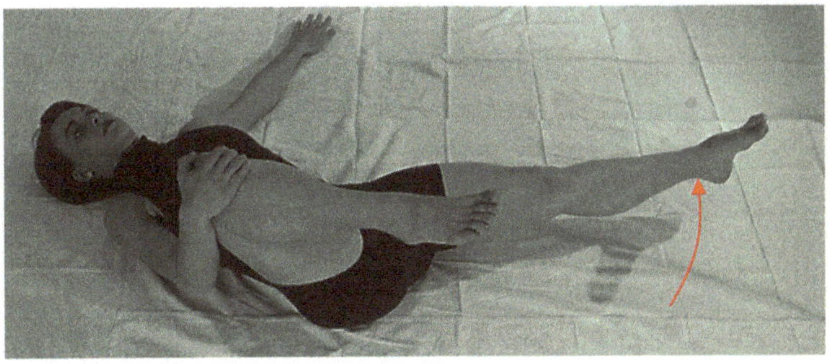

Übung 84

Position
Auf einem Tisch liegend, das Becken am Tischrand; beide Beine sind gebeugt und mit den Händen an die Brust gezogen, der Nacken ist lang, das Kinn eingezogen.

Ausführung
Lassen sie ein Bein herunterfallen, während Sie das andere weiterhin festhalten. Bleiben Sie in dieser Dehnposition mindestens eine Minute lang, während Sie tief und regelmäßig atmen und besonders auf eine lange Ausatmung achten. Dabei entspannen Sie das herabhängende Bein, so gut es geht. Wiederholen Sie dies zweimal pro Seite.

Die häufigsten Fehler
- den Nacken überstrecken,
- die Zwerchfellatmung einschränken,
- Schmerzen provozieren, z. B. in der Leiste, da das Bein zu sehr an die Brust gezogen wird.

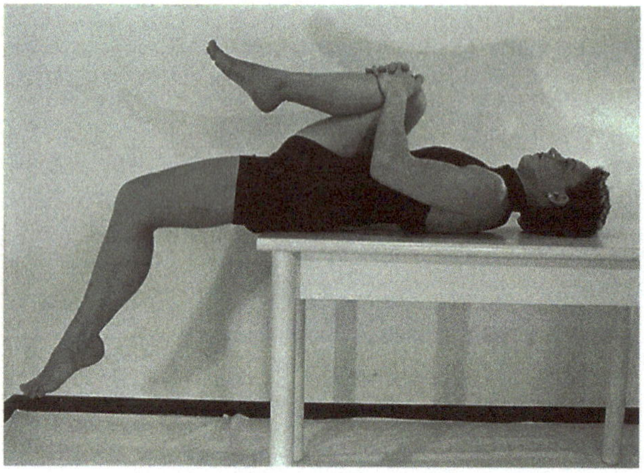

Übung 85

Position
Stand, die rechte Hand ist seitlich an der Wand abgestützt, der rechte Fuß steht auf einer ca. 20 cm großen Erhebung, z. B. auf einem dicken Buch.

Ausführung
Lassen Sie für ein bis zwei Minuten das linke Bein wie ein Pendel maximal entspannt nach vorne und hinten schwingen. Danach wiederholen Sie die Übung mit dem rechten Bein.

Die häufigsten Fehler
- den Oberkörper nach vorne und hinten schwingen,
- das pendelnde Bein nicht entspannen,
- die Zwerchfellatmung einschränken.

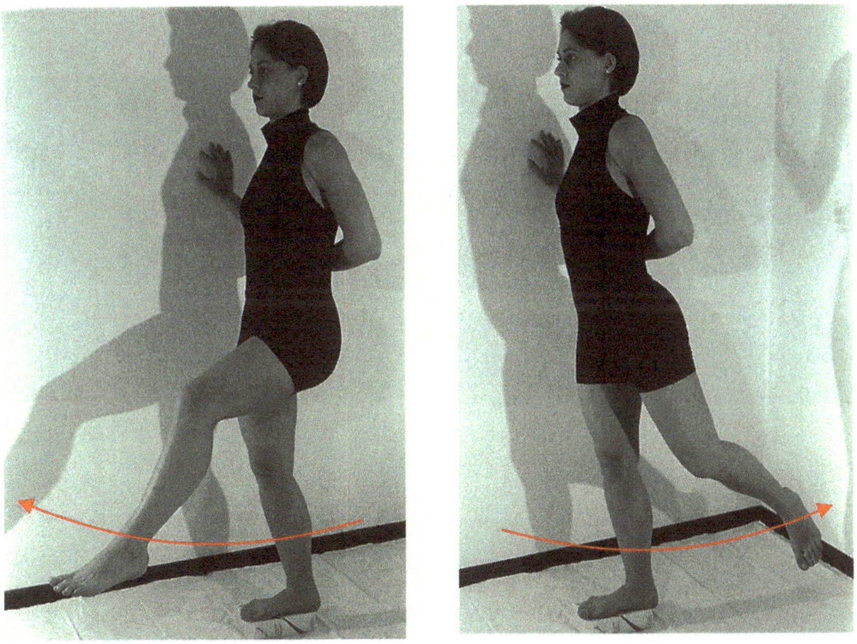

Übung 86

Position
Auf einem Bein kniend, das andere ist aufgestellt, so dass ein rechter Winkel zwischen Unter- und Oberschenkel entsteht, die Hände befinden sich links und rechts vom aufgestellten Fuß.

Ausführung
Rutschen Sie mit dem Knie über den Boden nach hinten und lassen das Becken sinken, bis sich eine leichte Muskelspannung aufbaut. Bleiben Sie in dieser Position, bis die Spannung verschwindet. Wenn das Knien schmerzt, legen Sie sich ein Kissen unter. Wiederholen Sie dies zweimal pro Seite.

Die häufigsten Fehler
- Schmerzen provozieren,
- das Schienbein des aufgestellten Beins nach vorne oder hinten neigen oder das andere Knie vom Boden heben.

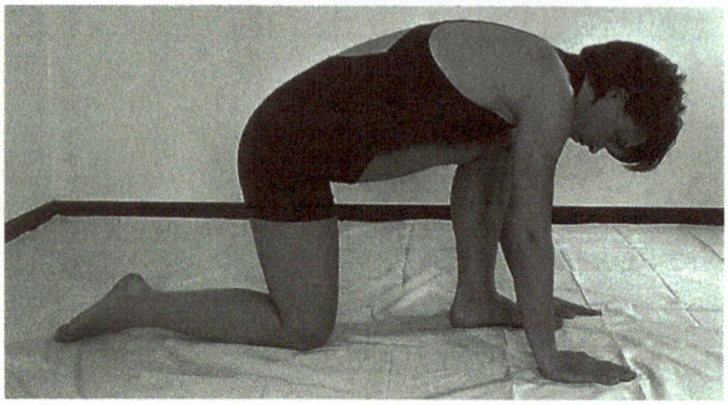

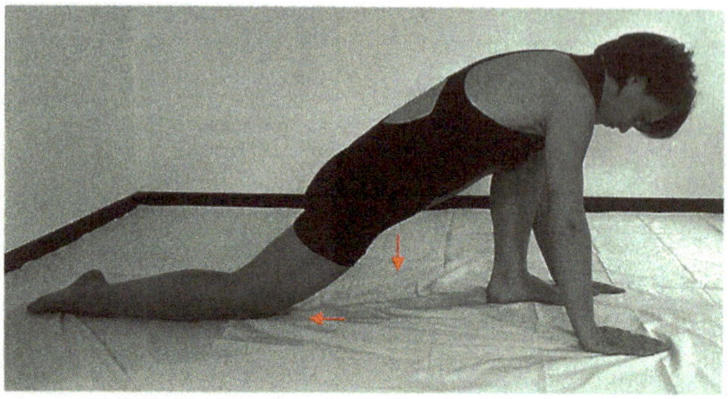

Übung 87

Position
Sitzposition, Kopf, Rücken und Becken sind an der Wand. Das linke Bein ist gestreckt, das rechte gebeugt und über das linke übergeschlagen, d. h. der rechte Fuß steht links vom linken Knie. Die Hände umfassen das gebeugte rechte Knie.

Ausführung
Ziehen Sie das Knie mithilfe der Hände zur gegenüberliegenden linken Schulter, bis eine leichte Muskelspannung entsteht. Verharren Sie in dieser Position, bis die Spannung verschwindet. Wiederholen Sie dies zweimal auf jeder Seite.

Die häufigsten Fehler
- die Position trotz Schmerzen halten,
- die Beine anspannen,
- die Schulter zum Knie anstatt das Knie zur Schulter bringen,
- den Kopf nach vorne beugen,
- die Zwerchfellatmung einschränken.

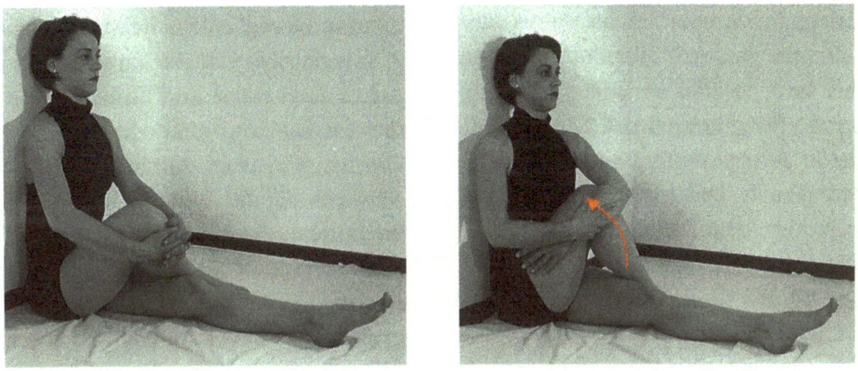

2.8 Die Halsorgane

Dazu zählen hauptsächlich die Anfangsabschnitte von Verdauungs- und Atemtrakt, einige wichtige Hormondrüsen sowie die Organe der Stimmbildung. Hier ziehen außerdem wichtige Blutgefäße vorbei: die Halsschlagadern (Aa. carotides) und die Jugularvenen (Vv. jugulares).

2.8.1 Der Inhalt

Speiseröhre

Die Speiseröhre (Ösophagus) verbindet Rachen (Pharynx) und Magen und stellt den ersten Abschnitt des Verdauungstrakts dar. Durch die Kontraktion ihrer Muskelschicht passieren Nahrungsbrei und Flüssigkeiten die Speiseröhre. Fasern des N. vagus und des Sympathikus innervieren diese Muskelschicht. Die Speiseröhre ist ca. 25 cm lang, 2 cm weit und liegt im hinteren Teil des Halses, hinter der Luftröhre und vor der Wirbelsäule. In ihrem Verlauf im Hals weist sie eine physiologische Engstelle auf Höhe des Ringknorpels auf. Die zerkaute Nahrung gleitet in der Speiseröhre mittels peristaltischen Bewegungen in den Magen hinunter, erfährt hier jedoch noch keine Veränderung.

Im Hals berührt die Speiseröhre:

- vorne: die Luftröhre,
- hinten: die Halswirbelsäule,
- seitlich: die A. carotis communis und die Schilddrüse.

Luftröhre

Die Luftröhre (Trachea) ist ca. 10–12 cm lang und 15–20 mm weit, relativ elastisch, zylinderförmig und hinten abgeflacht. Sie besteht aus 16–20 Knorpelspangen (Cartilagines tracheales), die miteinander bindegewebig (Ligamenta annularia) elastisch verbunden sind. Innerviert wird sie von Nervenästen, die vom Ganglion stellatum und N. vagus kommen. Vorne ist der im Hals verlaufende Anteil der Luftröhre von der Haut, von den oberflächlichen und mittleren Halsfaszien, dem M. sternohyoideus und dem M. sternothyreoideus bedeckt. Die Luftröhre kreuzt Venenbogen und Isthmus. Der Venenbogen verbindet die Jugularvenen miteinander und der Isthmus die beiden Schilddrüsenlappen. Seitlich hat die Luftröhre Kontakt mit der Schilddrüse und den Aa. carotides communes, hinten mit der Speiseröhre.

Kehlkopf

Der Kehlkopf (Larynx) liegt in der Mitte des vorderen oberen Abschnittes des Halses zwischen Zungengrund und Luftröhre. Von außen gleicht der Kehlkopf einer dreiseitigen abgeschnittenen Pyramide, deren Grundfläche nach oben zeigt. Die Kehlkopfhöhle hat beim Mann ein größeres Volumen als bei der Frau: Volumenabweichungen stehen nicht nur in Beziehung zum Geschlecht, sondern auch zum Alter und sind extrem wichtig bei Stimmveränderungen. Der Kehlkopf besteht aus einem Gerüst von Knorpeln (Cartilagines laryngis), deren größter der Schildknorpel (Cartilago thyreoidea) ist. Diese Knorpel sind durch Gelenke, Bänder, Membrane und gestreifte Muskeln miteinander verbunden. Innen ist der Kehlkopf mit Schleimhaut ausgekleidet.

Trotz Bänder besitzt der Kehlkopf einen gewissen Grad an Beweglichkeit: Beim Singen oder Schlucken z. B. verlagern sich die Knorpel um eine vertikale Achse nach vorne und hinten. Diese Bewegungen, die den Kehlkopf ganz oder nur zum Teil betreffen können, entstehen durch die Tätigkeit zahlreicher Muskeln, die die Aufgabe haben, die Stimmbänder im Inneren des Kehlkopfkanals zusammenzubringen oder auseinander zu ziehen oder sie anzuspannen. Einige Muskeln verlagern den Kehlkopf als ganzen (M. sternothyreoideus, M. thyrohyoideus, M. constrictor pharyngis superior, M. stylopharyngeus), andere wiederum sind für die Bewegungen der einzelnen Knorpel zuständig (M. cricothyreoideus, M. cricoarytaenoideus posterior, M. cricoarytaenoideus lateralis, M. thyroarytaenoideus, dessen mittlere Faszie M. vocalis genannt wird, M. aryepiglotticus, M. thyroepiglotticus). Der Mittelteil des Kehlkopfes, die Glottis, ist sehr kurz und besteht aus einer Ritze, der Stimmritze, und ist an den Seiten von vier Gewebefalten umsäumt, zwei oberen, den falschen Stimmbänder oder Taschenfalten, und zwei unteren, den echten Stimmbändern. Innerviert wird der Kehlkopf von den Nn. laryngei inferior und superior, die vom N. vagus her kommen. Die Laute, die der Kehlkopf produziert, entstehen infolge von Bewegungen der Stimmbänder (Adduktion, Abduktion und Anspannung) und durch die Luft, die durch die Stimmritze strömt.

Schilddrüse

Die Schilddrüse (Glandula thyreoidea) ist eine mit zahlreichen Blutgefäßen versehene Hormondrüse, die sich auf der Vorderseite des Halses in Höhe des 5. – 7. Halswirbels und des 1. Brustwirbels befindet. Sie besteht aus einem rechten und einem linken Lappen, die durch ein enges Mittelstück, den Isthmus, miteinander verbunden sind. Die Rückseiten eines jeden Lappens sind in der Mitte über ein Band mit dem Ringknorpel verbunden. Die Seitenflächen der Schilddrüse sind konvex gewölbt, während die Fläche zur Mitte hin eng an Kehlkopf und Luftröhre anliegt. Die Rückseite überlappt an den Seiten die Aa. carotides communes. Der hintere Rand berührt gewöhnlich die Nebenschilddrüsen (Glandulae parathyreoideae), und unten, genauer gesagt mit dem hinteren Rand des linken Lappens, berührt die Schilddrüse den Milchbrustgang (Ductus thoracicus).

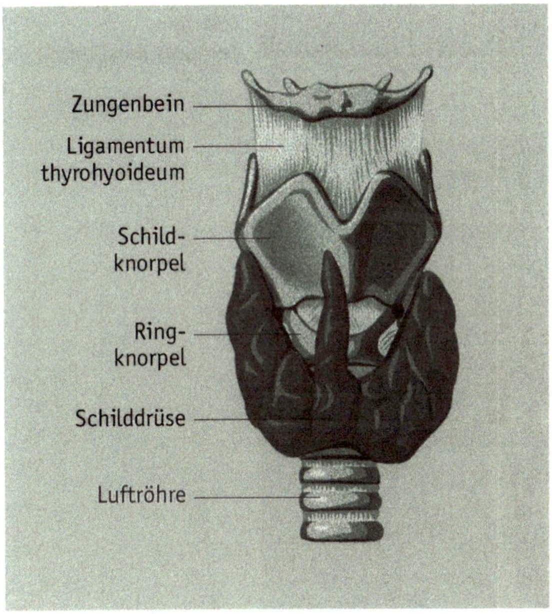

Abb. 45: Die Halsorgane.

Halsschlagadern und Jugularvenen

Die Halsschlagadern (Aa. carotides) und die Jugularvenen (Vv. jugulares) sind große Blutgefäße, die für die Durchblutung des ganzen Kopfes, besonders aber des Gehirns sorgen. Sie verlaufen neben den oben beschriebenen Organen, also dem Kehlkopf, der Speiseröhre, der Luftröhre und der Schilddrüse. Zwischen den beiden Gefäßen verläuft der Hauptast des parasympathischen (vegetativen) Nervensystems, der N. vagus.

2.8.2 Der Behälter

Der Behälter besteht aus der Halswirbelsäule und mehr als 30 Muskeln, die den Muskelkonus des Halses bilden. Die Organe sind von folgenden Strukturen umgeben:

- hinten: von den sieben Halswirbeln und den Bändern, die sie zusammenhalten, dem M. multifidus, den Mm. obliqui capitis, Mm. recti capitis posteriores major und minor, M. splenius capitis, Mm. semispinales capitis und cervicis, M. longissimus capitis und M. trapezius,
- seitlich: vom M. iliocostalis cervicis, dem M. rectus capitis lateralis, den Mm. scaleni medius und posterior, M. splenius cervicis, M. levator scapulae, zum Teil vom M. trapezius und M. sternocleidomastoideus,
- vorne: von den Mm. longi colli und capitis, M. rectus capitis anterior, M. scalenus anterior, M. sternocleidomastoideus, Mm. suprahyoidei und subhyoidei, M. sternohyoideus, M. cricothyreoideus und dem Platysma.

2.8.3 Kontraindikationen

Die folgenden Übungen sind nur bei einem Bandscheibenvorfall der Halswirbelsäule mit Symptomen (Schmerzen im Arm, Kopfschmerzen an Hinterkopf und Stirn oder Schwindel) kontraindiziert. In diesem Fall lassen Sie sich am besten von Ihren Arzt oder Therapeuten beraten, welche Übungen für Sie geeignet sind.

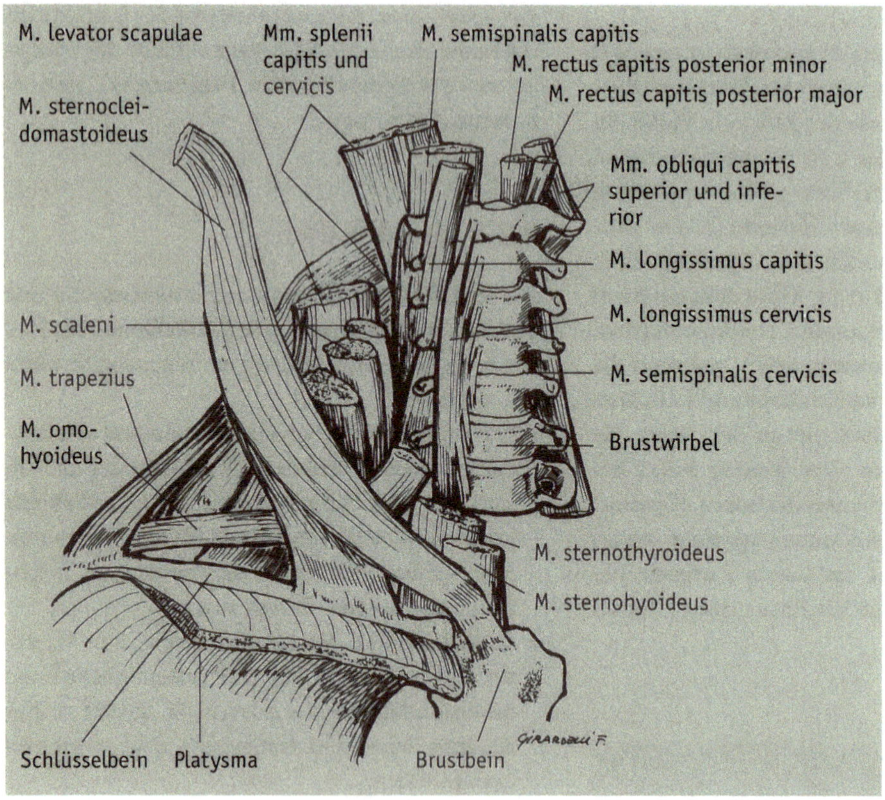

Abb. 46:
Der leere Behälter.

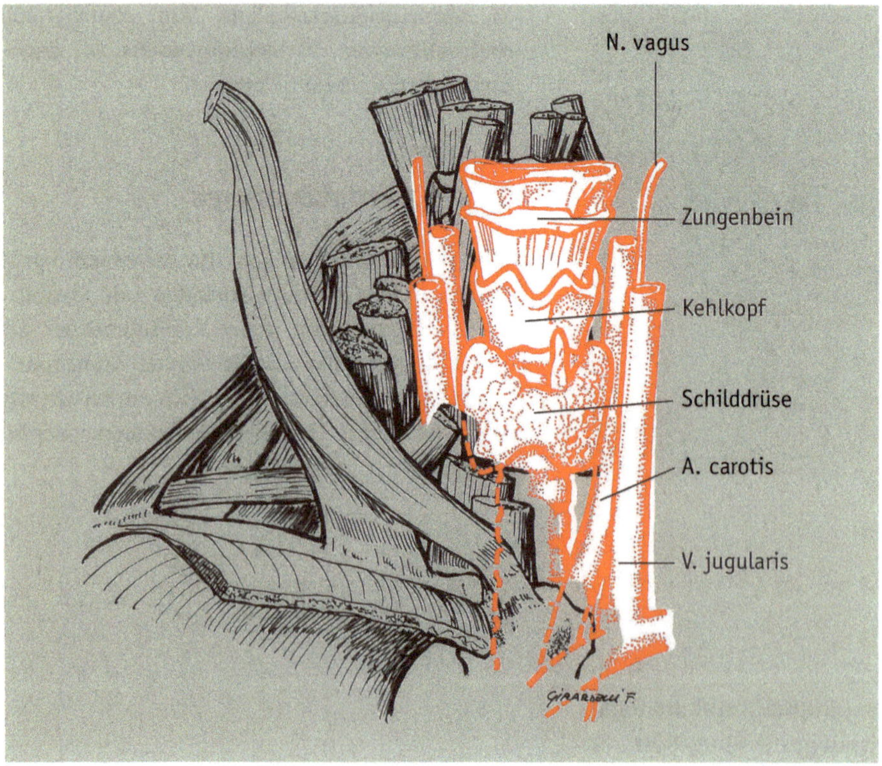

Abb. 47:
Der volle Behälter.

2.8.4 Übungen – Normalisierung der Halsorgane

Die Übungen zur Funktionsverbesserung der Halsorgane sind vor allem Übungen für die Wirbelsäule und die Schultern.

Übung 88

Position
Auf einem Stuhl oder besser auf einem Hocker sitzend; die Arme hängen entspannt neben dem Körper herab.

Ausführung
Atmen Sie ein und halten für fünf Sekunden den Atem an. Beim Ausatmen heben Sie einen Arm nach vorne oben, den anderen strecken Sie nach hinten unten. Dehnen Sie die Arme in entgegengesetzte Richtungen und halten wieder fünf Sekunden lang den Atem an. Kehren Sie mit dem Einatmen in die Ausgangsposition zurück und halten dabei wiederum den Atem an. Wiederholen Sie die Bewegung sechs- bis achtmal, wobei Sie die Arme abwechselnd nach vorne und hinten strecken.

Die häufigsten Fehler
- beim Strecken der Arme einatmen,
- den Arm mehr nach vorne als nach oben halten oder in der anderen Position zu weit hinten,
- den Atem zu kurz anhalten,
- nach oben schauen und den Nacken überstrecken.

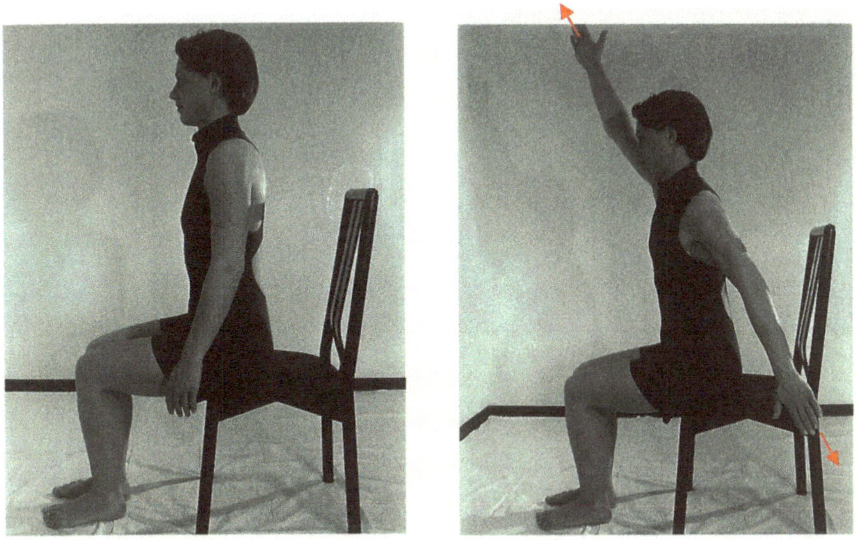

Übung 89

Position

Rückenlage, die Beine sind aufgestellt, der Nacken lang, das Kinn angezogen, der untere Rücken liegt flach auf dem Boden, das Becken ist nach hinten unten gekippt. Die Arme sind parallel in Richtung Zimmerdecke im rechten Winkel zum Oberkörper gestreckt.

Ausführung

Atmen Sie ein und halten den Atem fünf Sekunden lang an. Beim Ausatmen legen Sie die Arme in entgegengesetzer Richtung auf dem Boden ab (die Handfläche des nach über dem Kopf liegenden Armes zeigt zur Decke, die andere zum Boden). Ziehen Sie die Arme nach oben bzw. unten, während Sie den Atem für fünf Sekunden anhalten. Kehren Sie mit der nächsten Einatmung in die Ausgangsposition zurück und führen Sie Übung in die andere Richtung aus. Wiederholen Sie die Bewegung insgesamt sechsmal.

Die häufigsten Fehler

- beim Einatmen die Arme ablegen,
- den Nacken überstrecken oder den unteren Rücken krümmen,
- die Arme bei der Dehnung vom Boden abheben (es sei denn, sie können nicht auf dem Boden abgelegt werden, weil die Schultern zu unbeweglich sind).

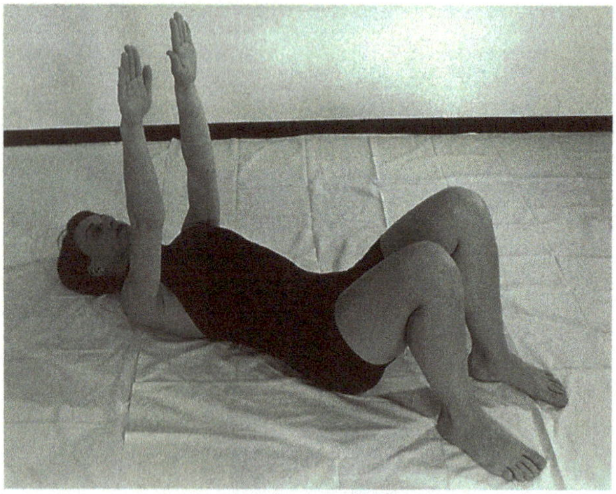

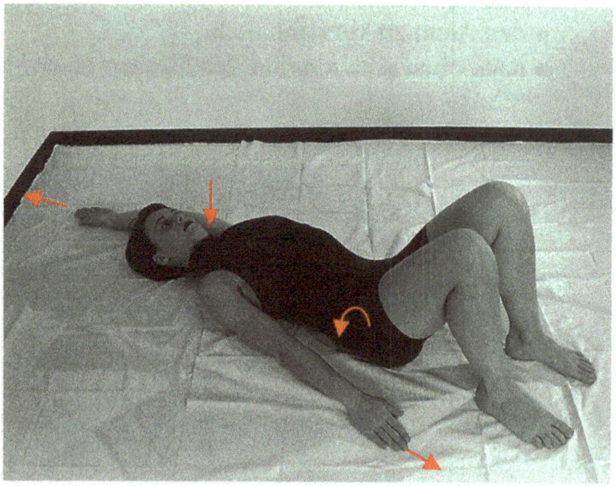

Übung 90

Position
Auf einem Stuhl sitzend, der Rücken ist gerade, der Kopf in einer Linie zum Rumpf, die Arme hängen entspannt an der Seite herab, die Hände liegen auf den Knien.

Ausführung
Atmen Sie ein, beugen Sie dabei die Halswirbelsäule so weit wie möglich nach hinten und halten in dieser Position fünf Sekunden lang den Atem an. Beim Ausatmen kehren Sie in die Ausgangsposition zurück. Wiederholen Sie dies fünf- bis sechsmal.

Die häufigsten Fehler
- bei der Beugung ausatmen,
- Schmerzen provozieren,
- den Rumpf mitbewegen,
- die Schultern hochziehen oder anspannen.

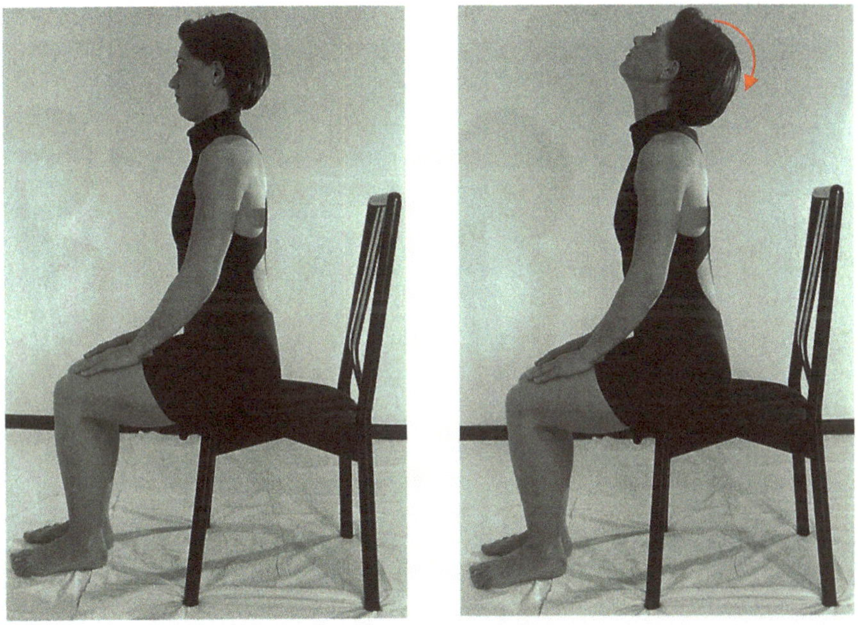

Übung 91

Position
Auf einem Stuhl sitzend, der Rücken ist gerade, die Hände sind hinter dem Kopf verschränkt, die Ellenbogen zeigen nach vorne.

Ausführung
Atmen Sie ein und halten Sie fünf Sekunden den Atem an; beim Ausatmen lassen Sie den Kopf mit dem Gewicht der Arme nach vorne fallen und verharren in dieser Position, während Sie wiederum fünf Sekunden den Atem anhalten. Danach kehren Sie mit dem Einatmen in die Ausgangsposition zurück. Wiederholen Sie dies sechsmal.

Die häufigsten Fehler
- bei der Fallbewegung einatmen,
- die Hände hinter dem Nacken verschränken,
- die Ellenbogen zu weit auseinander halten,
- den Rücken krümmen.

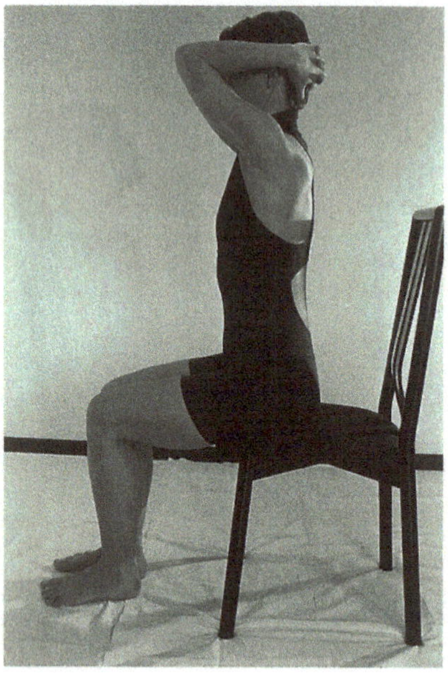

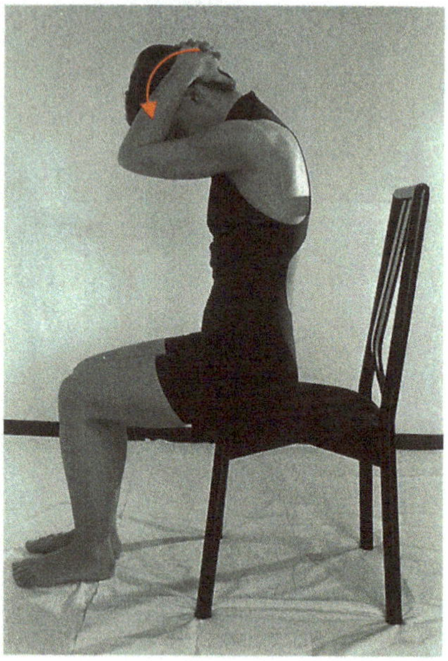

Variante
Wenn Sie den Kopf nach vorne beugen, drehen Sie ihn gleichzeitig ein wenig, indem Sie einen Ellenbogen mehr nach unten fallen lassen als den anderen.

Übung 92

Position
Auf einem Stuhl sitzend, die Beine sind leicht gegrätscht, die Hände hinter dem Nacken verschränkt, die Ellenbogen zeigen nach vorne.

Ausführung
Lassen Sie den Oberkörper nach vorne zwischen die Knie fallen. Bleiben Sie in dieser Position, atmen Sie eine Minute lang regelmäßig weiter und entspannen Sie den Hals so gut wie möglich (der Kopf hängt locker herab).

Die häufigsten Fehler
- die Füße, aber nicht die Knie genügend auseinander halten,
- die Hände hinter dem Kopf verschränken,
- die Zwerchfellatmung einschränken.

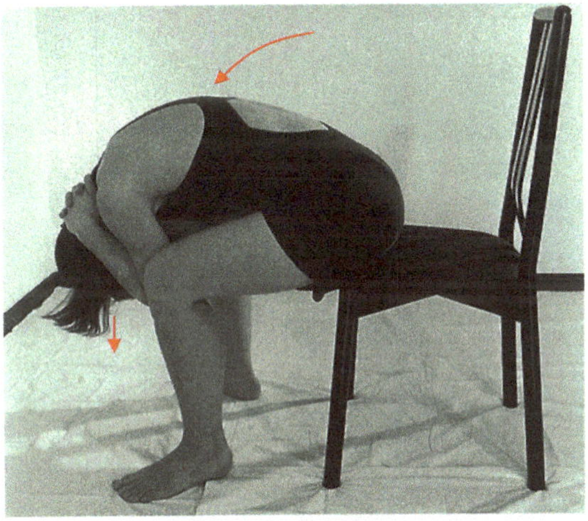

Übung 93

Position
Auf einem Stuhl sitzend, der Rücken ist gerade, die Finger der rechten Hand liegen an der linken Wange nahe des Kinns.

Ausführung
Atmen Sie ein und halten Sie fünf Sekunden den Atem an. Beim Ausatmen drehen Sie mithilfe der Hand den Kopf nach rechts und bleiben fünf Sekunden in dieser Position, ohne weiter zu atmen. Mit der nächsten Einatmung kehren Sie in die Ausgangsposition zurück. Legen Sie die Finger der linken Hand an die rechte Wange und führen Sie die Übung auf der anderen Seite aus. Wiederholen Sie dies insgesamt sechsmal.

Die häufigsten Fehler
- die Hand an die Wange derselben Seite legen,
- Brustatmung,
- bei der Kopfdrehung einatmen,
- den Ellenbogen des Armes, der den Kopf dreht, hochheben,
- den Nacken überstrecken und das Kinn heben,
- mit dem Kopf auch die Schultern mitdrehen,
- den Rücken krümmen.

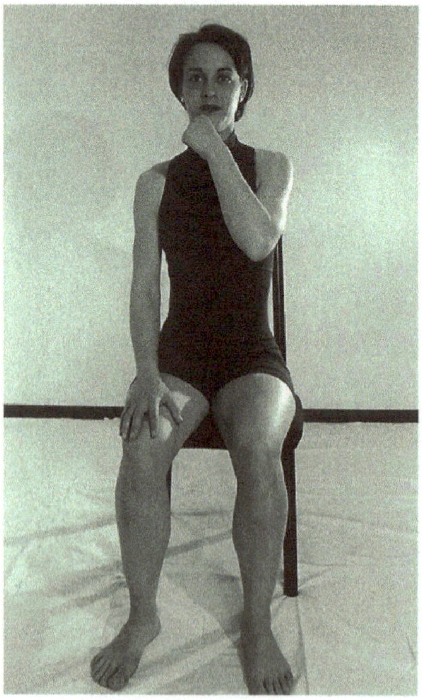

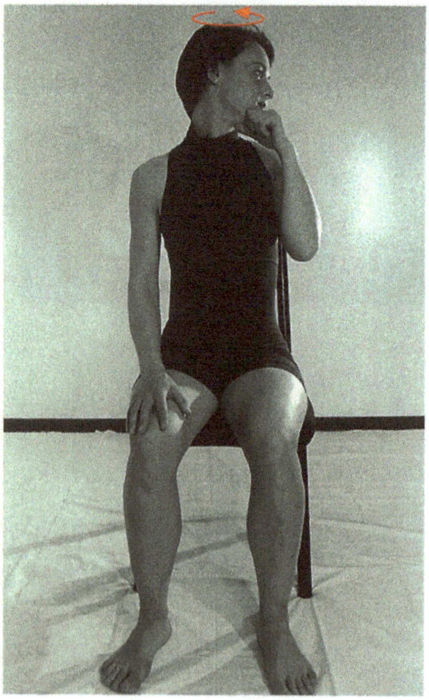

Übung 94

Position
Auf einem Stuhl sitzend, der Rücken ist gerade; legen Sie den rechten Arm über den Kopf (in der Mitte), die rechte Hand fasst die linke Seite des Kopfes, so dass Sie den rechten Mittelfinger in den linken Gehörgang legen können.

Ausführung
Atmen Sie ein und halten Sie fünf Sekunden den Atem an; beim Ausatmen neigen Sie mithilfe des Gewichts Ihres Armes den Kopf nach rechts und bleiben dann fünf Sekunden in dieser Position, ohne weiter zu atmen. Mit der nächsten Einatmung kehren Sie in die Ausgangsposition zurück, wechseln während der Atempause den Arm und führen die Übung auf der anderen Seite aus. Wiederholen Sie dies insgesamt sechsmal.

Die häufigsten Fehler
- den Kopf zu früh neigen, und zwar schon, wenn man den Arm über den Kopf legt,
- eine schlechte Position für den Arm wählen, so dass man den Kopf bei der Neigung auch drehen muss,
- Brustatmung,
- bei der Kopfneigung einatmen,
- den Nacken überstrecken und das Kinn heben,
- den Rücken nach vorne oder zur Seite beugen.

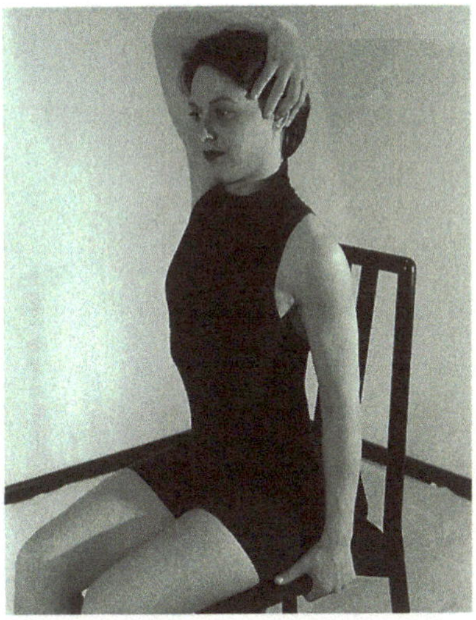

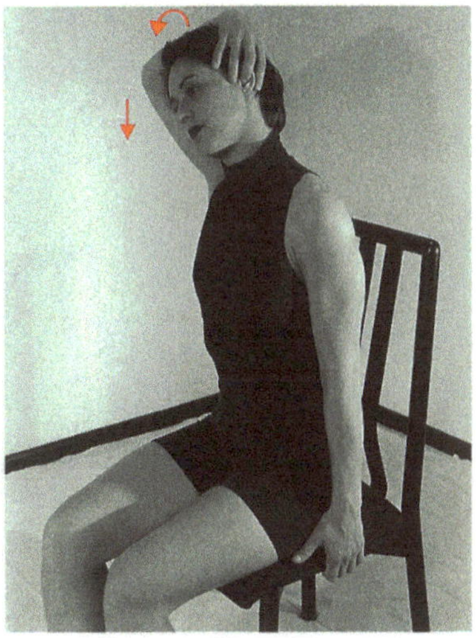

Übung 95

Position
Auf einem Stuhl sitzend, der Rücken ist gerade, ballen Sie Ihre rechte Hand zu einer lockeren Faust und stützen damit das Kinn ab, die linke Hand fasst hinten um den Kopf herum und „hakt" sich am rechten Ohr „ein".

Ausführung
Atmen Sie ein und halten Sie fünf Sekunden den Atem an; beim Ausatmen drehen Sie mithilfe Ihrer Hände (gemeinsame Bewegung) den Kopf nach rechts und bleiben dann fünf Sekunden in dieser Position, ohne weiter zu atmen. Mit der nächsten Einatmung kehren Sie in die Ausgangsposition zurück, tauschen die Position der Hände und führen die Übung auf der anderen Seite aus. Wiederholen Sie dies insgesamt sechsmal.

Die häufigsten Fehler
- Brustatmung,
- bei der Kopfdrehung einatmen,
- den Ellenbogen des Armes, dessen Hand an der Wange liegt, hochheben,
- den Nacken überstrecken und das Kinn heben,
- mit dem Kopf auch die Schultern mitdrehen,
- den Rücken krümmen.

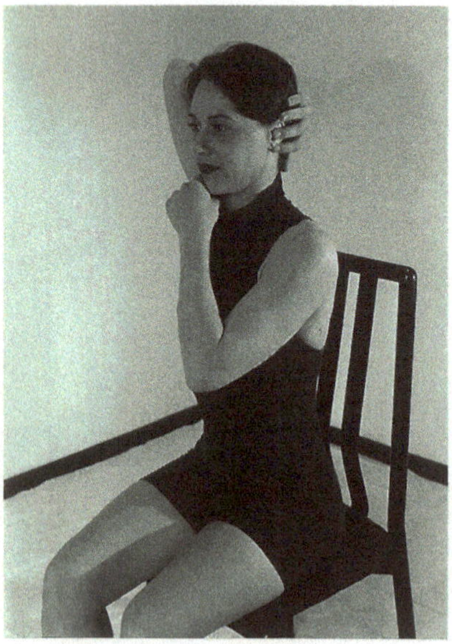
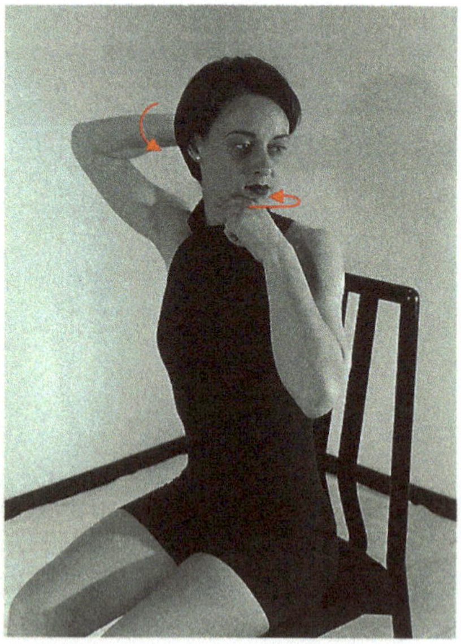

Übung 96

Position
Auf einem Stuhl sitzend, die Arme hängen entspannt an der Seite herab.

Ausführung
Beim Einatmen bewegen Sie den Kopf so weit wie möglich nach hinten und, während Sie den Atem anhalten, beugen Sie den Kopf nach vorne. Während Sie den Kopf gebeugt und den Atem weiterhin anhalten, ziehen Sie viermal so weit wie möglich die Schultern hoch und lassen sie wieder fallen. Beim Ausatmen heben Sie den Kopf und die Unterarme, dabei ballen Sie die Hände zu Fäusten. Wiederholen Sie die Sequenz vier- bis fünfmal.

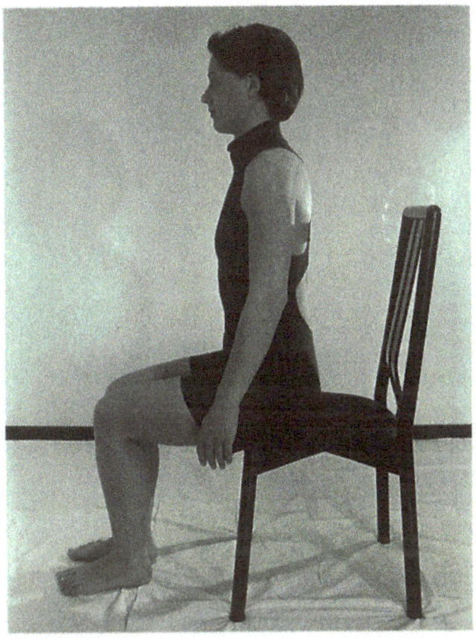

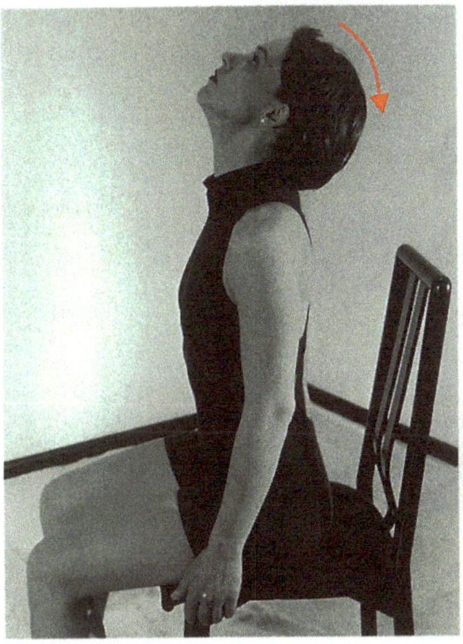

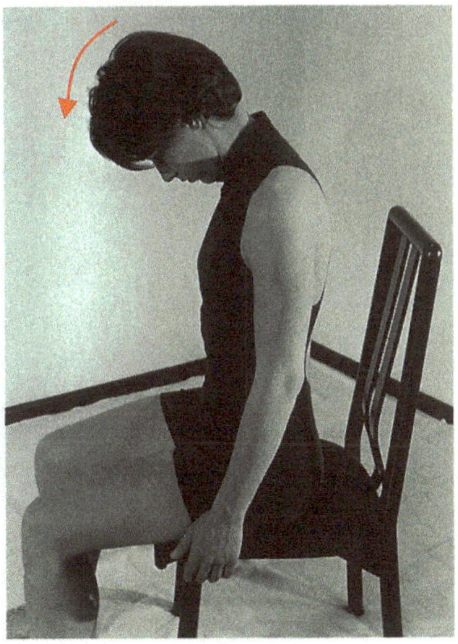

Übung 96 (Fortsetzung)

Die häufigsten Fehler

- den Kopf nach hinten gebeugt lassen,
- den Kopf nicht maximal nach vorne beugen,
- die Bewegung der Schultern einschränken oder zu heftig ausführen,
- den Kopf heben, wenn man die Schultern hochzieht,
- die Oberarme zusammen mit den Unterarmen hochheben,
- nach dem Einatmen nicht während der gesamten Übung den Atem anhalten.

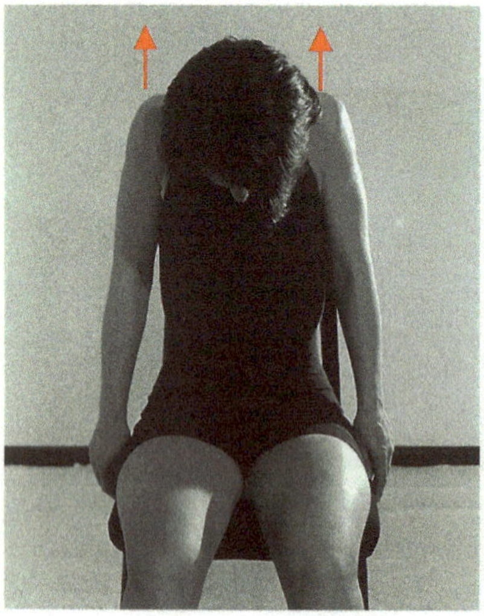

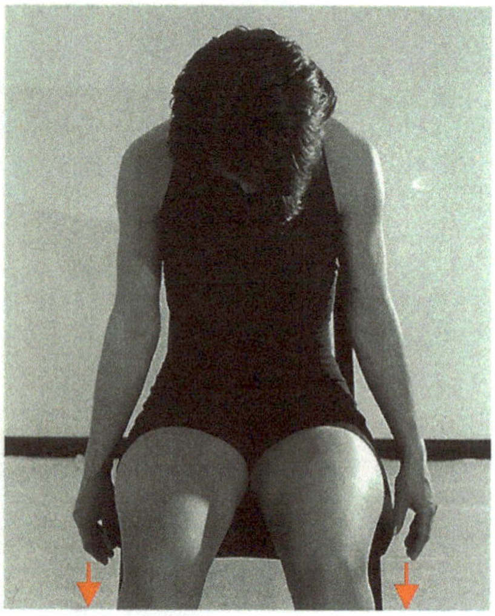

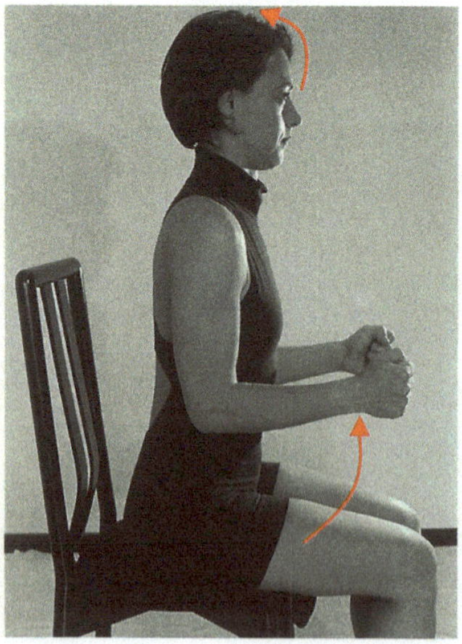

Übung 97

Position
Rückenlage, die Beine sind aufgestellt, die Arme liegen an den Seiten, die Handflächen zeigen zur Decke, die Finger, Handgelenke und Handrücken sind auf dem Boden. Die Schultern sind nach unten und zum Boden gezogen – Sie können sich hier zur Unterstützung zwei Bücher an die Fingerspitzen legen, die diese immer berühren sollen. Der Nacken ist lang, das Kinn angezogen, der untere Rücken liegt dicht am Boden, indem das Becken nach hinten gekippt wird. Regelmäßige Zwerchfellatmung.

Ausführung
Drehen und neigen Sie den Kopf in Richtung einer Schulter (als ob Sie die Schulter mit der Nasenspitze berühren wollten), bis Sie am Hals eine leichte Spannung spüren. Warten Sie, bis diese verschwindet. Dann drehen und neigen Sie den Kopf weiter, bis wieder eine Spannung am Hals entsteht, Sie warten ab und fahren erst fort, wenn die Spannung verschwunden ist. Wenn Sie die größt mögliche Drehung bzw. Neigung erreicht haben, kehren Sie in die Ausgangsposition zurück und führen die Übung auf der anderen Seite aus.

Die häufigsten Fehler
- die Zwerchfellatmung einschränken oder den Atem anhalten,
- den Kontakt zwischen Fingern und Buch verlieren oder die Finger vom Boden lösen,
- den unteren Rücken krümmen oder den Nacken überstrecken (und das Kinn heben),
- Schmerzen anstatt Muskelspannung erzeugen.

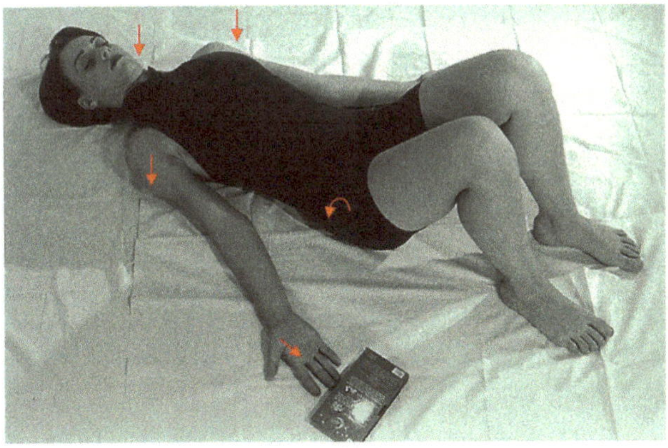

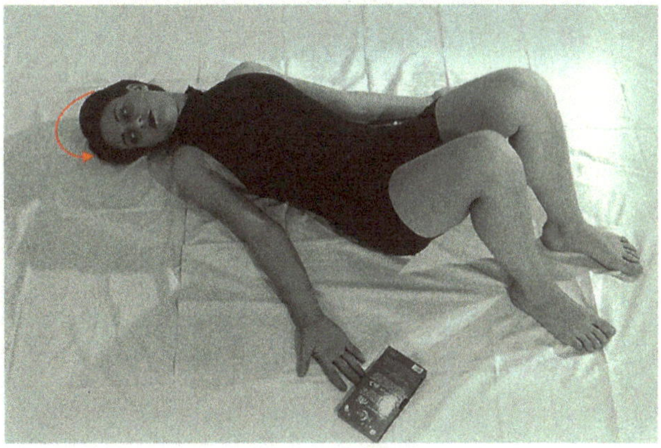

Übung 98

Position
Auf einem Stuhl sitzend, der Oberkörper ist aufrecht, die Hände sind hinter dem Kopf verschränkt, die Ellenbogen zeigen nach vorne.

Ausführung
Atmen Sie ein und, während Sie fünf Sekunden lang den Atem anhalten, drücken Sie den Kopf gegen den Widerstand der Hände nach hinten. Machen Sie dies ca. zehnmal, wobei Sie zwischen den Wiederholungen jeweils fünf bis zehn Sekunden pausieren.

Die häufigsten Fehler
- den Kopf bewegen oder nach vorne beugen,
- das Kinn heben und so den Nacken überstrecken.

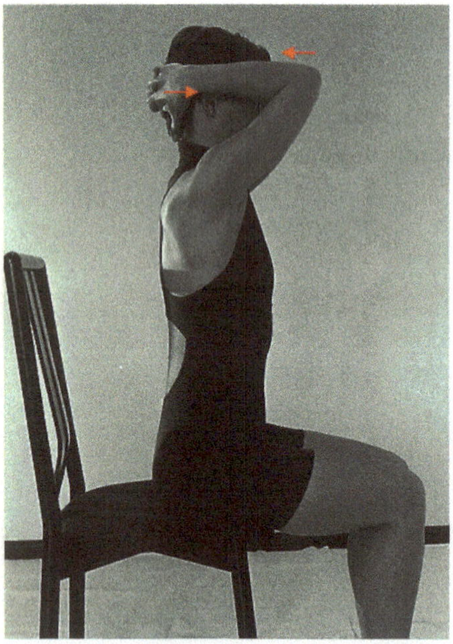

Übung 99

Position
Auf einem Stuhl sitzend, die linke Hand liegt an der linken Schädelseite (der Ellenbogen zeigt zur Seite), die rechte Hand entspannt auf dem Oberschenkel.

Ausführung
Atmen Sie ein und, während Sie fünf Sekunden lang den Atem anhalten, drücken Sie den Kopf gegen den Widerstand der Hand nach links. Wiederholen Sie dies ca. zehnmal, wobei Sie zwischen den Wiederholungen jeweils eine Pause von fünf bis zehn Sekunden einlegen.

Die häufigsten Fehler
- den Kopf bewegen, nach rechts oder links neigen oder nach vorne beugen,
- das Kinn heben und so den Nacken überstrecken,
- den Ellenbogen des Widerstand gebenden Armes nach vorne und nicht zur Seite zeigen lassen.

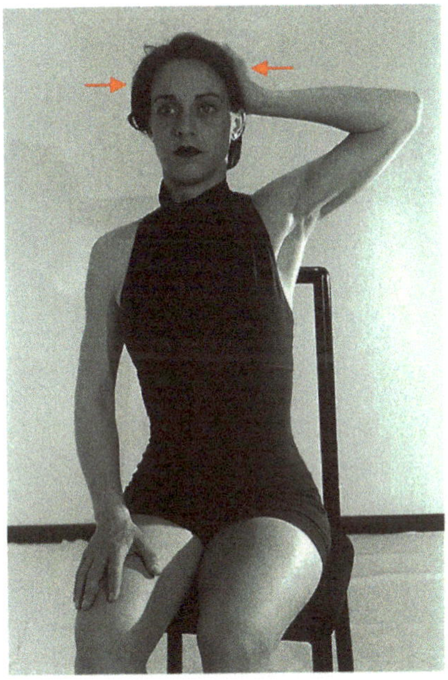

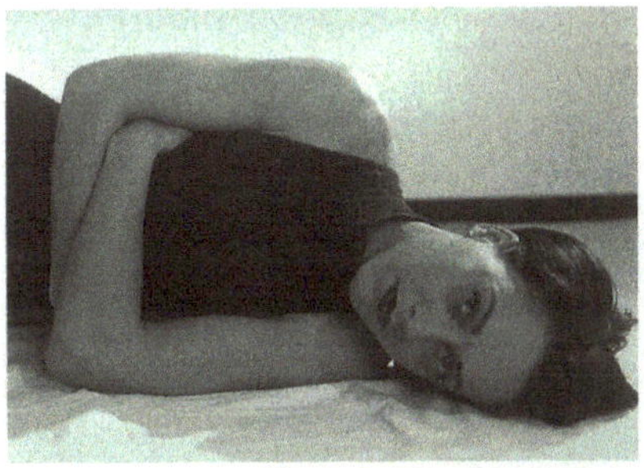

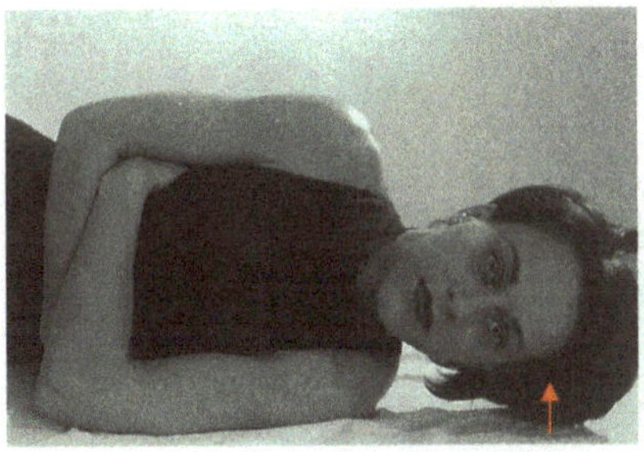

Variante

Position
- Seitenlage, ohne Kissen.

Ausführung
Heben Sie den Kopf, indem Sie ihn in eine Linie mit dem Rumpf bringen; halten Sie ihn fünf Sekunden in dieser Position.

Übung 100

Position

Auf einem Stuhl sitzend, der Oberkörper ist aufrecht, der Kopf nach rechts gedreht. Bringen Sie Daumen und Zeigefinger der linken Hand an die linke Seite des Kinns. Ziehen Sie mit der rechten Hand den linken Ellenbogen nahe zur Brust.

Ausführung

Atmen Sie ein und, während Sie fünf Sekunden lang den Atem anhalten, drücken Sie das Kinn gegen den Widerstand der Hand nach links. Machen Sie dies ca. zehnmal, wobei Sie zwischen den Wiederholungen jeweils fünf bis zehn Sekunden pausieren.

Die häufigsten Fehler

- den Kopf bewegen,
- das Kinn heben und so den Nacken überstrecken,
- den Kopf zur Seite neigen,
- den Ellenbogen anheben.

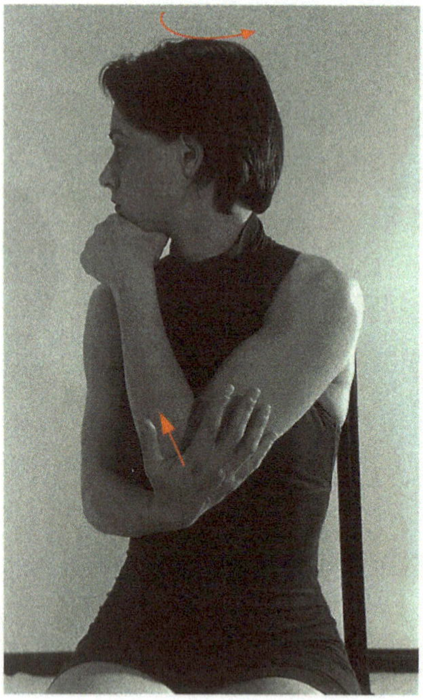

Übung 101

Position
Auf einem Stuhl sitzend, der Oberkörper ist aufrecht, die eine Hand ist zur Faust geballt, die andere umfasst diese unterhalb des Kinns, die Ellenbogen berühren sich vor der Brust.

Ausführung
Atmen Sie ein und, während Sie fünf Sekunden lang den Atem anhalten, drücken Sie das Kinn gegen den Widerstand der Hände nach unten. Führen Sie dies ca. zehnmal aus, wobei Sie zwischen den Wiederholungen jeweils eine Pause von fünf bis zehn Sekunden einlegen.

Die häufigsten Fehler
- das Kinn heben und so den Nacken überstrecken,
- den Kopf nach vorne beugen oder zur Seite neigen,
- die Ellenbogen anheben.

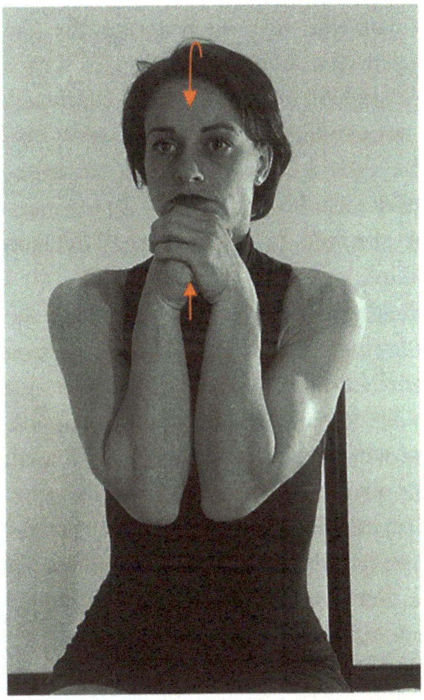

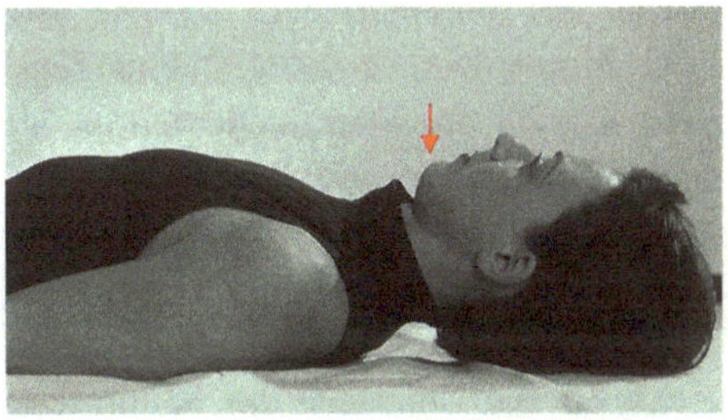

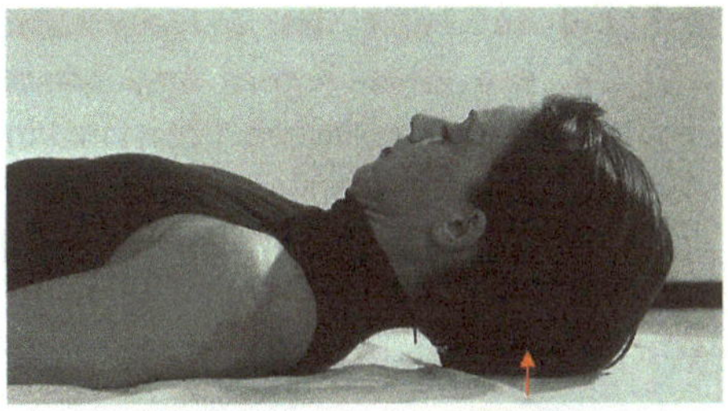

Variante

Position
Rückenlage, die Beine sind aufgestellt.

Ausführung
Heben Sie fünf Sekunden lang den Kopf vom Boden, das Kinn ist eingezogen.

2.9 Die Kopforgane – Teil I

Nicht alle Organe des Kopfes können direkt durch eine Körperübung stimuliert werden. Das Gehirn kann durch besondere Atemübungen indirekt angeregt werden, das Kleinhirn durch spezielle Tiefensensibilitätsübungen. Die Mandeln, die Speicheldrüsen, das Gehör- und Gleichgewichtsorgan, die arterielle Durchblutung des Schädels (der so genannte Circulus arteriosus Willisii) und die Augen (☞ 2.10) können direkt beeinflusst werden.

2.9.1 Der Inhalt

Mandeln (Tonsillen)

Die Gaumenmandeln bestehen als Organe des Immunsystems aus lymphatischem Gewebe und befinden sich hinter dem vorderen Gaumensegel an den Seitenwänden des Mundrachenraums. Sie stellen die erste Immunabwehr-Barriere an den Zugangsöffnungen zu Verdauungs- und Atemtrakt dar. Anatomisch gesehen befindet sich die ovale Gaumenmandel hinter dem 3. unteren Backenzahn und setzt sich bis zur Unterseite des Kaumuskels fort, und zwar ein wenig oberhalb und vor dem Kieferwinkel und auf Höhe des 2. Halswirbels (Dens axis). Die von einer Kapsel umgebenen Mandeln kommen mit dem Rachen (Pharynx) in Kontakt, der in diesem Bereich aus dem M. constrictor pharyngis superior und seitlich davon dem M. styloglossus besteht. Die Unterseite der Kapsel ist vorne eng mit dem Zungenrand verbunden, weiter hinten auch mit einigen kleinen Fasern des M. palatoglossus und des M. palatopharyngeus. Die Tonsillen bewegen sich durch Schluckbewegungen, Bewegungen der Zunge und der Halswirbelsäule.

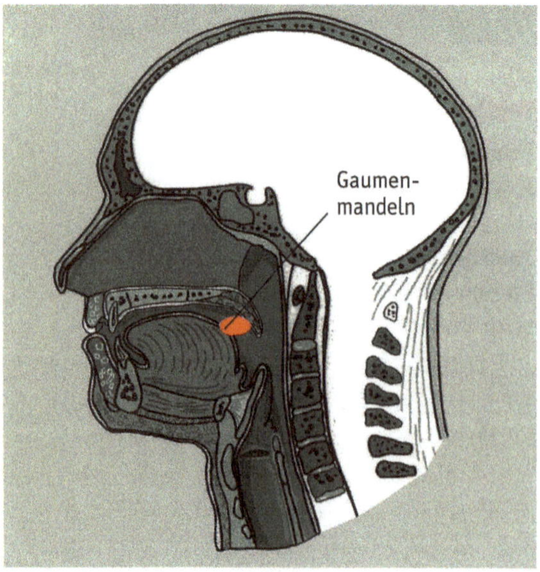

Abb. 48: Die Gaumenmandeln.

Speicheldrüsen

Der Speichel wird im Wesentlichen von drei paarweise angeordneten Speicheldrüsen produziert: der Ohrspeicheldrüse (Glandula parotidea), der Unterkieferdrüse (Glandula submandibularis) und der Unterzungendrüse (Glandula sublingualis). Sie haben die Aufgabe, die Nahrung zu verflüssigen, um das Schlucken zu erleichtern, die Mundschleimhaut zu befeuchten, was eine Grundvoraussetzung für das Sprechen darstellt, für eine wässrige, die Geschmacksknospen stimulierende Lösung zu sorgen und für eine Flüssigkeit, die beim Saugen (und auch Stillen) den notwendigen Halt gibt, sowie Verdauungsenzyme (wie z. B. die Amylase), Hormone und andere pharmakologisch aktive Zusammensetzungen abzusondern (z. B. ein dem Glukagon ähnliches Protein).

Die Ohrspeicheldrüse befindet sich unterhalb des äußeren Gehörgangs, zwischen Unterkiefer und dem M. sternocleidomastoideus; sie erstreckt sich nach vorne an der Seitenfläche des Kaumuskels entlang. Die Drüse wird von einer Kapsel umschlossen, die sich aus der oberflächlichen Halsfaszie fortsetzt. Diese Kapsel ist mit dem Jochbogen (Arcus zygomaticus) verbunden, dem Processus styloideus des Schläfenbeins, dem Unterkiefer, dem Trommelfell und mit einigen Muskeln.

Die Unterkieferdrüse liegt hinter dem Unterkiefer nahezu vollständig unter dem Mundboden. Die Unterseite ist vom Platysma, von der oberflächlichen Halsfaszie und von der Haut bedeckt; die Außenfläche berührt den Unterkiefer, zur Innenseite hin steht sie vorne in Kontakt mit dem M. mylohyoideus, weiter hinten mit dem M. styloglossus, im Mittelteil mit dem M. hyoglossus und nach unten mit den M. styloglossus und M. digastricus. Der tiefer liegende Drüsenteil befindet sich im Zwischenmuskelraum zwischen M. mylohyoideus, M. hyoglossus und M. styloglossus.

Die Unterzungendrüse ist die kleinste der großen Speicheldrüsen. Sie liegt unter der Schleimhaut des

Mundbodens. Nach oben hin berührt sie die Zunge, unten den M. mylohyoideus, vorne die Unterzungendrüse der anderen Seite, hinten den tiefliegenden Teil der Unterkieferdrüse, nach außen hin den Unterkiefer und nach innen den M. genioglossus. Die Beweglichkeit dieser Drüsen wird von den Bewegungen der Zunge, des Unterkiefers, der Halswirbelsäule und von den Schluckbewegungen beeinflusst.

Hör- und Gleichgewichtsorgan

Das Hörorgan hat seinen Sitz im Mittelohr (Trommelfell und Gehörknöchelchen), das Gleichgewichtsorgan im Innenohr (Labyrinth). Das Trommelfell und die Gehörknöchelchen liegen in der Paukenhöhle, die sich im Mittelteil des Schläfenbeins befindet. Die Aufgabe der Paukenhöhle mit dem Trommelfell und den Gehörknöchelchen (Hammer, Amboss und Steigbügel) ist die Übertragung von Schwingungen, die in der Luft des äußeren Gehörgangs entstehen.

Das Labyrinth besteht aus drei Teilen: dem Vorhof (Vestibulum), den Bogengängen (Canales semicirculares) und der Schnecke (Cochlea), und liegt ebenfalls im Mittelteil des Schläfenbeins. Die Funktion des Labyrinths besteht darin, das zentrale Nervensystem über Rezeptoren und den N. vestibularis ständig über die statische Position des Kopfes im Raum und über eine schräge oder lineare Beschleunigung oder Verlangsamung der Bewegungen zu informieren. Um eine regelmäßige Motilität der Ohrorgane beibehalten zu können, muss also die physiologische Beweglichkeit des Schläfenbeins (Rhythmus, Kraft und Weite der Bewegung) im Zusammenhang mit der Beweglichkeit des gesamten Schädels erhalten bleiben. Die Kaumuskulatur, die Physiologie des Kiefergelenks und die Beweglichkeit der Halswirbelsäule spielen für die Motilität des Schläfenbeins die wichtigste Rolle.

Arterielle Versorgung

Die arterielle Versorgung des Kopfes wird durch einen Ring anastomosierenden Gefäßen, den so genannten Circulus arteriosus Willisii, zwischen den beiden inneren Halsschlagadern (Aa. carotides internae) und den Aa. vertebrales gewährleistet. Die inneren Halsschlagadern dringen durch eine Öffnung im Schädel (Foramen lacerum zwischen Keilbein und Schläfenbein) zu diesem Gefäßring durch, während die Aa. vertebrales sich zur A. basilaris vereinen und durch die Hinterhauptöffnung zu dem Gefäßring gelangen. Diese drei wichtigen arteriellen „Leitungen" (die beiden Halsschlagadern und die A. basilaris) sind untereinander durch Arterien (Aa. communicantes anteriores und posteriores) verbunden und bilden so diesen charakteristischen arteriellen Gefäßring. Dieser liegt an der Hirnbasis um die Gelenkverbindung zwischen Hinterhaupt- und Keilbein herum und ist Ausgangspunkt der Hirnarterien (Aa. cerebri anterio-

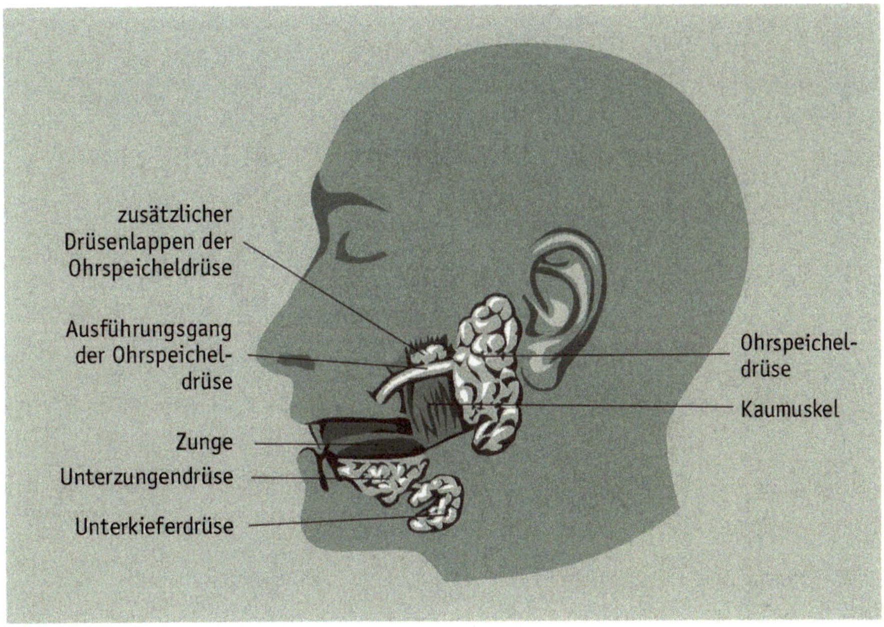

Abb. 49:
Die Speicheldrüsen.

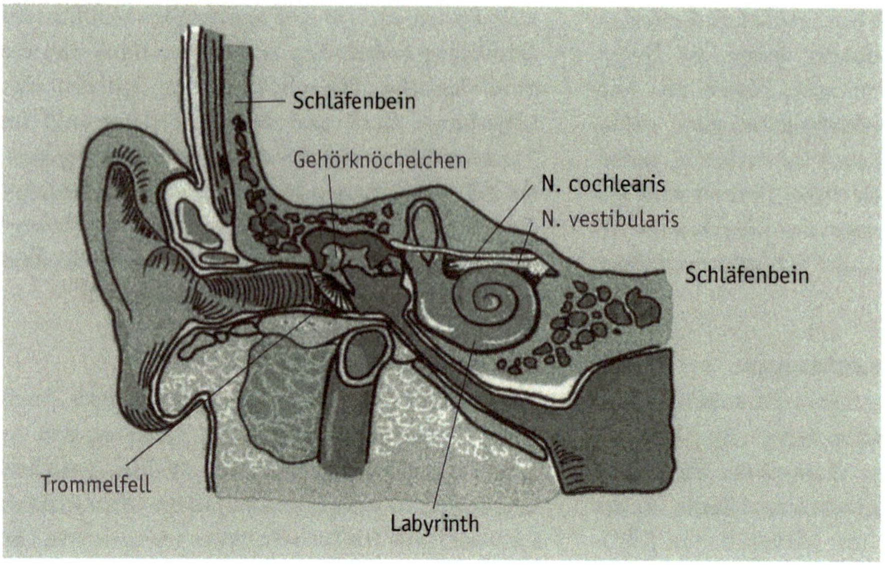

Abb. 50: Hör- und Gleichgewichtsorgan.

res, mediae und posteriores). Aufgrund seiner anatomischen Lage wird der Circulus arteriosus Willisii von den Bewegungen des Hinterhaupts, des Schläfenbeins und des Keilbeins beeinflusst. Das arterielle Blut fließt regelmäßig durch diesen Gefäßring, wenn die Beweglichkeit der Gelenkverbindung zwischen Hinterhaupt- und Keilbein und des Gelenkkomplexes von Hinterhauptbein, 1. und 2. Halswirbel (Atlas und Axis) gewahrt ist. Die Muskeln der Halswirbelsäule, die an der Schädelbasis ansetzen, tragen zu einem guten Funktionieren dieser Gelenkverbindungen bei.

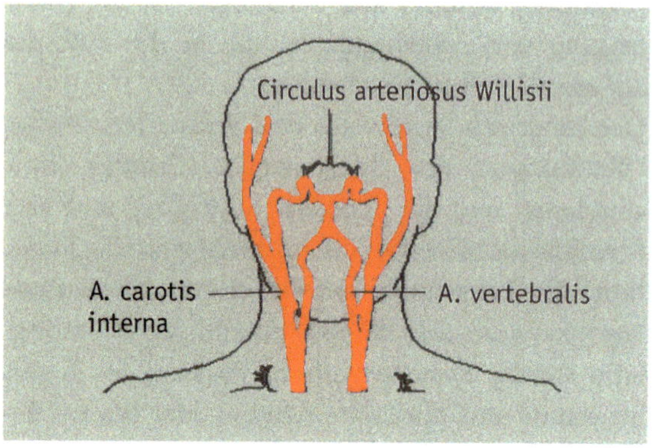

Abb. 51: Die arterielle Versorgung des Kopfes.

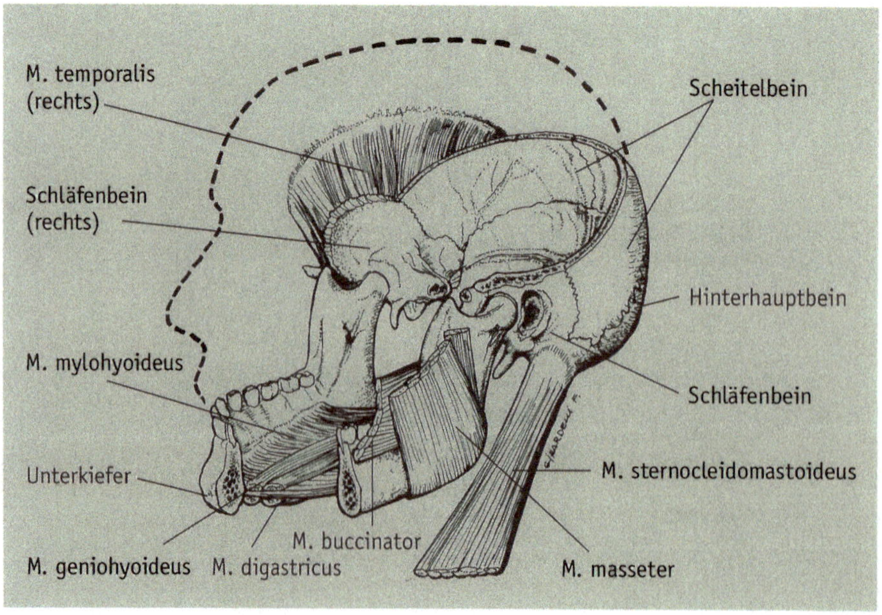

Abb. 52: Der leere Behälter.

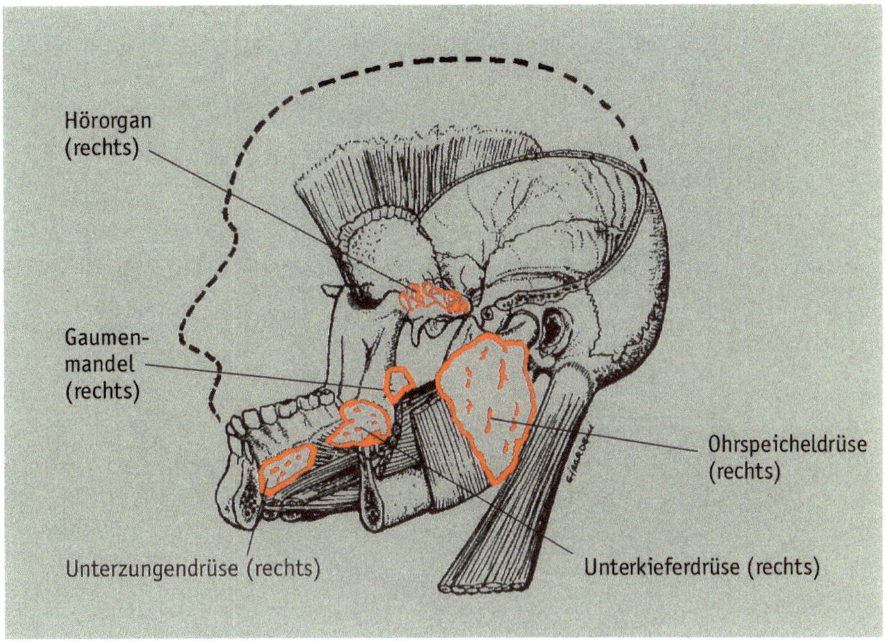

Abb. 53:
Der volle Behälter.

2.9.2 Der Behälter

Der Behälter hat die Form eines Beckens und besteht aus der Schädelbasis (Hinterhaupt-, Keil-, Schläfenbein und Unterkiefer) sowie den inneren und äußeren Muskeln, die hier ansetzen.

Bei den Muskeln handelt es sich um:

- seitlich: den M. sternocleidomastoideus, M. temporalis, M. masseter und M. buccinator,
- unten: M. digastricus, M. hyoideus und Platysma.

2.9.3 Kontraindikationen

Im Unterschied zu den vorangehenden Übungen sind die Übungen dieses Kapitels auch in akuten Krankheitsphasen (bei vasomotorischen Kopfschmerzen, Ohrentzündung, Zahnschmerzen, Mandelentzündung usw.) zu empfehlen, aber nur wenn sie Erleichterung verschaffen und die Symptome nicht verschlimmern. Bestehen Probleme mit Seitenabweichungen beim Öffnen und Schließen des Kiefers sollten Sie sich von einem Osteopathen oder erfahrenen Kieferorthopäden bei der Auswahl der geeigneten Übungen beraten lassen.

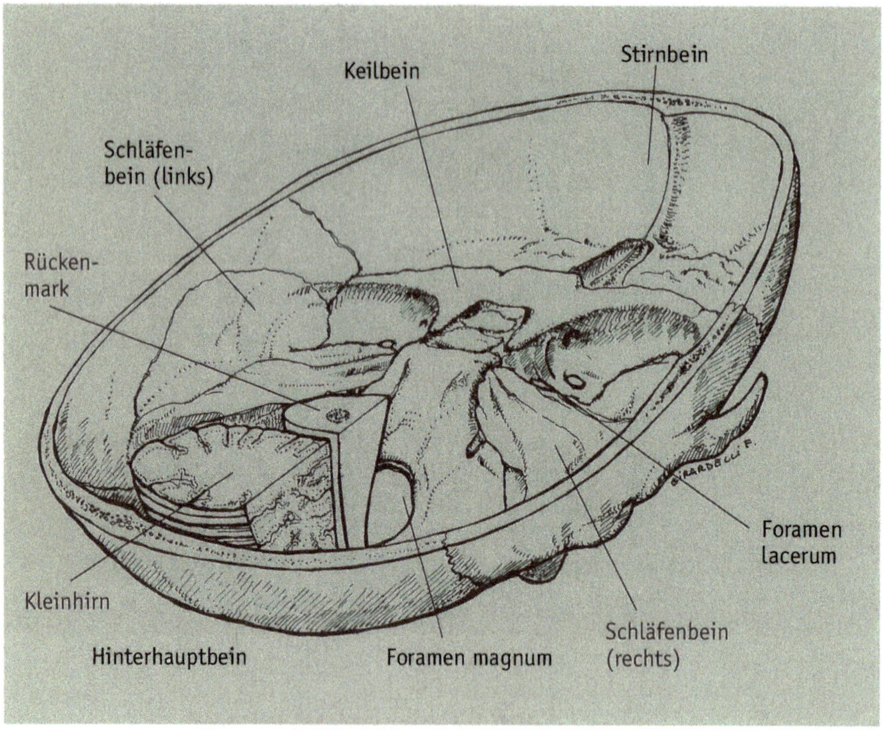

Abb. 54:
Der leere Behälter.

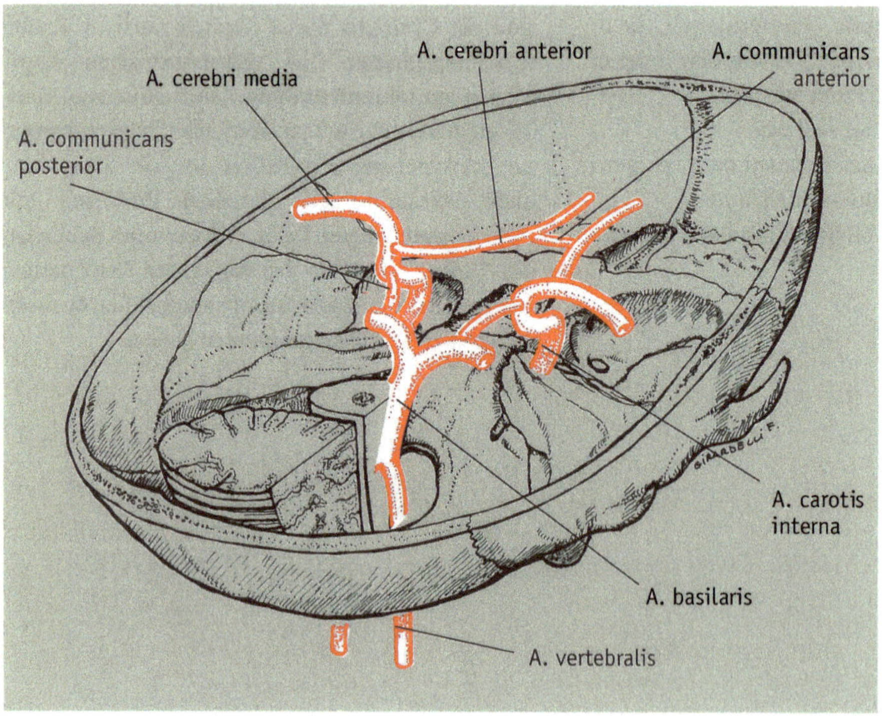

Abb. 55:
Der volle Behälter.

2.9.4 Übungen – Normalisierung der Kopforgane

Das Saugen an der Brust (das Stillen des Neugeborenen) ist die erste wichtige „Übung“ für eine normale Entwicklung der Kopforgane. Für die frühe Kindheit lassen sich keine weiteren Übungen finden, da der betreffende Behälter relativ starr ist. Empfehlenswert sind in jedem Fall die Übungen für die Normalisierung der Halsorgane (☞ 2.8.4), da ein Großteil von ihnen an der Schädelbasis ansetzt.

Übung 102

Normalerweise atmen wir aktiv ein und passiv aus. In diesem Fall ist die Ausatmung aktiv, während die Einatmung passiv geschehen soll. Die Übung besteht darin, die Luft in kurzen Stößen herauszupressen und danach absichtslos einzuatmen. Das Zwerchfell hat intensiv, aber passiv daran Anteil (und folglich auch Schädel- und Beckenzwerchfell).
Der eigentliche Motor in dieser Übung ist die Bauchmuskulatur. Die Übung hält also die Zwerchfelle beweglich und elastisch (☞ 1.3.3 Die drei Zwerchfelle) und kräftigt die Bauchmuskulatur.
Die Übung hat jedoch auch Einfluss auf das Gehirn: Aus der Physiologie weiß man, dass die Atmung das Volumen des Gehirns verändert. Während der Einatmung wird das Gehirnvolumen kleiner und bei der Ausatmung größer; das Ausmaß dieser Bewegung ist proportional zu den Atembewegungen. Dieser Effekt, den man leicht an den Schläfen spüren kann, beeinflusst die Zirkulation der zerebralen Flüssigkeiten (Zirkulation des Blutes und des Liquors). Wenn also während einer normalen Atmung das Gehirnvolumen ca. achtzehnmal pro Minute sein Volumen verändert, kann man sich gut vorstellen, was bei dieser Übung geschieht, bei der bis zu 120 Luftstöße pro Minute erreicht werden können. Man erzeugt eine regelrechte Gehirnmassage, die alle Gehirnzellen belebt. Alles stagnierende venöse Blut wird abtransportiert und frisches sauerstoffreiches Blut fließt dorthin.

Position
Auf einem Stuhl sitzend, der Rücken ist gerade und der Kopf in einer Linie mit dem Rücken (Variante: Rückenlage, die Beine sind aufgestellt). Die Bauchmuskulatur ist entspannt und die Bauchdecke leicht gewölbt.

Ausführung
Spannen Sie plötzlich die Bauchmuskeln an, so dass Sie eine bestimmte Luftmenge ausstoßen. Entspannen Sie die Bauchmuskeln sofort wieder: Der Bauch zeigt wieder eine leichte Wölbung, und eine bestimmte Luftmenge strömt passiv und geräuschlos in die Lungen. Während der passiven Einatmung achten Sie auf eine entspannte Bauchmuskulatur, so dass die Luft relativ langsam einströmt. Die Einatmung dauert dreimal so lange wie die Ausatmung.
Das Ausstoßen der Luft dauert etwa zwei Zehntel Sekunden, während die Einatmung zwischen vier und acht Zehntel Sekunden variiert, je nach Rhythmus, in dem die Übung ausgeführt wird. Woher wissen Sie, ob Sie die Luft ausreichend energisch ausstoßen und die Stöße kurz genug sind? Beobachten Sie Ihre Nasenflügel: Im Moment des Luftausstoßens weiten sie sich auf einmal deutlich, bei der Einatmung bewegen sie sich nicht. Versuchen Sie nicht, mithilfe der Bauchmuskeln bei jeder Bewegung mehr Luft auszustoßen, denn nicht die Menge an ausgestoßener Luft ist wichtig, sondern die Kraft der Stoßbewegung.
Zur besseren Kontrolle können Sie sich auch vor einen Spiegel setzen: Verfolgen Sie aufmerksam, was im Moment des Ausstoßen an der Basis des Halses und in den Schlüsselbeingrübchen

(Fossae supraclaviculares) geschieht. Hat das Ausstoßen die erforderliche Kraft, heben sich die Grübchen und der Hals schwillt an seiner Basis kurz an, da die Lungen nach oben gedrückt werden.
Die Ausatmung geschieht in den Nasenlöchern geräuschvoll und der Nasenschleim wird nach außen transportiert. Halten Sie deshalb ein Taschentuch unter die Nase, denn durch diese Übung werden die Atemwege vom Schleim gereinigt.
Machen Sie in der ersten Woche drei Serien von je zehn Stößen mit einer Minute Pause zwischen den Serien. Verlängern Sie jede Woche die Serien um zehn Stöße. Führen Sie die Übung nach und nach schneller aus, bis Sie ein Maximum von 120 Luftstößen pro Minute erreichen.

Die häufigsten Fehler

- den Brustkorb in die Bewegung mit einbeziehen oder die Schultern hochziehen,
- die Dauer von Aus- und Einatmung angleichen,
- die Muskulatur von Gesicht und Nase anspannen,
- die Stoßbewegung schnell, aber nicht kräftig genug ausführen.

Übung 103

Position
Sitzposition, der Rücken ist gerade, die Arme hängen entspannt an den Seiten herab.

Ausführung
Beim Einatmen bewegen Sie den Kopf nach vorne, indem Sie das Kinn so weit wie möglich nach vorne schieben und beim Ausatmen nach hinten, indem Sie das Kinn einziehen. Wiederholen Sie die Bewegung ca. zwölfmal.

Die häufigsten Fehler
- das Kinn heben, wenn der Kopf nach vorne geschoben wird,
- die Stirn senken, wenn der Kopf nach hinten bewegt wird,
- bei der Bewegung nach vorne ausatmen bzw. umgekehrt,
- die Schultern anspannen oder hochziehen,
- den Rücken krümmen.

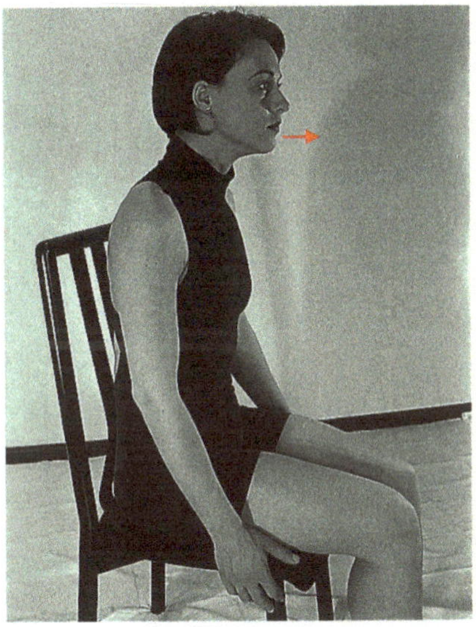

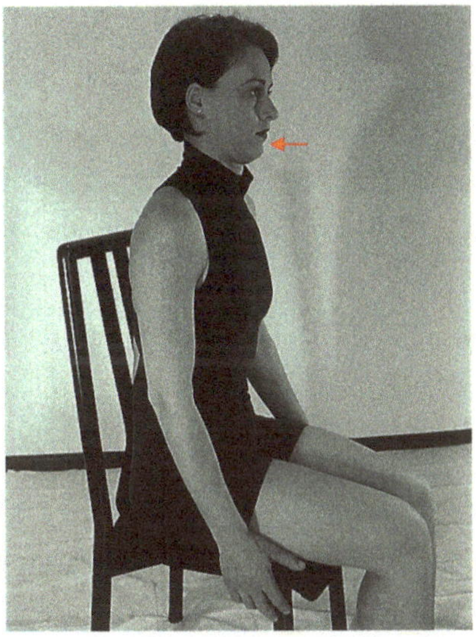

Übung 104

Position
Sitzposition, der Rücken ist gerade, die Arme hängen entspannt an den Seiten herab.

Ausführung
Strecken Sie die Zunge so weit wie möglich heraus (die Lippen umschließen die Zunge) und schlucken Sie. Den Kopf halten Sie dabei abwechselnd in normaler Position, nach vorne und nach hinten gebeugt. Um die Mandel auf der linken Seite verstärkt zu stimulieren, strecken Sie die Zunge mehr nach rechts bzw. umgekehrt. Wiederholen Sie die Schluckbewegung insgesamt ca. zwölfmal.

Die häufigsten Fehler
- die Zunge zu wenig herausstrecken,
- die Lippen zusammenpressen.

Übung 105

Position
Sitzposition, der Rücken ist gerade. Legen Sie den rechten Mittelfinger in das rechte Ohrloch, während die linke Hand den Schädel umfasst, die Finger liegen 5 cm oberhalb des rechten Ohrs auf dem seitlichen Schädelknochen.

Ausführung
Beim Einatmen ziehen Sie das Ohrloch mit dem Mittelfinger sanft nach unten und den Schädel mit der anderen Hand nach links (als ob Sie eine Schachtel öffnen wollten). Bleiben Sie in dieser Dehnung, während Sie den Atem fünf Sekunden lang anhalten, dann atmen Sie aus und lassen die Spannung los. Halten Sie nochmals fünf Sekunden lang den Atem an; wiederholen dies insgesamt viermal. Machen Sie die Übung entsprechend auch auf der anderen Seite.

Die häufigsten Fehler
- die Schultern anspannen oder hochziehen,
- den Arm der am Ohr liegenden Hand heben,
- den Kopf nach vorne beugen oder den Nacken überstrecken,
- bei der Dehnung ausatmen, beim Loslassen einatmen,
- den Rücken krümmen.

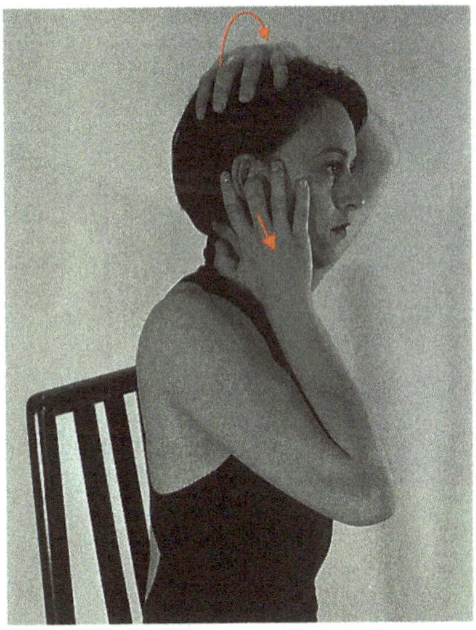

Übung 106

Position
Sitzposition, der Rücken ist gerade und die Arme hängen entspannt neben dem Körper.

Ausführung
Schieben Sie beim Ausatmen den Unterkiefer nach vorne (bringen Sie die unteren Zähne so weit wie möglich vor die obere Zahnreihe) und halten Sie fünf Sekunden lang den Atem an. Ziehen Sie dann bei der Einatmung den Unterkiefer zurück (bringen Sie die unteren Zähne so weit wie möglich hinter die oberen). Halten Sie wiederum fünf Sekunden lang den Atem an, während Sie in dieser Haltung bleiben. Wiederholen Sie dies fünfmal.

Die häufigsten Fehler
- den Rücken krümmen,
- den Unterkiefer mit der Ein- statt Ausatmung nach vorne schieben,
- den Nacken überstrecken oder einziehen.

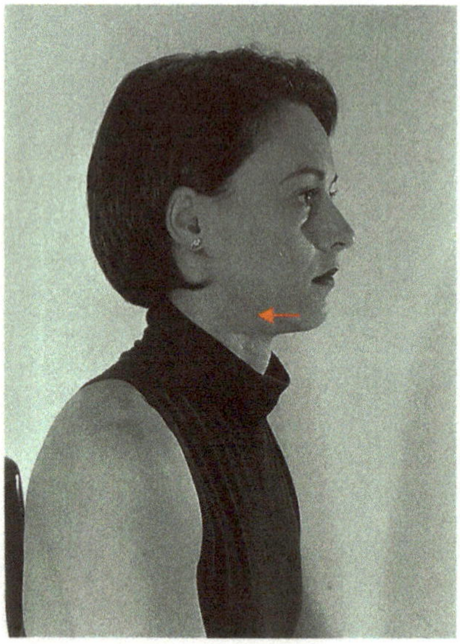

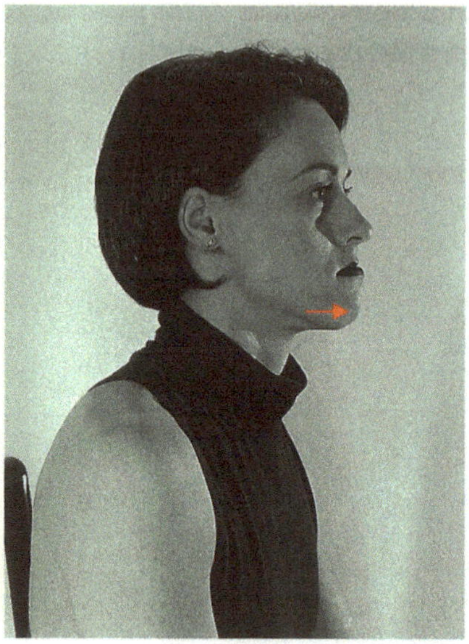

Übung 107

Position
Sitzposition, der Rücken ist gerade und die Arme hängen entspannt neben dem Körper.

Ausführung
Schieben Sie beim Ausatmen den Unterkiefer zur Seite (bringen Sie das Kinn so weit wie möglich zur Seite). Bleiben Sie fünf Sekunden lang in dieser Haltung, ohne weiter zu atmen. Bei der Einatmung bewegen Sie das Kinn in die Normalstellung zurück und bleiben in dieser Position, während Sie wieder fünf Sekunden lang den Atem anhalten. Führen Sie die Übung dann zur anderen Seite aus. Wiederholen Sie dies insgesamt sechsmal.

Die häufigsten Fehler
- den Kopf mitbewegen,
- die Schultern anspannen oder hochziehen,
- bei der Seitbewegung des Unterkiefers ein- statt ausatmen.

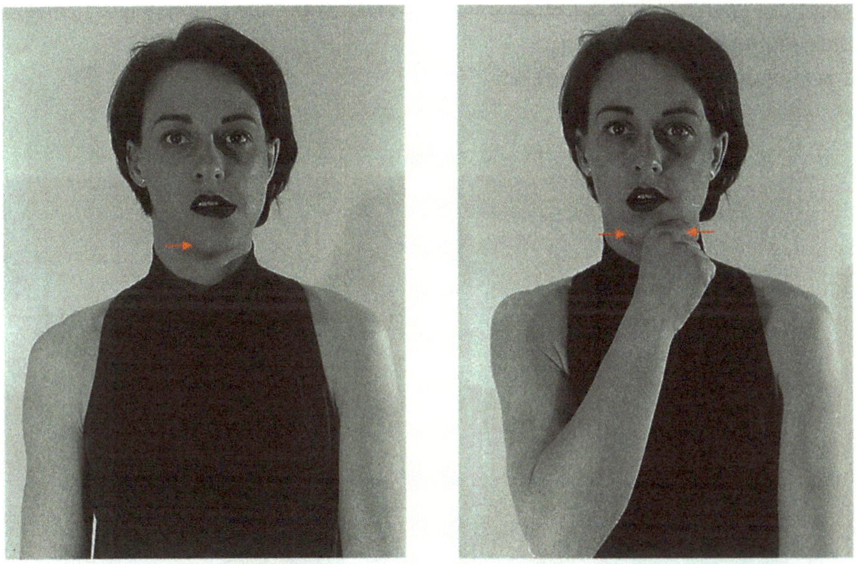

Variante

Position
Sitzposition, die zur locker Faust geschlossene rechte Hand liegt an der linken Seite des Kinns, der Ellenbogen ist nahe am Körper.

Ausführung
Atmen Sie ein, halten Sie fünf Sekunden lang den Atem an und schieben den Unterkiefer gegen den Widerstand der Hand zur Seite. Danach lösen Sie Ihre Hand vom Unterkiefer und lassen ihn bei der Ausatmung ganz natürlich auf die andere Seite gleiten. In der neuen Position beginnen Sie wieder den Unterkiefer gegen den Widerstand der (anderen) Hand isometrisch zur Seite zu drücken.
Wiederholen Sie die Übung auf jeder Seite dreimal.

Übung 108

Position
Sitzposition, ein Ellenbogen ist nach vorne auf Schulterhöhe aufgestützt (z. B. auf einer Stuhllehne), die entsprechende Hand liegt an der Stirn. Mit dem Zeige- und Mittelfinger der anderen Hand fassen Sie im Mundinneren den Unterkiefer.

Ausführung
Atmen Sie ein, halten Sie fünf Sekunden den Atem an und versuchen währenddessen den Mund gegen den Widerstand der Hand zu schließen. Bei der Ausatmung entspannen Sie den Unterkiefer; halten wieder fünf Sekunden lang den Atem an und ziehen mit Zeige- und Mittelfinger den Unterkiefer nach unten. Von dieser neu erreichten Position aus versuchen Sie wieder den Mund zu schließen; anschließend dehnen Sie den Unterkiefer erneut nach unten. Wiederholen Sie dies drei- bis viermal.

Die häufigsten Fehler
- den Kopf nach vorne beugen, da der Ellenbogen tiefer als auf Schulterhöhe aufgestützt ist,
- den Mund mit zu viel Kraft schließen,
- den Unterkiefer zu kräftig nach unten dehnen (es reicht fast das Eigengewicht des Armes, um eine wirksame Dehnung zu erzielen),
- die Schultern anspannen oder hochziehen.

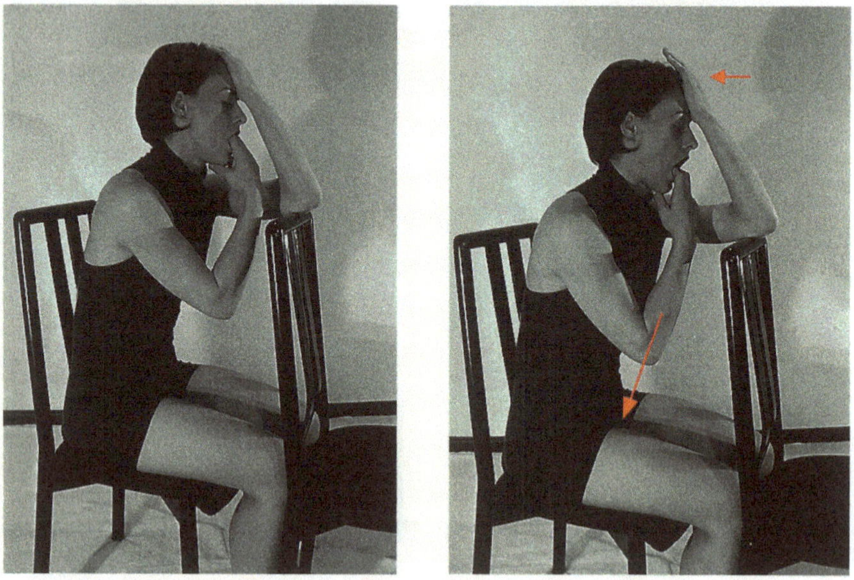

Übung 109

Position
Sitz, der Rücken ist gerade und der Kopf in einer Linie mit dem Rumpf. Legen Sie die Hände (zu einer Faust geformt) unter das Kinn, die Ellenbogen sind vor der Brust nahe aneinander.

Ausführung
Atmen Sie ein und versuchen Sie fünf Sekunden lang, den Mund gegen den Widerstand der Hände zu öffnen, also den Unterkiefer nach unten zu bringen. Beim Ausatmen entspannen Sie den Unterkiefer und machen eine kurze Pause von fünf Sekunden. Wiederholen Sie dies zehnmal.

Die häufigsten Fehler
- den Mund öffnen,
- den Kopf bewegen,
- die Bewegung während der Ausatmung machen.

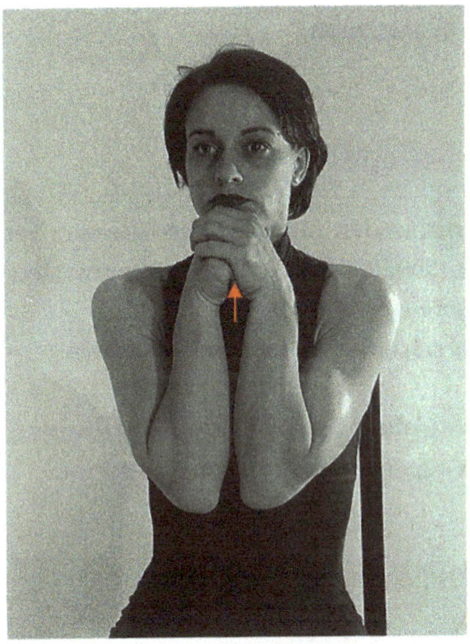

2.10 Die Kopforgane – Teil II

2.10.1 Der Inhalt

Auge

Das Auge ist fast kugelförmig und hat einen Durchmesser von ca. 2,5 cm. Es besteht aus drei Gewebeschichten bzw. Augenhäuten: der Lederhaut (Sklera, äußere Augenhaut), der Aderhaut (Choroidea, mittlere Augenhaut) und der Netzhaut (Retina, innere Augenhaut). Das Auge kann als die Verlängerung des Gehirns betrachtet werden. Die Dura mater, die dichte und wenig elastische Hirnhaut, die das Gehirn einhüllt, umhüllt den Sehnerv. Sie setzt sich in der Lederhaut fort, so dass sich die Augenbewegungen mechanisch über die Dura mater auf das Gehirn übertragen.

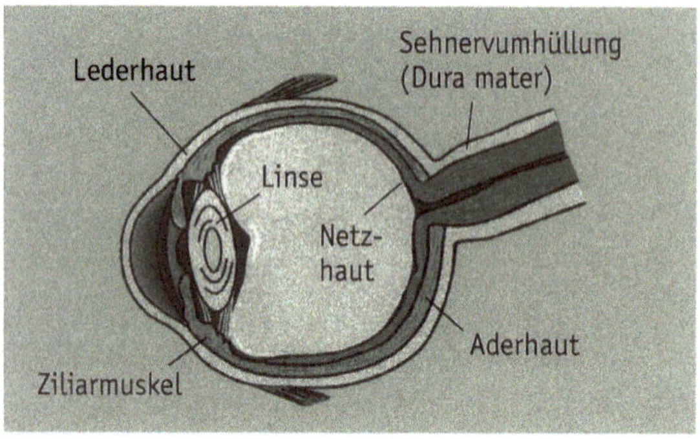

Abb. 56: Der Aufbau des Auges.

Die Umstellung des Auges von der Nahsicht zur Fernsicht wird Akkommodation genannt. Wenn das Auge auf etwas weiter Entferntes blickt, ist die Distanz zwischen Linse und Netzhaut kleiner als normal und größer, wenn der fixierte Gegenstand näher ist. Der Abstandswechsel zwischen Linse und Netzhaut geschieht durch den Ziliarmuskel, der auf die Linse einen Zug ausübt und deren Krümmung bestimmt, und durch die Augenmuskeln, deren Aufgabe es ist, das Auge in alle Richtungen zu bewegen. Wenn man in die Ferne sieht, ist die Linse weniger gekrümmt, bei der Nahsicht verstärkt sich die Krümmung der Linse und damit die Brechkraft.

Die äußeren Augenmuskeln agieren zusammen mit der Halsmuskulatur. Oft ist Fehlsichtigkeit das Ergebnis einer anomalen Spannung der äußeren Augenmuskeln, die mit der Zeit eine Verformung des Augapfels hervorrufen.

2.10.2 Der Behälter

Die Augen liegen in den Augenhöhlen, die sich aus verschiedenen Schädelknochen zusammensetzen; sie sind von den Augenmuskeln umhüllt.

Die Sehorgane sind von folgenden Strukturen umgeben:

- oben: vom Stirnbein, dem M. levator palpebrae, M. obliquus superior und M. rectus superior,

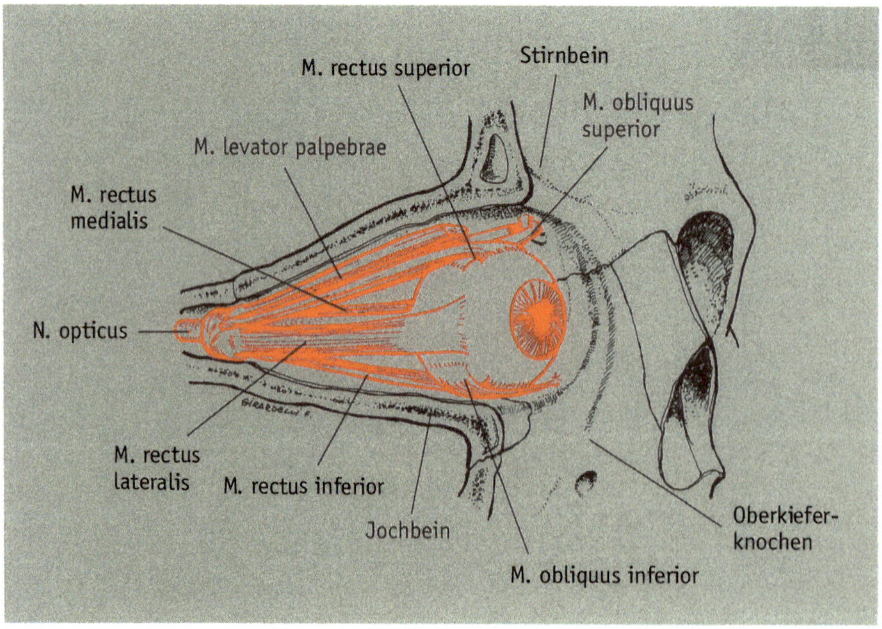

Abb. 57: Der Halteapparat des Auges.

- zur Mitte: vom Siebbein (Os ethmoidale), Tränenbein (Os lacrimale) und M. rectus medialis,
- zur Seite: vom Jochbein (Os zygomaticum) und M. rectus lateralis,
- unten: vom Oberkieferknochen, M. rectus inferior und M. obliquus inferior,
- hinten: vom Keilbein (Os sphenoidale) und allen Augenmuskeln, die sich im gemeinsamen Sehnenwinkel treffen,
- vorne: von der Lederhaut (Sklera), die die Fortsetzung der Dura mater darstellt.

2.10.3 Kontraindikationen

Diese Übungen sind in der Akutphase von Augenerkrankungen kontraindiziert, z. B. bei Entzündung der Lidränder (Blepharitis) oder Bindehautentzündung (Konjunktivitis). Bei chronischen Erkrankungen wie Kurzsichtigkeit (Myopie), Alterssichtigkeit (Presbyopie), Astigmatismus, Schielen (Strabismus) usw. sind sie hingegen sehr effektiv. Unmittelbar nach Augenoperationen sind die Übungen ebenfalls kontraindiziert.

2.10.4 Übungen – Normalisierung der Kopforgane

Diese Übungen dienen der Vorbeugung, um die tägliche Belastung unserer Augen durch künstliches Licht, Fernsehen und Computer auszugleichen. Diese unnatürlichen Lichtreize führen unvermeidlich zu einer anomalen Spannung der Augenmuskulatur. Auch eine hypertone Halsmuskulatur, die durch längeres Halten des Kopfes in einer bestimmten Position entsteht, z. B. beim Autofahren, Lernen, Videoschauen, Nähen, bestimmten Sportarten, ist für ein Ungleichgewicht der Augenmuskeln verantwortlich. Deshalb sollten Sie für die Augengesundheit nicht nur diese Übungen machen, sondern auch die Übungen für die Halsorgane (☞ 2.8.4). Wenn Sie den Hals bewegen, mobilisieren Sie auch die Dura mater; die Bewegung setzt sich einerseits weiter entlang des ganzen Rückenmarks fort und gelangt andererseits auch zur Lederhaut.

Übung 110

Position

Sitzposition, die Wirbelsäule ist gerade und der Kopf in einer Linie mit dem Rücken (die Übung fällt Ihnen leichter, wenn Sie sich mit dem Rücken und Kopf an der Wand anlehnen).

Ausführung

Halten Sie den Kopf ruhig, aber entspannt, rollen Sie die Augen nach oben und unten.
Die Bewegungen sollen so groß wie möglich, aber mit der geringst möglichen Anstrengung ausgeführt werden. Nach und nach werden die Muskeln an Spannung verlieren, und Sie werden immer weiter nach oben bzw. unten sehen können.
Führen Sie drei Serien von sechs Wiederholungen mit zehn Sekunden Pause zwischen den Serien aus.

Die häufigsten Fehler

- den Kopf mitbewegen,
- Ausmaß und Häufigkeit der Atemzüge beschränken oder den Atem anhalten,
- den Hals oder die Schultern anspannen,
- sich bei der Augenbewegung zu sehr anstrengen.

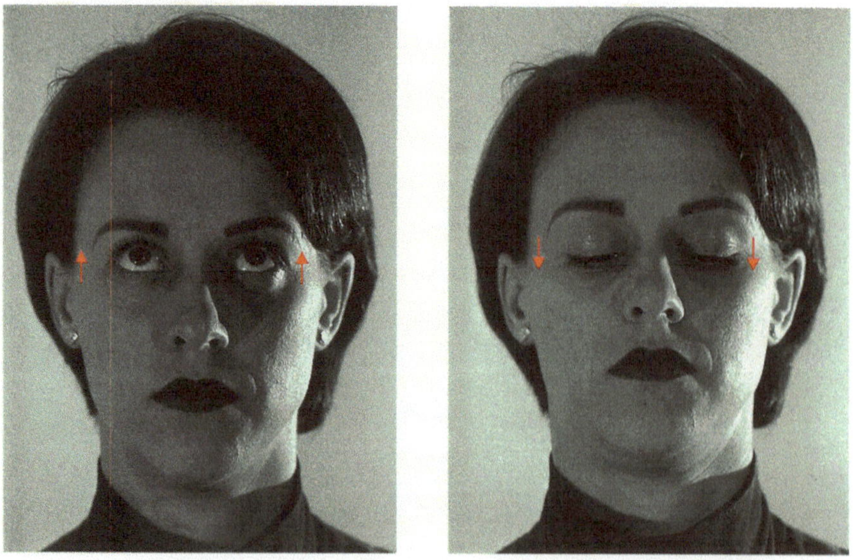

Übung 111

Position
Sitzposition, die Wirbelsäule ist gerade und der Kopf in einer Linie mit dem Rücken (die Übung fällt Ihnen leichter, wenn Sie sich mit dem Rücken und Kopf an der Wand anlehnen).

Ausführung
Halten Sie den Kopf ruhig, aber entspannt, rollen Sie die Augen nach links und nach rechts.
Die Bewegungen sollen so groß wie möglich, aber mit der geringst möglichen Anstrengung ausgeführt werden. Nach und nach werden die Muskeln an Spannung verlieren, und Sie werden immer weiter nach links bzw. rechts sehen können.
Führen Sie drei Serien von sechs Wiederholungen aus mit zehn Sekunden Pause zwischen den Serien.

Die häufigsten Fehler
- den Kopf mitbewegen,
- Ausmaß und Häufigkeit der Atemzüge beschränken oder den Atem anhalten,
- den Hals oder die Schultern anspannen,
- sich bei der Augenbewegung zu sehr anstrengen.

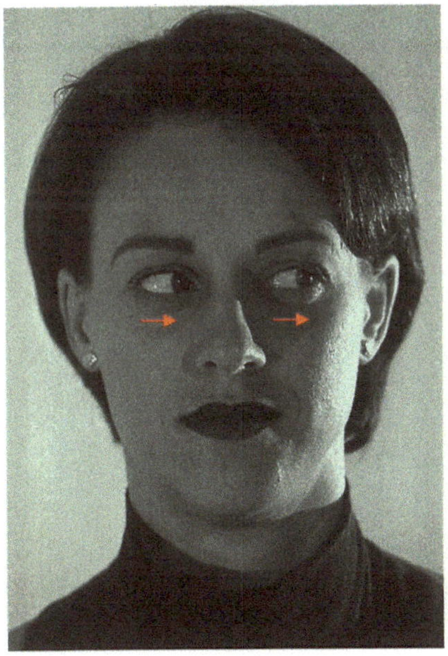

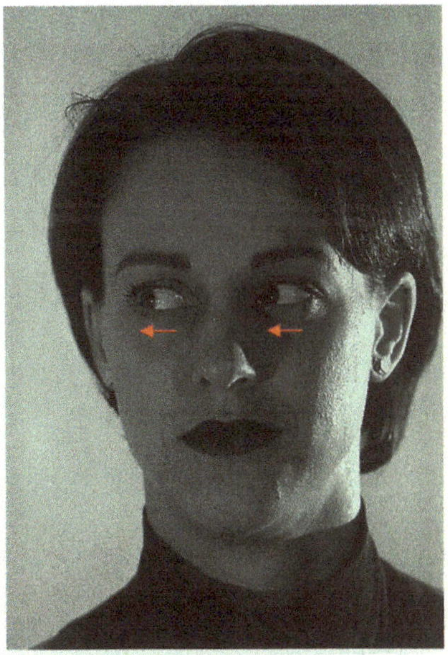

Übung 112

Position
Sitzposition, die Wirbelsäule ist gerade und der Kopf in einer Linie mit dem Rücken (die Übung fällt Ihnen leichter, wenn Sie sich mit dem Rücken und Kopf an der Wand anlehnen).

Ausführung
Halten Sie den Kopf ruhig, aber entspannt, rollen Sie die Augen im Uhrzeigersinn und gegen den Uhrzeigersinn. Die Kreisbewegungen sollen so groß und rund wie möglich, aber mit der geringst möglichen Anstrengung ausgeführt werden, da das Ziel eine Muskelentspannung und nicht eine Vergrößerung der Spannung ist. Nach und nach werden die Muskeln an Spannung verlieren, und Sie werden mit den Augen immer weitere Kreise beschreiben können.
Führen Sie drei Serien von sechs Wiederholungen aus mit zehn Sekunden Pause zwischen den Serien.

Die häufigsten Fehler
- den Kopf mitbewegen,
- Ausmaß und Häufigkeit der Atemzüge beschränken oder den Atem anhalten,
- den Hals oder die Schultern anspannen,
- sich bei der Augenbewegung zu sehr anstrengen.

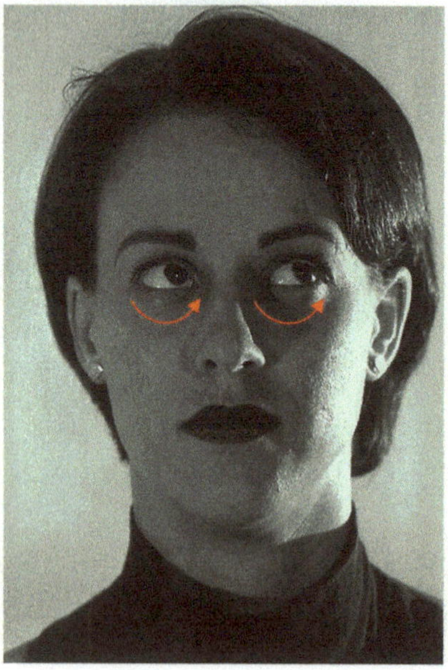

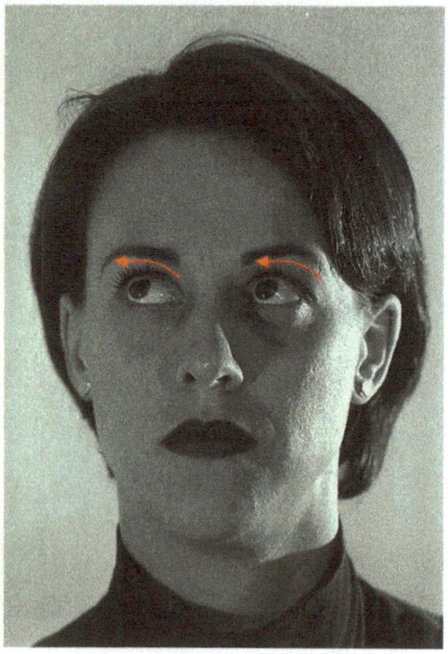

Übung 113

Position
Sitzposition, die Wirbelsäule ist gerade und der Kopf in einer Linie mit dem Rücken (die Übung fällt Ihnen leichter, wenn Sie sich mit dem Rücken und Kopf an der Wand anlehnen).

Ausführung
Fixieren Sie einen Punkt vor sich auf Augenhöhe, während Sie den Kopf bei der Ausatmung sechsmal so weit wie möglich nach links und rechts drehen.

Die häufigsten Fehler
- das Kinn heben und den Nacken überstrecken,
- die Augen bewegen,
- die Zwerchfellatmung einschränken oder den Atem anhalten.

Variante
Senken und heben Sie den Kopf, während Sie einen Punkt fixieren.

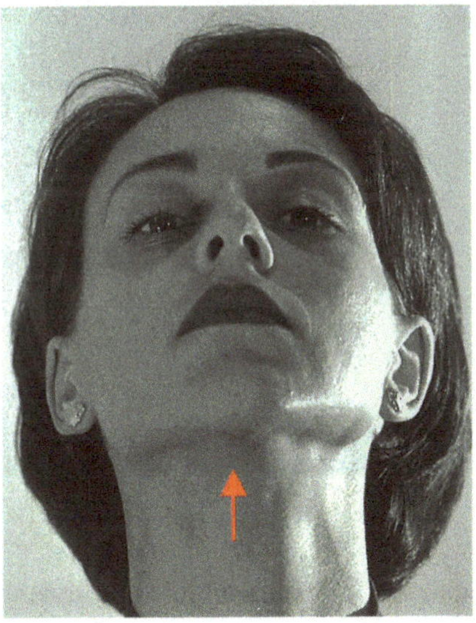

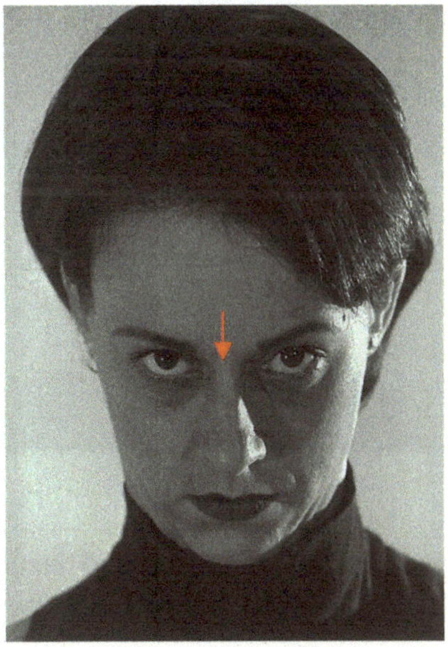

Übung 114

Position
Sitzposition, die Wirbelsäule ist gerade und der Kopf in einer Linie mit dem Rücken (die Übung fällt Ihnen leichter, wenn Sie sich mit dem Rücken und Kopf an der Wand anlehnen).

Ausführung
Drehen Sie bei der Ausatmung gleichzeitig langsam den Kopf nach rechts und die Augen nach links. Kehren Sie bei der Einatmung in die Ausgangsposition zurück, indem Sie Kopf und Augen in entgegengesetzte Richtungen bewegen. Führen Sie die Übung auch auf der anderen Seite aus. Wiederholen Sie dies sechsmal.

Die häufigsten Fehler
- den Kopf weiter bewegen, obwohl die Augen das Ende der Bewegung erreicht haben,
- die Kontrolle über die beiden entgegengesetzten Bewegungen verlieren, wenn man in die Ausgangsposition zurückkehrt, das Kinn heben und den Nacken überstrecken.

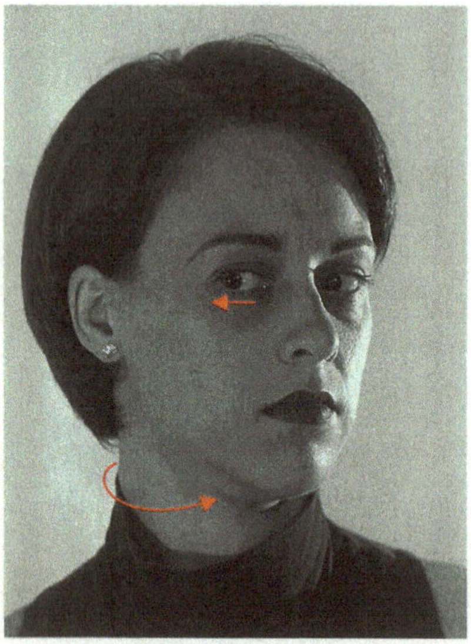

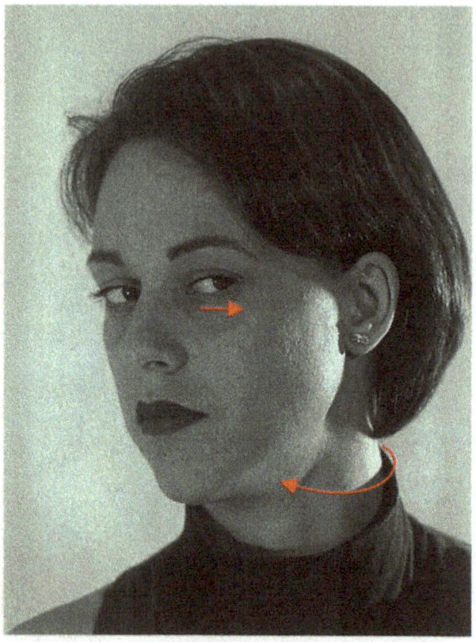

Variante
Heben Sie das Kinn nach oben, während Sie die Augen nach unten rollen, und lassen Sie das Kinn nach unten sinken, während Sie die Augen nach oben drehen.

2.11 Durchblutung der Extremitäten

2.11.1 Der Inhalt

Blutgefäße

Der Inhalt besteht aus arteriellen Gefäßen, die für die obere Extremität von den Aa. subclaviae ihren Ausgang nehmen und für die untere von den Aa. iliacae, sowie aus den venösen Blutgefäßen, die in die Vv. subclaviae bzw. Vv. iliacae fließen. Neben den Venen verlaufen die Lymphbahnen; die Lymphe wird letztendlich auch den Venen zugeführt.

Durchblutung der oberen Extremität

Die Arme werden von der A. brachialis versorgt, die von der A. axillaris (als Fortsetzung der A. subclavia) ihren Ausgang nimmt. Von diesem arteriellen Hauptast zweigen sofort die A. brachialis profunda und auf Höhe des Ellenbogens die A. ulnaris und die A. radialis ab. Auf Höhe des Handgelenks bilden diese beiden Arterien einen Bogen, den so genannten Arcus palmaris, von dem die Aa. digitales ihren Ausgang nehmen. Der venöse Rückfluss beginnt mit den Vv. digitales dorsales und palmares, die in den Venen V. cephalica, V. basilica und V. mediana antebracchii zusammenfließen. Am Oberarm setzen sich die venösen Gefäße V. basilica, V. cephalica und die Vv. brachiales fort (letztere verlaufen neben den Aa. brachiales). Diese tiefen Venen weisen zahlreiche Verbindungen (Anastomosen) nicht nur untereinander, sondern auch zu den oberflächlichen Venen auf.

Durchblutung der unteren Extremität

Die Hauptarterie der unteren Extremität, die A. femoralis, ist die Fortsetzung der A. iliaca externa. Sie gabelt sich im Oberschenkel in die A. profunda femoris, A. circumflexa femoris und die Aa. perforantes. Am Knie heißt die A. femoralis A. poplitea, die sich wiederum in die A. tibialis anterior und posterior sowie die A. peronaea verzweigt.

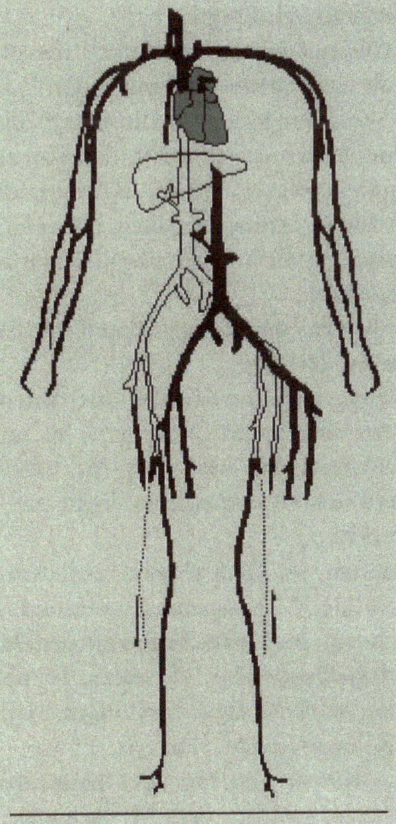

Abb. 58: Die wichtigsten Venen des Körpers.

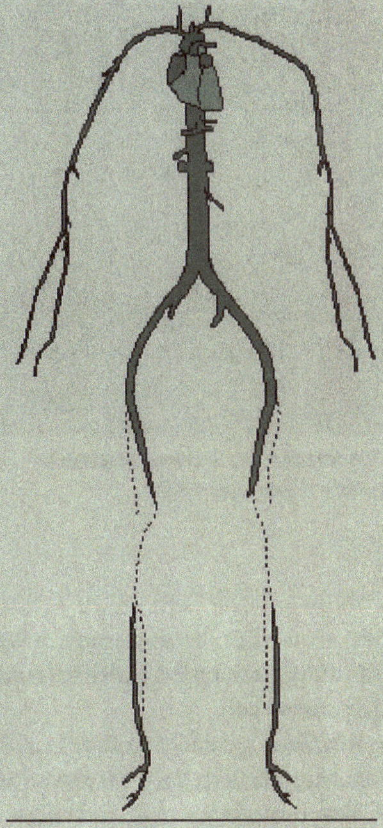

Abb. 59: Die wichtigsten Arterien des Körpers.

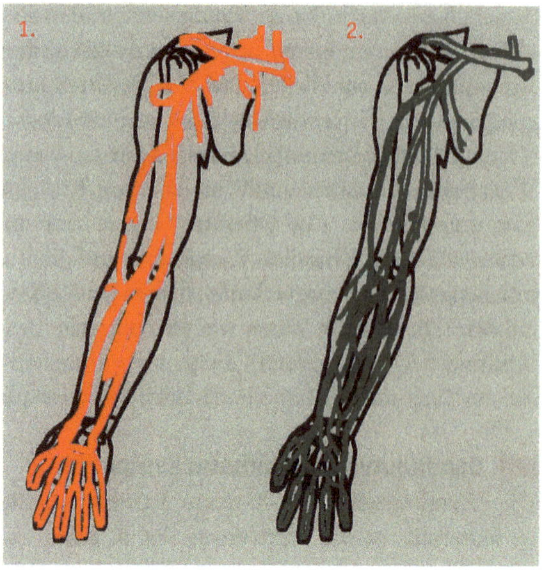

Abb. 60: 1. Die Arterien der oberen Extremität
2. Die Venen der oberen Extremität.

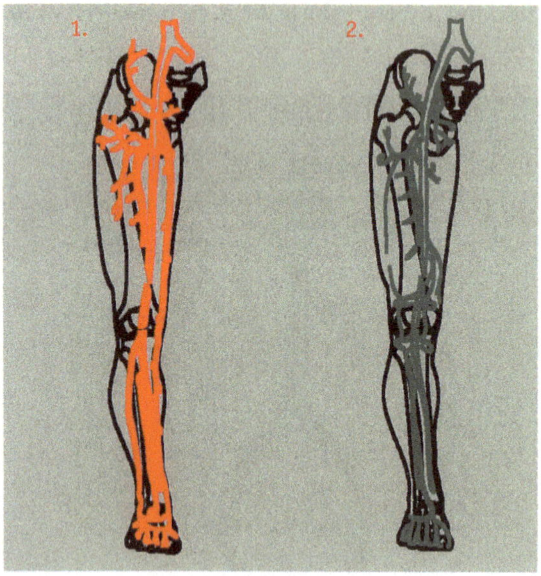

Abb. 61: 1. Die Arterien der unteren Extremität
2. Die Venen der unteren Extremität

Von der A. tibialis anterior nehmen die A. dorsalis pedis und die Aa. tarsales ihren Ausgang, während von der A. tibialis posterior die Aa. plantaris medialis und lateralis abzweigen.

Der venöse Rückfluss geschieht in der V. saphena magna, in die hauptsächlich die V. saphena parva, die Vv. tibiales posteriores und anteriores, die V. poplitea, die V. femoralis und die Vv. digitales dorsales und plantares fließen.

2.11.2 Der Behälter

Die Fähigkeit der Blutgefäße, sich zu weiten und wieder eng zu werden und so für einen regelmäßigen Blutfluss zu sorgen, ist das Resultat verschiedener physiologischer Faktoren: Alle Blutgefäße besitzen eine Muskelschicht, die Venen sind zusätzlich noch mit Venenklappen ausgestattet, die den Rückfluss des Blutes verhindern. Dies genügt jedoch nicht, um den Blutfluss im ganzen Körper zu garantieren. Der Antrieb des Blutes beginnt bei der „Herzpumpe", es würde aber nicht über den Lungenkreislauf hinaus gelangen, wenn nicht das Bauchzwerchfell das Blut in Richtung Extremitäten pumpen würde. In den Extremitäten sind es vor allem gut funktionierende Muskeln und Gelenke, die das Blut in die und von der Peripherie weg fließen lassen; die Gefäßbögen der Fußsohle (Arcus plantares) spielen hierbei eine äußerst wichtige Rolle. Auch der Beckenboden muss physiologisch intakt sein, um das Blut normal vom Rumpf zur unteren Extremität fließen zu lassen. Negativen Einfluss auf die Durchblutung hat sicherlich auch eine schlechte Ernährung, z. B. durch einen erhöhten Cholesterinspiegel.

Aus dieser Analyse wird deutlich, dass Stützstrümpfe, die chirurgische Entfernung der V. saphena oder die Venenverödung nicht die beste Heilmethode bei Krampfadern darstellen. In den vorangegangenen Kapiteln ging es darum, die zentralen Antriebssysteme in Schuss zu halten, während sich dieses Kapitel um die Muskeln und Gelenke der Extremitäten dreht.

Der Behälter der unteren Extremität besteht aus folgenden Muskeln:

- vorne: am Oberschenkel aus dem M. quadriceps femoris, M. psoas und M. sartorius; am Unterschenkel aus dem M. tibialis anterior und den Mm. extensores digitorum longus und brevis,
- hinten: am Oberschenkel aus dem M. biceps femoris, M. semimembranosus und M. semitendinosus; am Unterschenkel aus dem M. popliteus, M. gastrocnemius, M. soleus, M. tibialis posterior, M. flexor digitorum longus, M. flexor hallucis longus und M. plantaris,
- zur Körpermitte hin: am Oberschenkel aus den Mm. adductores, dem M. pectineus, M. gracilis und M. sartorius; am Unterschenkel: aus dem M. gastrocnemius internus,

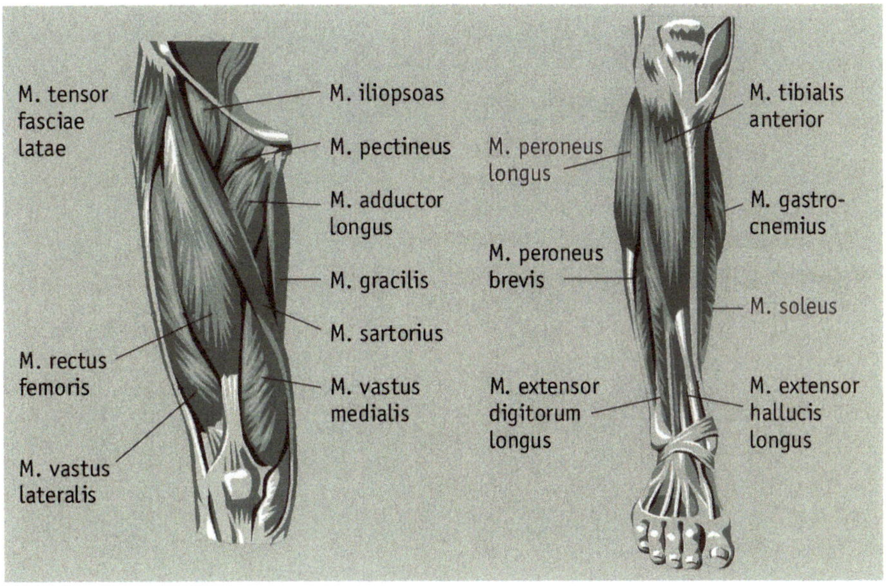

Abb. 62: Die Muskulatur der unteren Extremität (Vorderseite).

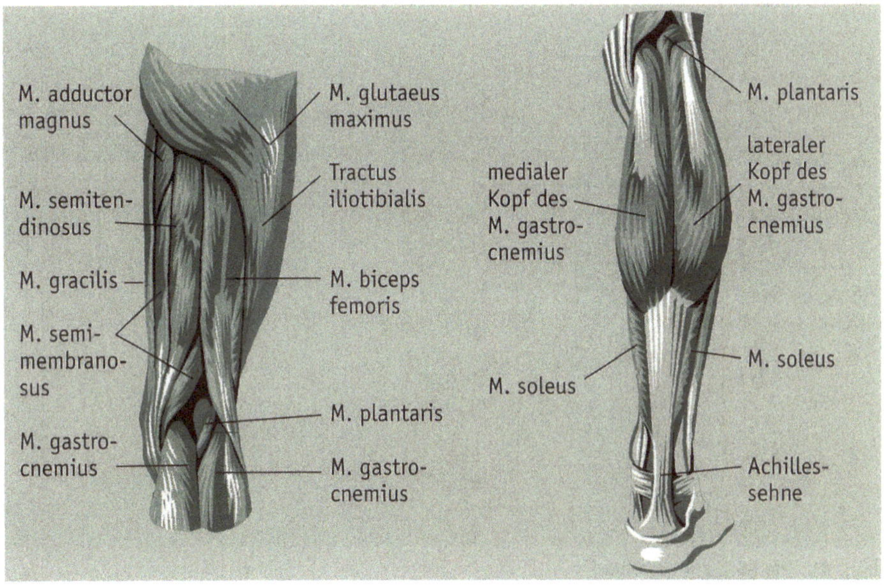

Abb. 63: Die Muskulatur der unteren Extremität (Rückseite).

- an der Außenseite: am Oberschenkel aus dem M. tensor fasciae latae und M. vastus lateralis; am Unterschenkel aus den Mm. peronei longus und brevis,
- am Fuß: aus allen Mm. digitorum flexores und extensores breves sowie den Muskeln des großen Zehs.

Der Behälter der oberen Extremität besteht aus folgenden Muskeln:

- vorne und zur Körpermitte: am Oberarm aus dem M. deltoideus, M. biceps brachii, M. brachialis und M. coracobrachialis; am Unterarm aus dem M. palmaris longus, M. pronator quadratus, den Beugemuskeln von Hand und Fingern (Mm. flexores carpi und digitorum),
- hinten und an der Außenseite: am Oberarm aus dem M. deltoideus, M. triceps bracchii, M. brachioradialis und M. extensor carpi radialis longus; am Unterarm aus dem M. anconaeus, M. supinator, den Mm. extensores carpi und digitorum und dem M. adductor pollicis,
- an der Hand: hauptsächlich aus den Mm. abductores pollicis longus und brevis, M. abductor

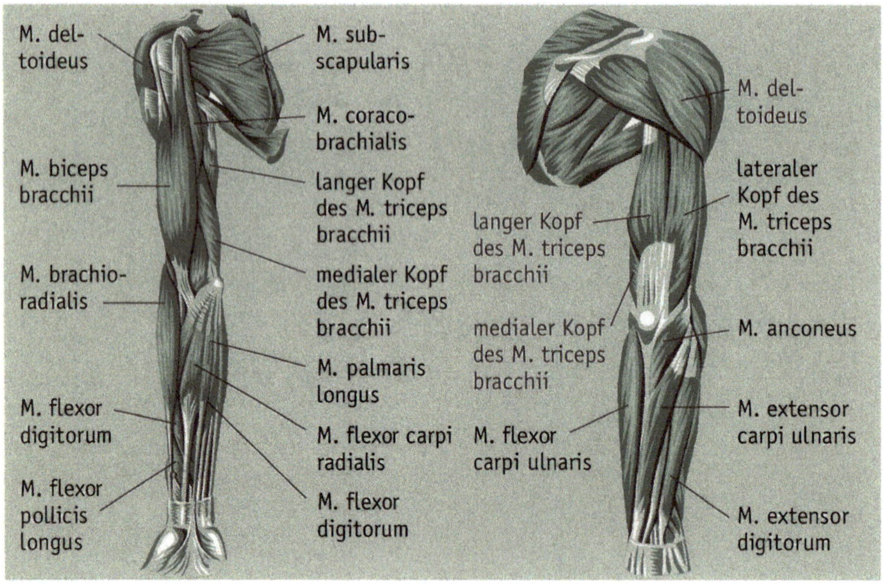

Abb. 64: Die Muskeln der oberen Extremität.

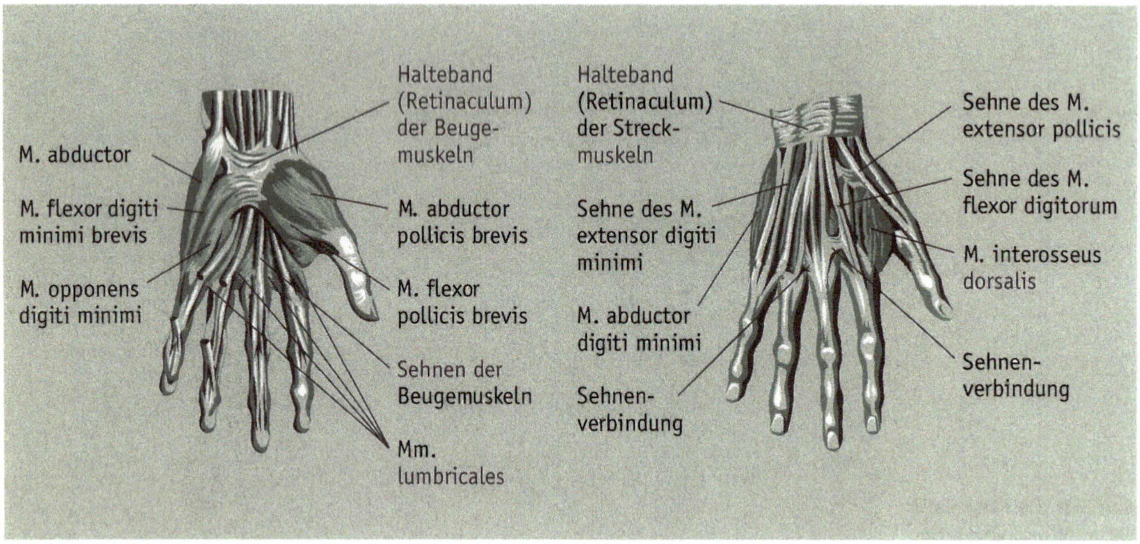

Abb. 65: Die Muskeln der Hand.

digiti minimi, M. adductor pollicis, M. opponens pollicis und M. opponens digiti minimi, in zweiter Linie aus den Beuge- und Streckmuskeln der Finger, den Mm. lumbricales manus und den Mm. interossei dorsales manus und palmares.

2.11.3 Kontraindikationen

Diese Übungen sind bei einer oberflächlichen Venenentzündung (Phlebitis) oder bei Krankheiten wie Sehnenentzündungen oder Muskelrissen kontraindiziert. Nach Operationen sollten Sie sich zudem bei der Auswahl geeigneter Übungen von Ihrem Arzt oder Therapeuten beraten lassen.

2.11.4 Übungen – Normalisierung der Durchblutung der Extremitäten

Die Kontraktion von Zwerchfell und Bauchmuskulatur sind für den Blutausstoß vom Herzen in die Peripherie extrem wichtig. Zuerst sollten als Übungen für den Blutkreislauf in den Extremitäten die Übungen für das Zwerchfell (☞ 2.3.4) und die Bauchorgane (☞ 2.4.4) ausgeführt werden. Die hier im Folgenden beschriebenen Übungen betreffen die Muskeln der Extremitäten, die die Haltestrukturen der peripheren Gefäße darstellen.

Übung 115

Diese Übung ist eine so genannte aerobe Übung. Die Muskeln pressen während der aeroben Kontraktionsphase die Blutgefäße rhythmisch zusammen, so dass sie eine größere Blutmenge zum Herzen transportieren und dieses infolgedessen kraftvoller arbeiten muss. So wird auch das Herz – wie alle anderen Muskeln – trainiert. Wenn das Myokard (Herzmuskel) stärker wird, kann es größere Mengen an sauerstoffreichem Blut mit weniger Kontraktionen in die Peripherie pumpen. Die aerobe Aktivität regt die Gefäßneubildung (Vaskularisation) in der Peripherie an: Es entsteht eine große Anzahl neuer Kapillargefäße, damit das Blut besser zu den Muskeln gelangen kann. Außerdem wird die Anzahl an roten Blutkörperchen (Erythrozyten), die im Blut den Sauerstoff transportieren, erhöht, die Muskelenzyme lösen Sauerstoff verstärkt aus dem Blut, und schließlich wird auch die Lungenkapazität gesteigert.
Um beim Training im aeroben Bereich zu bleiben, sollte man bei den Körperübungen eine bestimmte Herzfrequenz beibehalten. Die Übungsart sollte Wiederholungscharakter haben (Walking, Jogging, Fahrradfahren oder Hometrainer, Steppen oder Seilspringen).

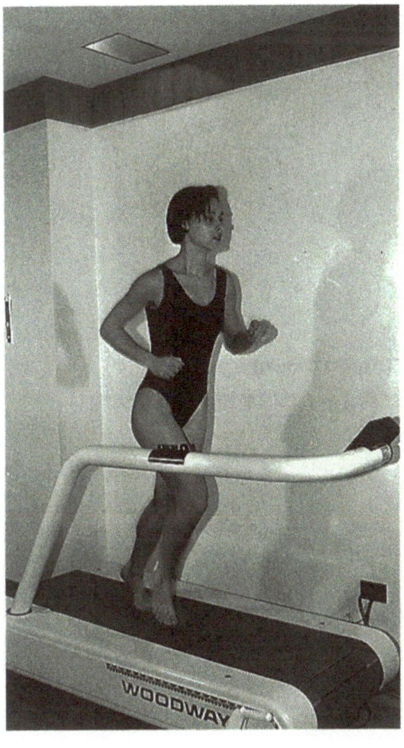

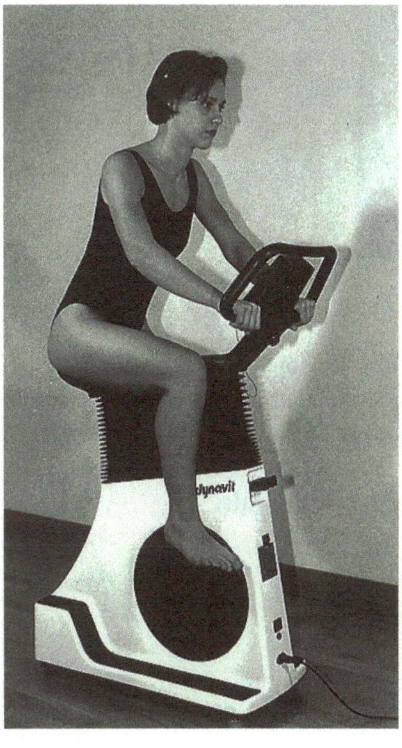

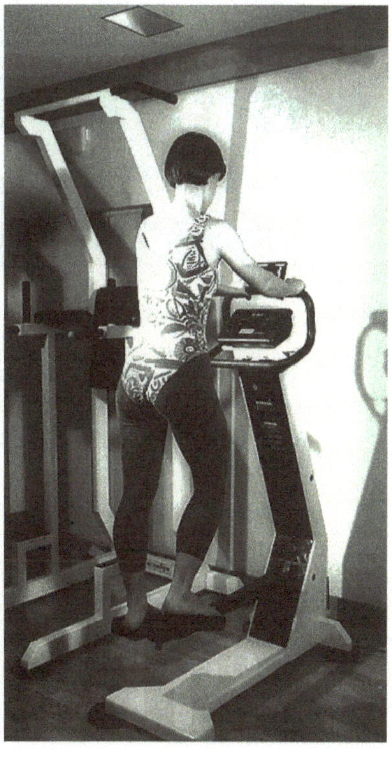

Übung 115 (Fortsetzung)

Um die aerobe Herzfrequenz zu bestimmen, sollte man die maximale Frequenz von 220 Herzschlägen pro Minute, das Alter und die Ruhefrequenz der übenden Person beachten. Zu diesem Zweck wurde von Kenneth Cooper, einem berühmtem amerikanischen Arzt, dem „Vater" von Aerobic, eine einfache Formel entwickelt:

[(220 – Alter) – Ruhepuls] × 65 % + Ruhepuls = aerobe Herzfrequenz

Nach Wahl einer geeigneten Übungsart wird diese 20 Minuten bis maximal 60 Minuten lang trainiert. Währenddessen sollte der Herzschlag kontrolliert werden, was durch eine Pulsuhr oder durch einfaches Pulsfühlen geschehen kann. Im zweiten Fall sollten Sie den Puls alle fünf Minuten abnehmen und den Rhythmus der Übung entsprechend anpassen. Die Anzahl der Herzschläge messen Sie am Puls in einem Zeitraum von zehn Sekunden. Wenn Sie also einen aeroben Herzschlag von 150 beibehalten sollten, müssten Sie bei der Pulskontrolle auf eine Anzahl von 25 Herzschlägen in zehn Sekunden kommen.

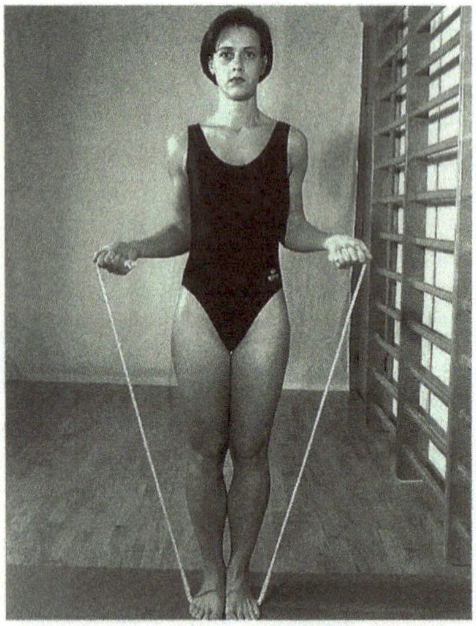

Wenn Ihnen die Übung leicht fällt und Sie Ihre Herz-Kreislauf-Funktion verbessern wollen, können Sie sie anstrengender gestalten, indem Sie den aeroben Herzschlag schrittweise erhöhen: Multiplizieren Sie in der Formel mit 70 % bis 75 % statt mit 65 %:

[(220 – Alter) – Ruhepuls] × 75 % + Ruhepuls.

Übung 116

Position
An der Wand stehend, Kopf, Schultern und Handrücken liegen an der Wand. Die Füße sind zusammen und von der Wand mindestens 30 cm entfernt (mehr als eine Fußlänge).

Ausführung
Bei der Einatmung beugen Sie die Knie und rutschen mit dem Körper an der Wand nach unten, bis sich das Becken auf Kniehöhe befindet. Bei der Ausatmung strecken Sie die Knie und kommen wieder nach oben.
Führen Sie drei Serien von jeweils zehn bis 20 Wiederholungen aus, zwischen den Serien eine Pause von 30 – 60 Sekunden.

Die häufigsten Fehler
- beim Beugen der Knie ausatmen,
- die Fersen vom Boden abheben,
- Kopf, Schultern oder Hände von der Wand lösen,
- den Nacken überstrecken oder die Schultern hochziehen,
- die Füße zu nahe an die Wand stellen.

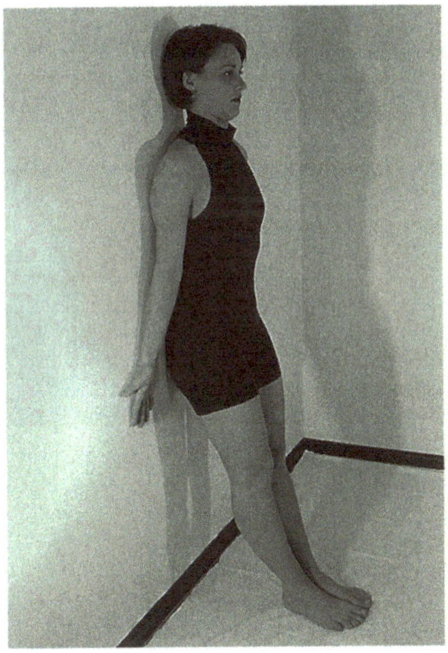

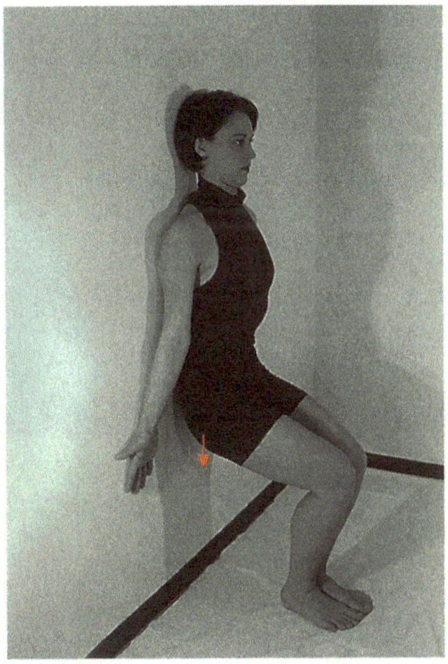

Übung 117

Position
Rückenlage, die Beine sind aufgestellt. Der Kopf ist in einer Linie mit dem Rumpf, der Nacken lang, das Kinn angezogen. Fassen Sie einen Oberschenkel mit verschränkten Händen unterhalb der Kniekehle.

Ausführung
Beim Ausatmen strecken Sie das Bein so weit wie möglich und ziehen die Füße an, ohne Schmerzen zu provozieren. Wiederholen Sie dies zwanzigmal pro Bein.

Die häufigsten Fehler
- den Nacken überstrecken und das Kinn heben,
- die Ellenbogen beugen,
- das Bein um jeden Preis strecken und die Füße dabei nicht anziehen oder das andere Bein strecken,
- die Atmung einschränken oder während des Streckens einatmen.

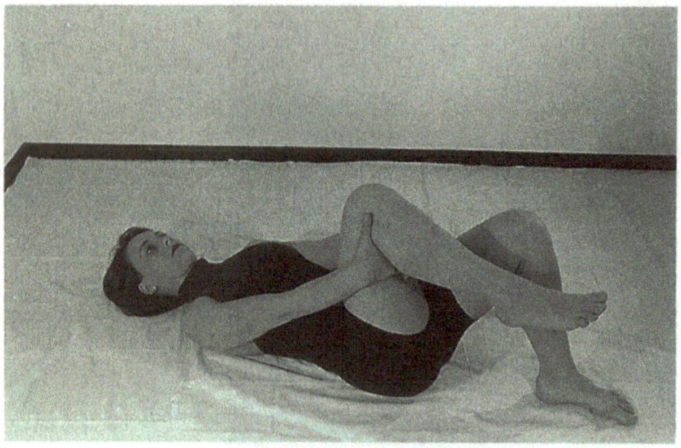

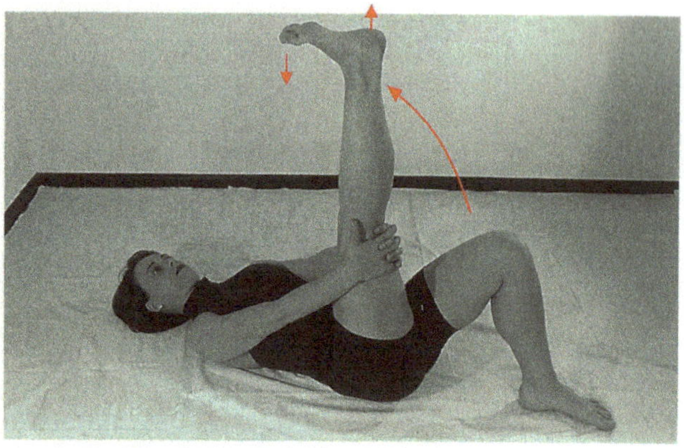

Übung 118

Position
In der Hocke, die Beine sind maximal gebeugt und zusammen. Die Hände sind am Boden in Schulterbreite ca. 50 cm von den Füßen entfernt abgestützt, der Kopf in einer Linie mit dem Rumpf.

Ausführung
Mit der Ausatmung strecken Sie zehn- bis zwanzigmal die Beine, drücken das Kreuzbein in Richtung Decke und die Füße fest auf den Boden. Das Kreuzbein sollte jetzt senkrecht über den Fersen sein. Wenn dies zu schwierig ist, stützen Sie die Hände auf einen Stuhl oder eine Erhöhung, so dass Sie die Beine strecken können.

Die häufigsten Fehler
- die Hände vom Boden lösen,
- die Fersen vom Boden abheben,
- beim Strecken der Beine einatmen,
- den Nacken überstrecken und das Kinn heben,
- das Gesäß zu weit nach hinten verlagern, wenn die Knie gestreckt sind.

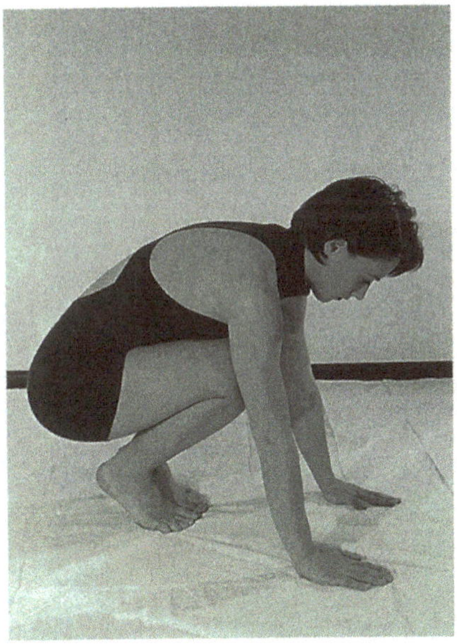

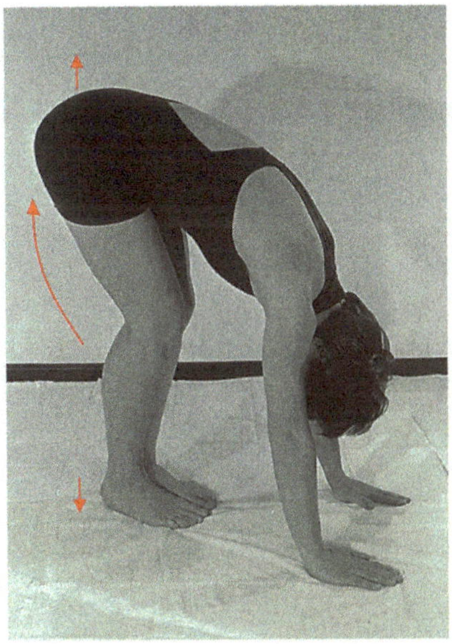

Übung 119

Position
Rückenlage, die gebeugten Beine sind an der Brust. Der Kopf ist in einer Linie mit dem Rumpf, der Nacken lang, das Kinn angezogen. Die Arme liegen an der Seite, die Schultern sind nach unten und zum Boden hin gezogen, die Handflächen zeigen nach oben, die gespreizten Finger liegen am Boden.

Ausführung
Beim Ausatmen strecken Sie die Beine so weit wie möglich senkrecht nach oben und ziehen die Füße an, ohne Schmerzen zu provozieren. Wiederholen Sie dies zwanzigmal.

Die häufigsten Fehler
- die Beine nicht senkrecht zum Becken halten,
- den Nacken überstrecken und das Kinn heben,
- die Schultern oder Hände vom Boden abheben,
- die Füße nicht anziehen, um die Beine um jeden Preis zu strecken,
- beim Strecken der Beine einatmen.

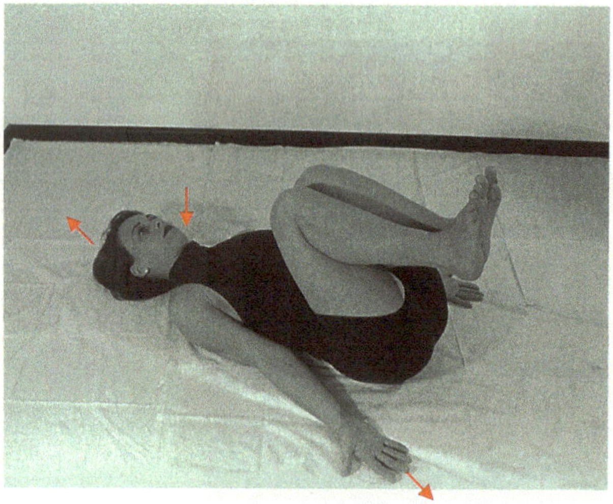

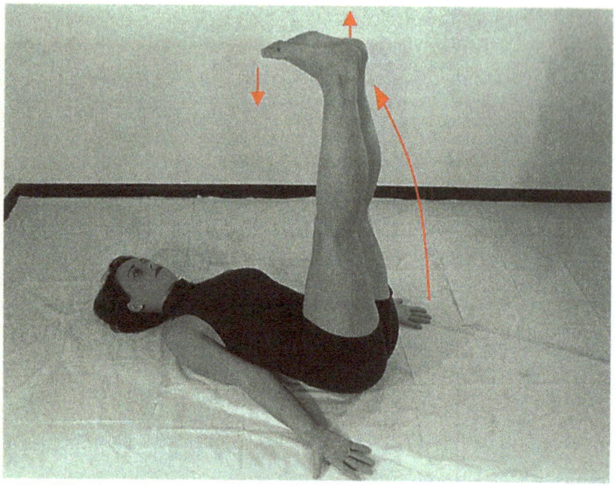

Übung 120

Position
Rückenlage, die Beine sind aufgestellt, die Arme hängen entspannt an den Seiten, die Handflächen zeigen nach unten.

Ausführung
Heben Sie die Fersen an, während Sie die Zehen spreizen; dann heben Sie die Fußballen und rollen die Zehen ein. Wiederholen Sie dies zwanzigmal.

Die häufigsten Fehler
- die Bewegungen der Zehen vertauschen.

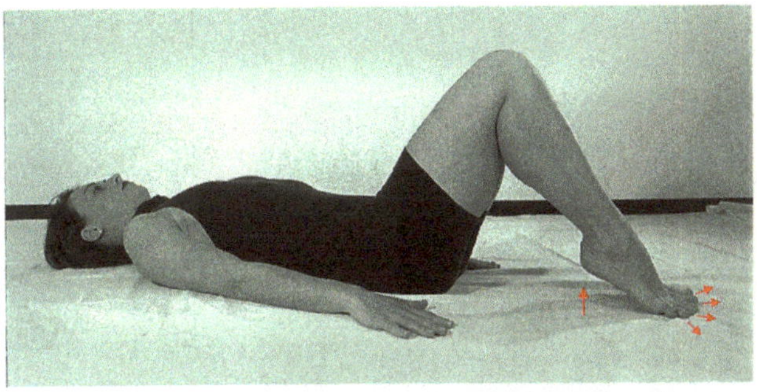

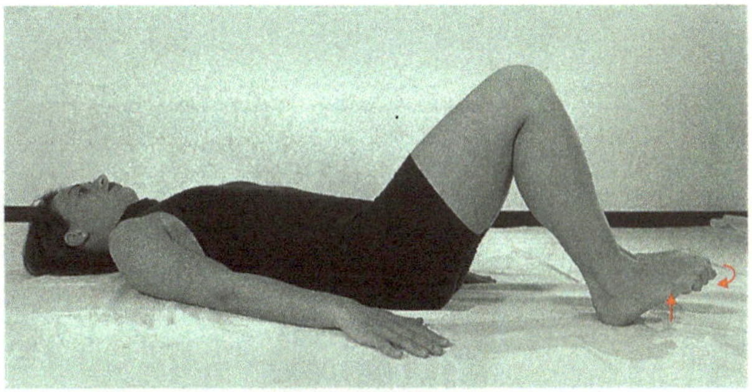

Übung 120 (Fortsetzung)

Variante

Position
Auf einem Stuhl sitzend, der Oberkörper ist gerade, die Hände liegen auf den Knien.

Ausführung
Heben Sie die Fersen an und spreizen dabei die Zehen; dann heben Sie die Fußballen und rollen die Zehen ein. Versuchen Sie mit den Händen Widerstand gegen das Anheben der Knie zu leisten (oder legen Sie ein Gewicht darauf, nehmen Sie z. B. ein Kind auf den Schoß).
Machen Sie dies zwanzigmal.

Die häufigsten Fehler
- die Bewegungen der Zehen vertauschen.

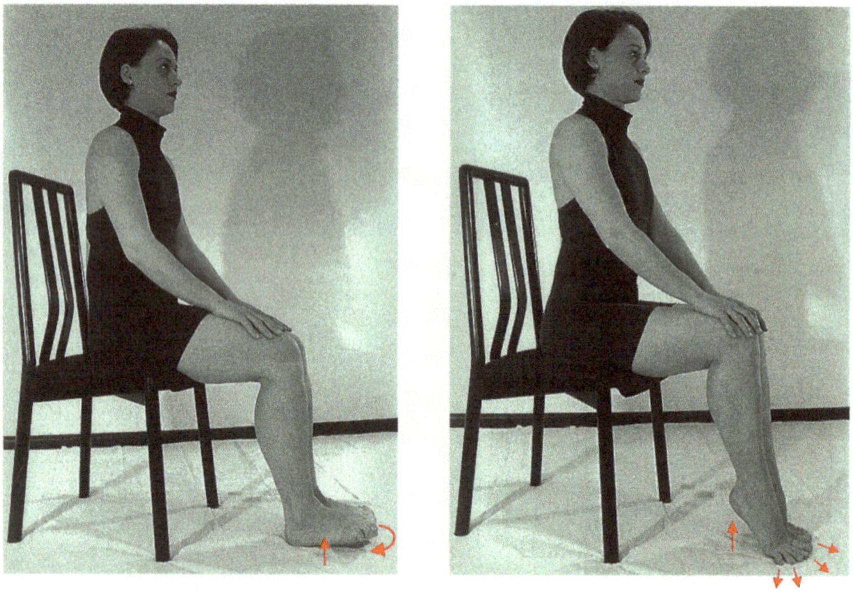

Übung 121

Position
Rückenlage, die Beine sind aufgestellt. Der Kopf ist in einer Linie mit dem Rumpf, der Nacken lang und das Kinn angezogen. Fassen Sie einen Oberschenkel mit verschränkten Händen unterhalb der Kniekehle (die Ellenbogen sind gestreckt) und strecken Sie das Bein so weit wie möglich, indem Sie versuchen, den Unterschenkel in eine Linie mit dem Oberschenkel zu bringen.

Ausführung
Mit der Ausatmung ziehen Sie den Fuß des gestreckten Beins an und rollen die Zehen ein.
Beim Einatmen strecken Sie den Fuß und spreizen die Zehen so weit wie möglich.
Wiederholen Sie die Übung mit jedem Bein zwanzigmal.

Die häufigsten Fehler
- das Bein um jeden Preis strecken, so dass der Fuß nicht mehr gut bewegt werden kann,
- die Zehen einrollen, wenn der Fuß gestreckt wird, und sie spreizen, wenn der Fuß angezogen wird,
- den Fuß nicht völlig strecken oder anziehen,
- den Nacken überstrecken und das Kinn heben,
- die Ellenbogen beugen,
- ein- statt ausatmen oder die Atmung einschränken,
- das andere Bein strecken anstatt es gebeugt aufzustellen,
- die Gesichtsmuskeln anspannen.

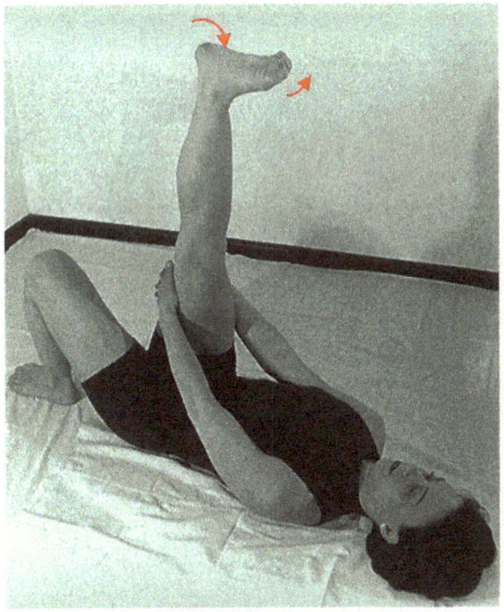

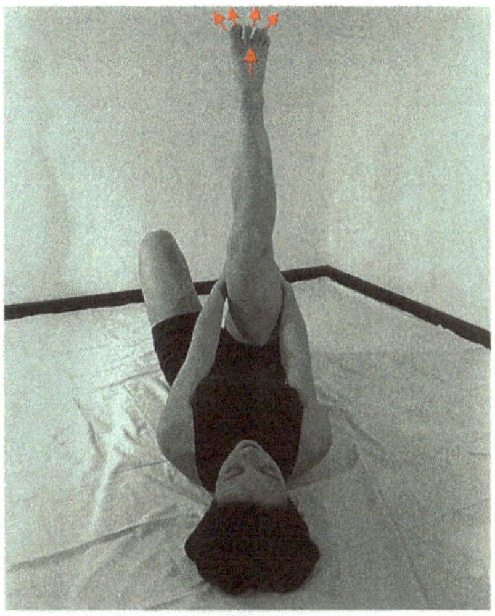

Übung 121 (Fortsetzung)

Variante

Position

Rückenlage, die Beine sind senkrecht zur Hüfte (≤ 90°-Winkel) gestreckt. Der Kopf ist in einer Linie zum Rumpf, der Nacken lang und das Kinn angezogen. Die Arme liegen an den Seiten, die Schultern sind zum Boden und nach unten gezogen, die Handflächen zeigen zur Decke, die Finger sind gespreizt und am Boden.

Ausführung

Beim Ausatmen ziehen Sie die Füße an und rollen die Zehen ein, beim Einatmen strecken Sie die Füße und spreizen die Zehen maximal.
Machen Sie die Übung insgesamt zwanzigmal.

Die häufigsten Fehler

- den 90°-Winkel zwischen Bein und Oberkörper nicht beibehalten,
- die Zehen einrollen, wenn der Fuß gestreckt wird, und sie spreizen, wenn der Fuß angezogen wird,
- den Fuß nicht völlig strecken oder anziehen,
- den Nacken überstrecken und das Kinn heben,
- die Schultern oder Hände anheben,
- ein- statt ausatmen oder die Atmung einschränken,
- die Gesichtsmuskeln anspannen.

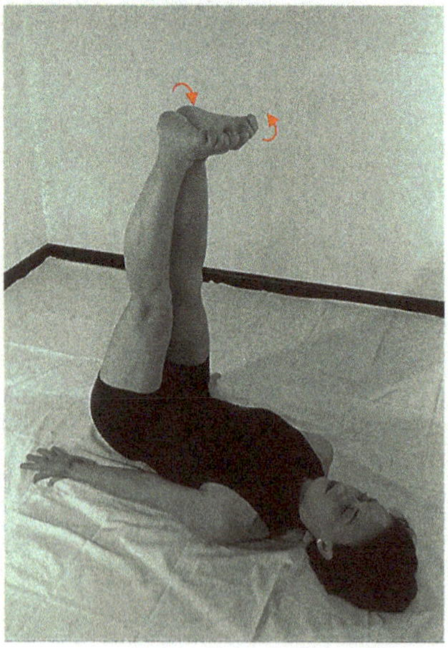

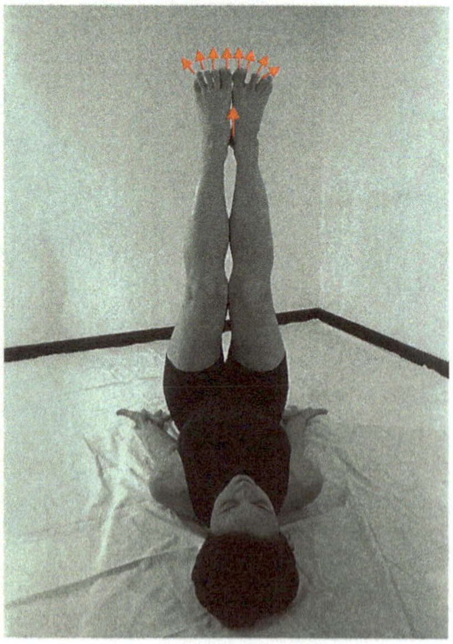

Übung 122

Position

Rückenlage, die Beine sind aufgestellt. Der Kopf ist in einer Linie mit dem Rumpf, der Nacken lang und das Kinn angezogen. Fassen Sie einen Oberschenkel mit verschränkten Händen unterhalb der Kniekehle (die Ellenbogen sind gestreckt) und strecken Sie das Bein so weit wie möglich, indem Sie versuchen, den Unterschenkel in eine Linie mit dem Oberschenkel zu bringen. Der Fuß ist angezogen, die Zehen eingerollt.

Ausführung

Lassen Sie den Fuß während dieser Übung angezogen und die Zehen eingerollt und drehen Sie die Fußsohle nach innen und nach außen. Achten Sie auf eine regelmäßige, freie Zwerchfellatmung. Wiederholen Sie die Übung mit jedem Bein zwanzigmal.

Die häufigsten Fehler

- das Bein um jeden Preis strecken, so dass der Fuß nicht mehr gut bewegt werden kann,
- die Zehen bei den Drehungen nicht genügend einrollen,
- den Nacken überstrecken und das Kinn heben,
- die Ellenbogen beugen,
- das andere Bein strecken anstatt es gebeugt aufzustellen,
- die Gesichtsmuskeln anspannen.

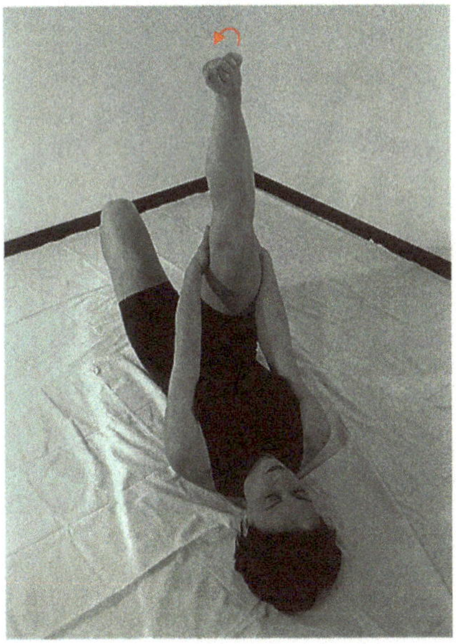

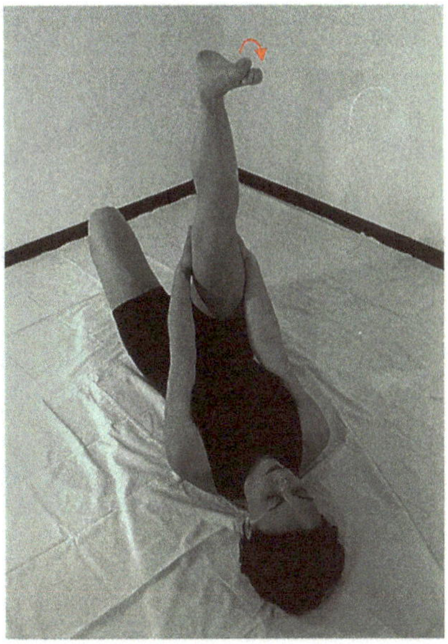

Übung 122 (Fortsetzung)

Variante

Position

Rückenlage, die Beine sind senkrecht zur Hüfte (≤ 90°-Winkel) gestreckt. Der Kopf ist in einer Linie zum Rumpf, der Nacken lang und das Kinn eingezogen. Die Arme liegen an den Seiten, die Schultern sind zum Boden und nach unten gezogen, die Handflächen zeigen zur Decke, die Finger sind gespreizt und am Boden. Die Füße sind angezogen und die Zehen eingerollt. Lassen Sie die Füße während dieser Übung angezogen und die Zehen eingerollt und drehen Sie die Fußsohlen nach innen und nach außen. Achten Sie auf eine regelmäßige, freie Zwerchfellatmung. Wiederholen Sie die Übung insgesamt zwanzigmal.

Die häufigsten Fehler

- die Füße nicht die ganze Zeit anziehen bzw. die Zehen nicht einrollen,
- den 90°-Winkel zwischen Bein und Oberkörper nicht beibehalten,
- den Nacken überstrecken und das Kinn heben,
- die Schultern oder Hände anheben,
- die Gesichtsmuskeln anspannen.

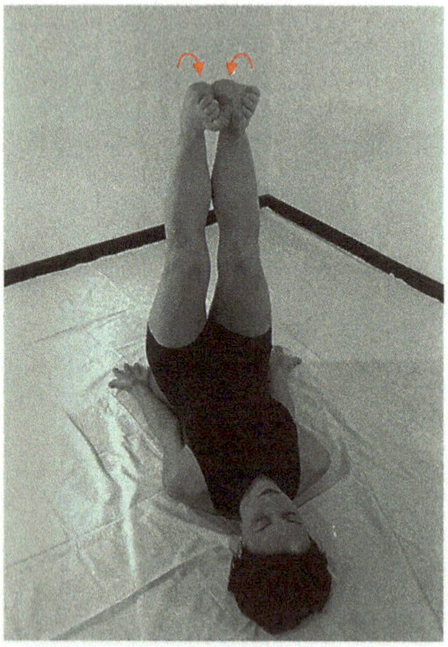

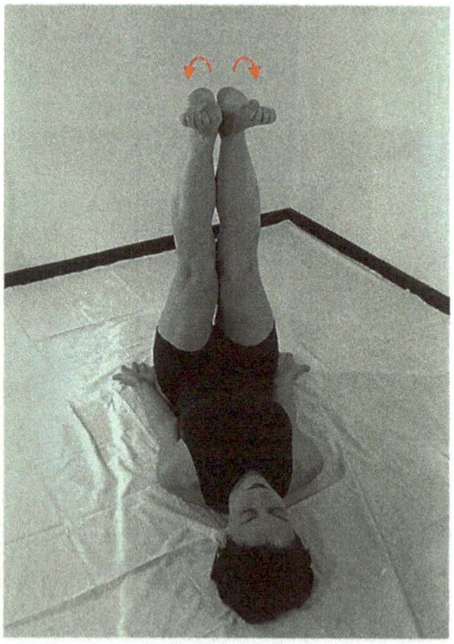

Übung 123

Position
Rückenlage, die Beine sind aufgestellt. Der Kopf ist in einer Linie mit dem Rumpf, der Nacken lang und das Kinn angezogen. Fassen Sie einen Oberschenkel mit verschränkten Händen unterhalb der Kniekehle (die Ellenbogen sind gestreckt) und strecken Sie das Bein so weit wie möglich, indem Sie versuchen, den Unterschenkel in eine Linie mit dem Oberschenkel zu bringen.

Ausführung
Drehen Sie den Fuß und versuchen Sie dabei mit dem großen Zeh einen möglichst großen Kreis zu beschreiben. Achten Sie auf eine regelmäßige, freie Zwerchfellatmung.
Führen Sie zehn Drehungen im Uhrzeigersinn und zehn gegen den Uhrzeigersinn aus.

Die häufigsten Fehler
- das Knie um jeden Preis strecken, so dass der Fuß nicht mehr gut bewegt werden kann,
- die Drehungen zu schnell und dadurch zu klein machen,
- den Nacken überstrecken und das Kinn heben,
- die Ellenbogen beugen,
- das andere Bein strecken anstatt es gebeugt aufzustellen,
- die Gesichtsmuskeln anspannen.

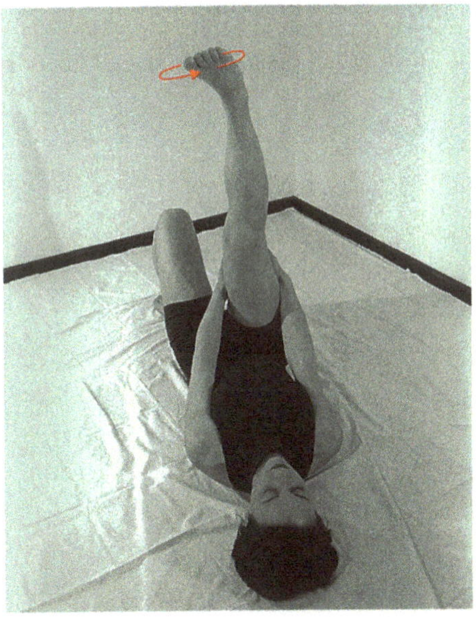

Übung 123 (Fortsetzung)

Variante

Position

Rückenlage, die Beine sind senkrecht zur Hüfte (≤ 90°-Winkel) gestreckt und leicht gegrätscht. Der Kopf ist in einer Linie zum Rumpf, der Nacken lang und das Kinn angezogen. Die Arme liegen an den Seiten, die Schultern sind zum Boden und nach unten gezogen, die Handfläche zeigt zur Decke, die Finger sind gespreizt und am Boden.

Ausführung

Rotieren Sie die Füße im und gegen den Uhrzeigersinn. Führen Sie zehn Drehungen in die eine und zehn in die andere Richtung aus.

Die häufigsten Fehler

- den 90°-Winkel zwischen Bein und Oberkörper nicht beibehalten,
- den Nacken überstrecken und das Kinn heben,
- die Schultern oder Hände anheben,
- die Gesichtsmuskeln anspannen.

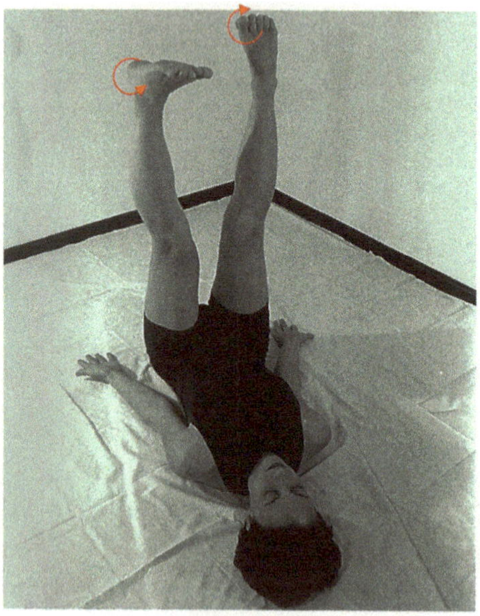

Übung 124

Position
Auf einem Bein stehend auf einer Erhöhung von 20 cm (Stufe, Ziegelstein, dickes Buch), das Schienbein des anderen Beins berührt das Standbein. Um das Gleichgewicht nicht zu verlieren, halten Sie sich irgendwo fest.

Ausführung
Beim Ausatmen strecken Sie den Fuß, indem Sie auf den Fußballen gehen, beim Einatmen lassen Sie die Ferse wieder sinken, ohne das Knie zu beugen.
Führen Sie drei Serien von zehn bis 20 Wiederholungen aus mit einer Pause von 30 – 60 Sekunden zwischen den Serien.
Anfängern sei empfohlen, zuerst mit der Variante zu beginnen, und wenn dies nicht mehr schwer fällt, mit beiden Füßen auf dem Boden auf die Fußballen zu gehen und schließlich die Übung wie oben beschrieben auszuführen.

Die häufigsten Fehler
- beim Anheben der Ferse ein- statt ausatmen,
- das Knie beugen,
- sich mithilfe der Arme hochstemmen.

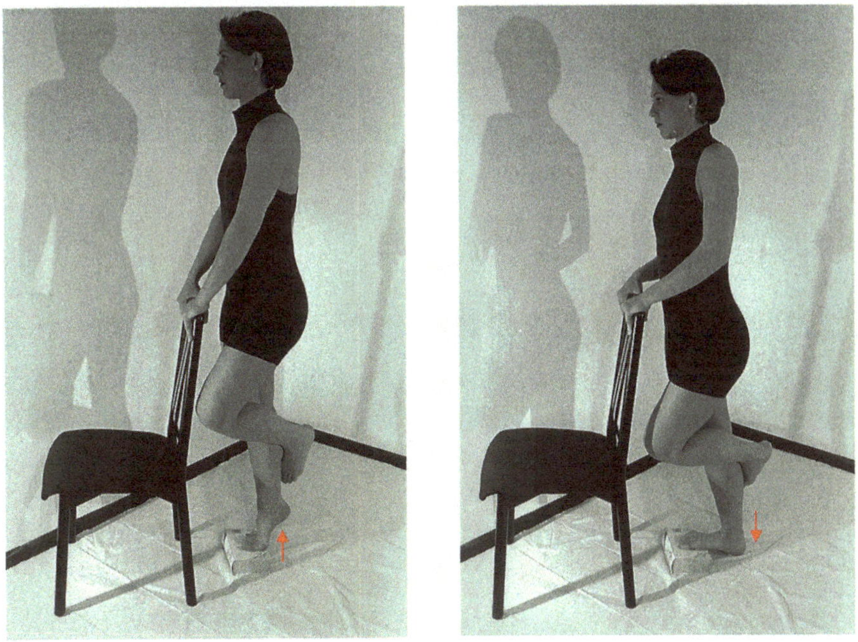

Übung 124 (Fortsetzung)

Variante

Position
Im Stehen, der Oberkörper ist nach vorne gebeugt, die Unterarme liegen auf einem Tisch (so dass sich zwischen Oberkörper und Beinen ein rechter Winkel ergibt), der Kopf ist in einer Linie mit dem Rumpf.

Ausführung
Heben Sie mit der Ausatmung so weit wie möglich die Fersen an. Führen Sie drei Serien von zehn bis 20 Wiederholungen aus mit einer Pause von 30 – 60 Sekunden zwischen den Serien. Wenn die Übung nicht mehr anstrengend ist, machen Sie die Übung auf einem Bein (ein Fuß nach dem anderen).

Die häufigsten Fehler
- beim Anheben der Fersen ein- statt ausatmen,
- den Kopf heben und den Nacken überstrecken,
- das Knie beugen.

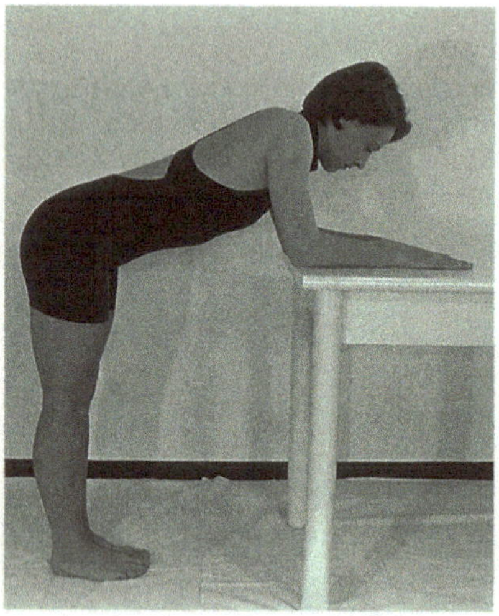
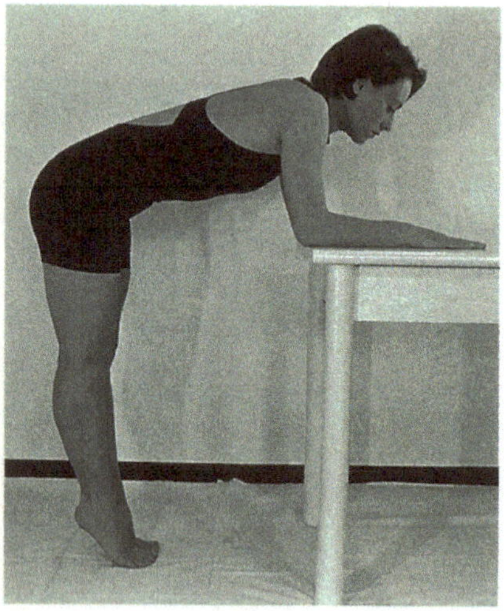

Übung 125

Position
Stand.

Ausführung
Laufen Sie zehn Minuten lang und ändern Sie alle zehn bis 20 Schritte die Gangart:

- auf den Fersen,
- auf der Fußaußenkante,
- auf der Fußinnenkante,
- auf den Zehenspitzen.

Die häufigsten Fehler

- das Gleichgewicht halten, indem das Becken nach hinten, vorne oder zur Seite verlagert wird,
- die Knie beugen (außer beim Laufen auf den Fußinnenkanten),
- die Schultern oder Hände anspannen,
- den Atem einschränken oder ganz anhalten.

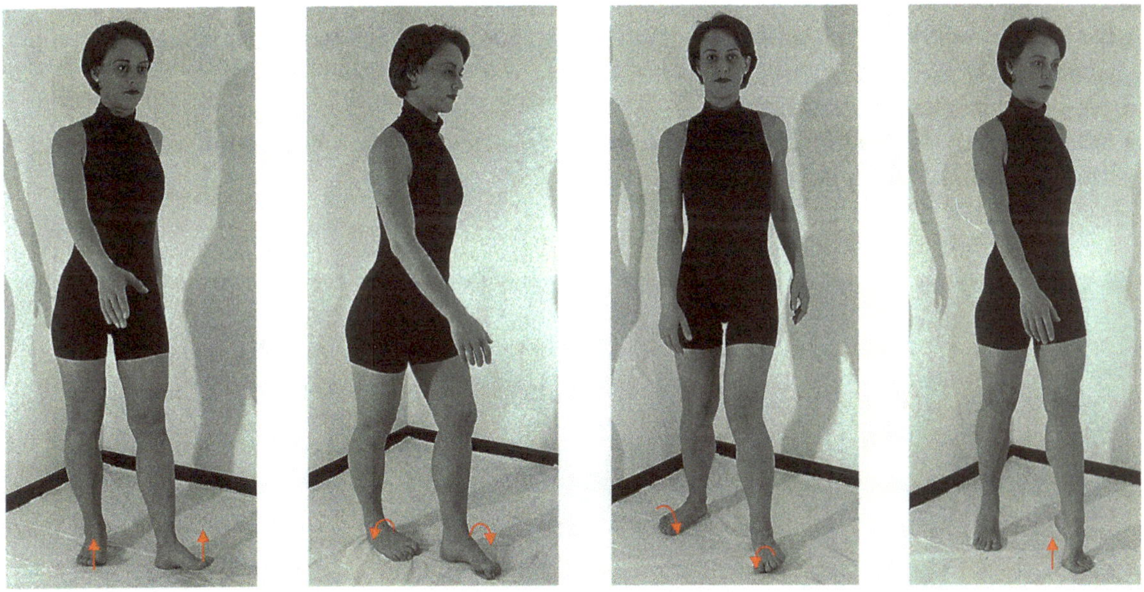

Übung 126

Position
Im Stehen, die Unterarme sind an die Wand gestützt, die Hände liegen übereinander und der Kopf auf den Händen. Die Füße zeigen senkrecht zur Wand, das eine Bein ist steht 10–20 cm weiter vorne als das andere.

Ausführung
Beugen Sie das Knie des vorderen Beins, so dass sich das Becken der Wand nähert. Heben Sie dabei nicht die Fersen ab; führen Sie die Bewegung nur so weit aus, bis Sie eine leichte Spannung in der Wade des hinteren Beins spüren. Halten Sie diese Position und atmen Sie langsam, bis die Muskelspannung verschwindet oder nachlässt. Ist die Spannung verschwunden, beugen Sie auch das Knie des hinteren Beins, bis Sie erneut eine Spannung in der Wade wahrnehmen. Bleiben Sie auch in dieser Position bei langsamer Zwerchfellatmung, bis diese neu entstandene Muskelspannung abnimmt oder verschwindet.
Wiederholen Sie die Übung, indem Sie die Stellung der Füße vertauschen.

Die häufigsten Fehler
- Schmerzen statt Spannung auslösen,
- den hinteren Fuß nicht senkrecht zur Wand, sondern nach außen (wie eine Ente) zeigen lassen,
- die Fersen abheben,
- die Füße zu weit von der Wand entfernt aufstellen (und so nur Schmerz, aber keine Spannung auslösen),
- die Zwerchfellatmung einschränken,
- um jeden Preis die Position, die mit dem einen Bein erreicht wurde, auch mit dem anderen zu erreichen versuchen.

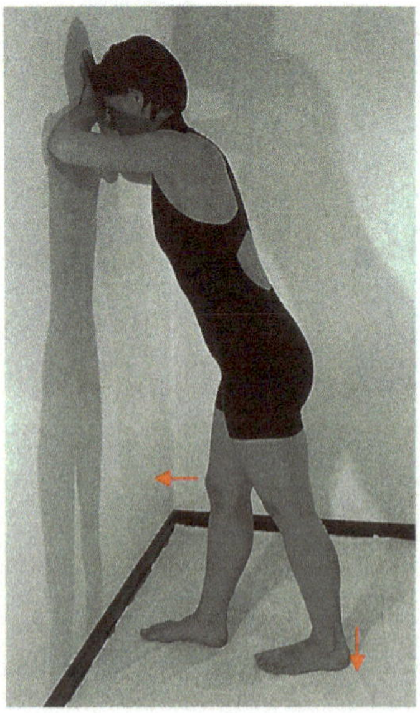
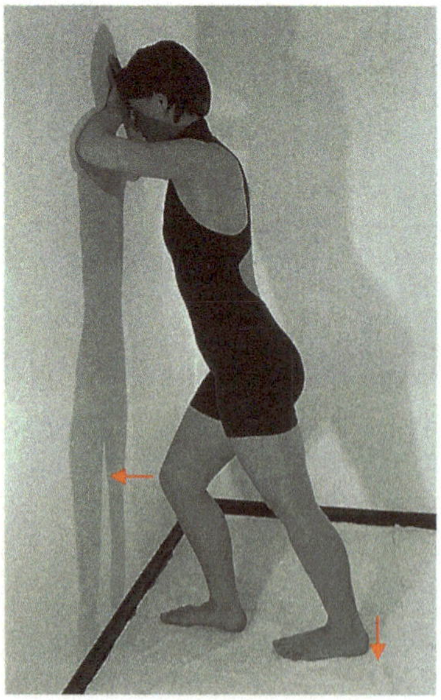
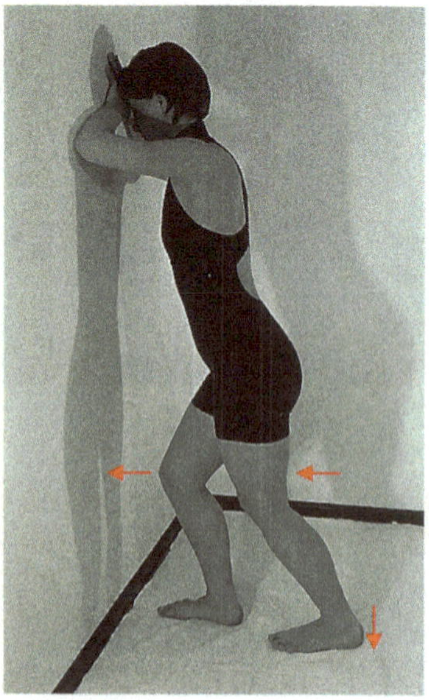

Übung 127

Position
Auf dem Boden sitzend, die Hände sind bequem hinter dem Becken auf dem Boden aufgestützt, ein Bein ist gestreckt, das andere liegt gebeugt und entspannt auf diesem.

Ausführung
Bewegen Sie den aufrechten Oberkörper langsam Richtung gestrecktes Bein, bis Sie dort eine leichte Spannung spüren. Halten Sie diese Position bei langsamer Zwerchfellatmung, bis die Muskelspannung verschwindet oder nachlässt.
Wiederholen Sie die Übung zweimal und führen sie dann mit dem anderen Bein aus, indem Sie die Position der Beine vertauschen.

Die häufigsten Fehler
- Schmerzen statt Spannung auslösen,
- den Rücken krümmen und den Kopf nach vorne beugen,
- den Nacken überstrecken und das Kinn heben,
- den Fuß des gestreckten Beins nach außen drehen,
- die Zwerchfellatmung einschränken,
- um jeden Preis die Position, die mit dem einen Bein erreicht wurde, auch mit dem anderen zu erreichen versuchen.

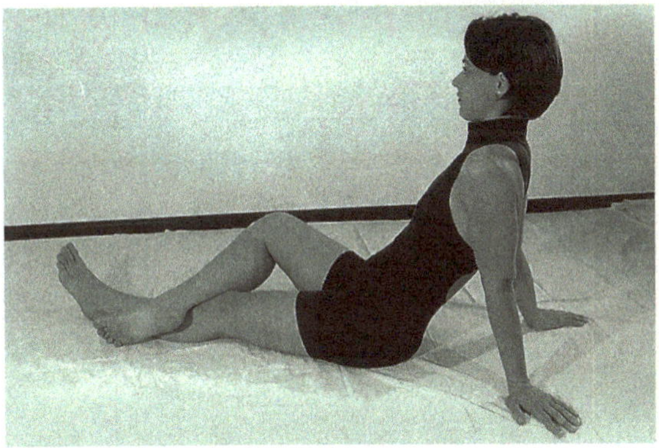

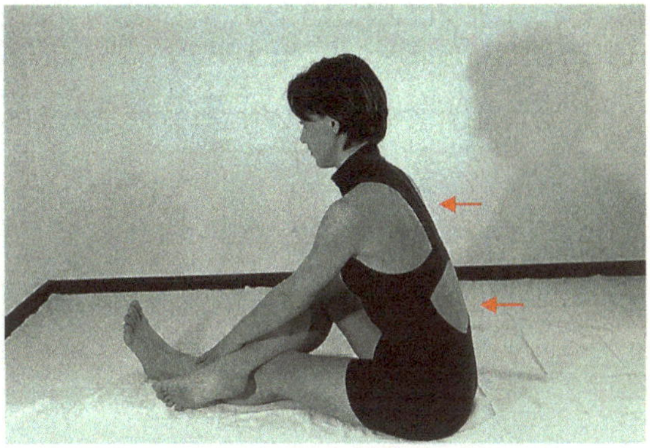

Übung 127 (Fortsetzung)

Variante

Position
Auf dem Boden sitzend, die Beine sind gestreckt, die Füße zusammen und die Fußsohlen an der Wand. Die Hände sind bequem hinter dem Becken auf dem Boden aufgestützt.

Ausführung
Bewegen Sie den aufrechten Oberkörper langsam in Richtung der gestreckten Beinen, bis Sie an der Rückseite der Beine eine leichte Spannung spüren. Halten Sie diese Position bei langsamer Zwerchfellatmung, bis die Muskelspannung verschwindet oder nachlässt. Wiederholen Sie die Übung zweimal.

Die häufigsten Fehler
- Schmerzen statt Spannung auslösen,
- den Rücken krümmen und den Kopf nach vorne beugen,
- den Nacken überstrecken und das Kinn heben,
- die Zwerchfellatmung einschränken.

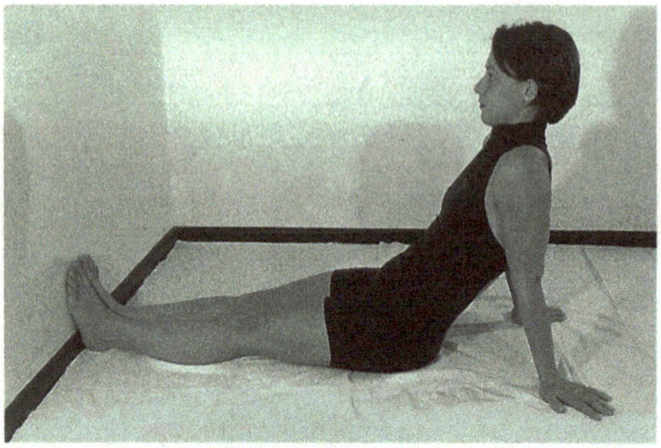

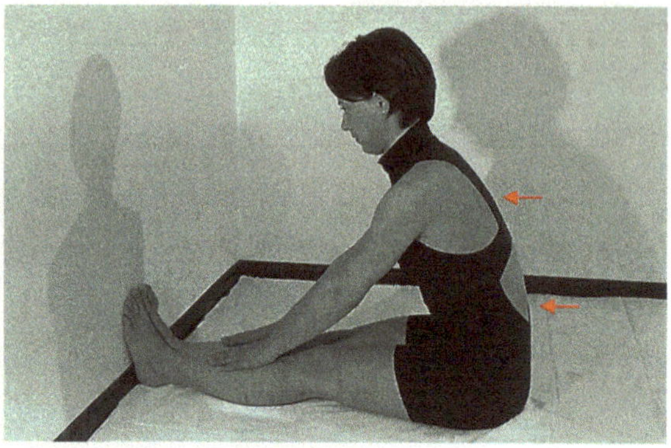

Übung 128

Position
Im Stehen, der Kopf ist in einer Linie mit dem Rumpf. Ein Fuß steht am Boden, der andere liegt auf einem Tisch, einer Stuhllehne oder einer anderen etwa 80 – 90 cm hohen Fläche (dieses Bein ist gestreckt). Wenn es Ihnen schwer fällt, in dieser Position das Gleichgewicht zu halten, halten Sie sich seitlich mit den Händen z. B. an einem Stuhl fest.

Ausführung
Bewegen Sie langsam den aufrechten Oberkörper in Richtung des gestreckten Beins, bis Sie an der Rückseite des Beins eine leichte Spannung wahrnehmen. Bleiben Sie in dieser Position bei langsamer Zwerchfellatmung, bis die Muskelspannung verschwindet oder nachlässt. Wiederholen Sie die Übung zweimal und führen Sie sie dann mit dem anderen Bein aus, indem Sie die Position der Beine vertauschen.

Die häufigsten Fehler
- Schmerzen statt Spannung auslösen,
- den Rücken krümmen und den Kopf nach vorne beugen,
- den Nacken überstrecken und das Kinn heben,
- den Fuß des gestreckten Beins nach außen drehen,
- die Zwerchfellatmung einschränken,
- um jeden Preis die Position, die mit dem einen Bein erreicht wurde, auch mit dem anderen zu erreichen versuchen.

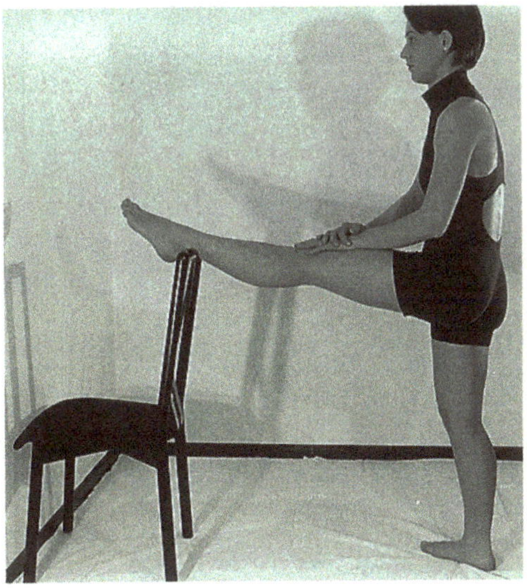

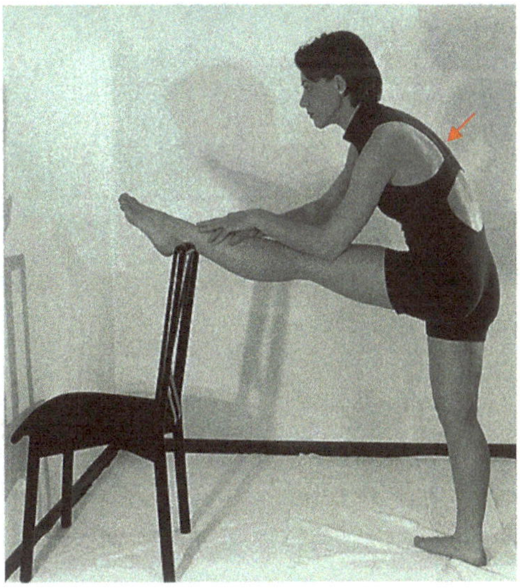

Übung 129

Position
Auf dem Boden sitzend, die Beine sind gestreckt und so weit wie möglich gegrätscht (dies sollte nicht schmerzhaft sein). Die Fußsohlen sind an der Wand, die Hände bequem hinter dem Becken am Boden aufgestützt.

Ausführung
Bewegen Sie den aufrechten Oberkörper langsam in Richtung Wand, bis Sie an der Rückseite der Beine oder an der Innenseite der Oberschenkel eine leichte Spannung spüren. Halten Sie diese Position bei langsamer Zwerchfellatmung, bis die Muskelspannung verschwindet oder abnimmt. Wiederholen Sie die Übung zweimal.

Die häufigsten Fehler
- Schmerzen statt Spannung auslösen,
- den Rücken krümmen und den Kopf nach vorne beugen,
- den Nacken überstrecken und das Kinn heben,
- die Zwerchfellatmung einschränken.

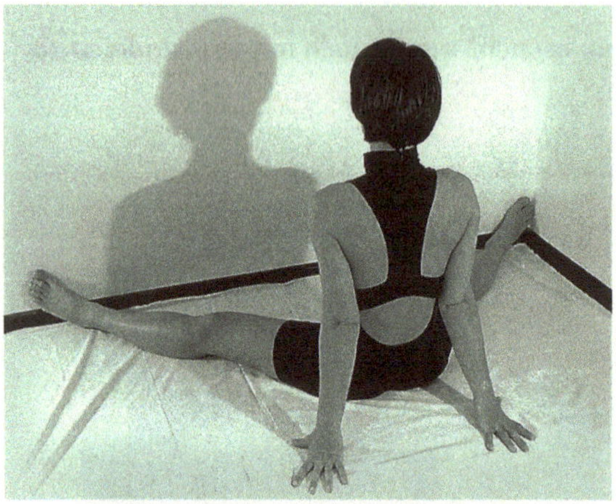

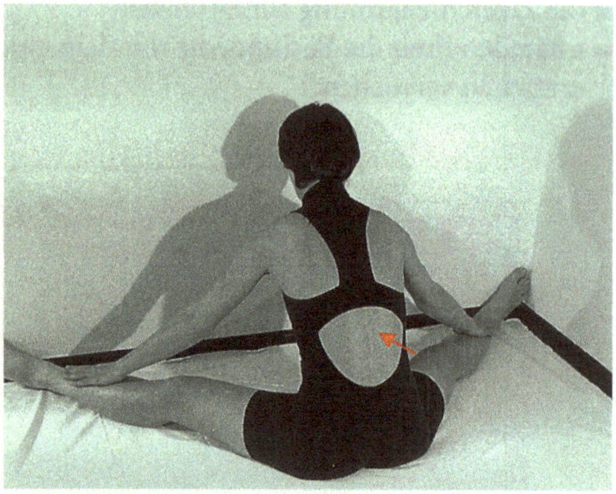

Übung 130

Position
Auf dem Boden sitzend, die Hände sind bequem hinter dem Becken am Boden aufgestützt. Das eine Bein ist gebeugt mit dem Fuß nahe am Gesäß. Das andere ist ebenfalls gebeugt, der Fuß berührt die Innenseite des anderen Knies.

Ausführung
Wandern Sie mit den Händen weiter nach hinten und beugen den Oberkörper nach hinten, bis Sie eine leichte Spannung an der Vorderseite des Oberschenkels des nach hinten gebeugten Beins spüren. Wenn Sie keine Spannung wahrnehmen, können Sie sich auch auf die Unterarme stützen. Bleiben Sie in dieser Position und atmen Sie langsam weiter, bis die Muskelspannung verschwindet oder nachlässt. Wiederholen Sie dies zweimal.

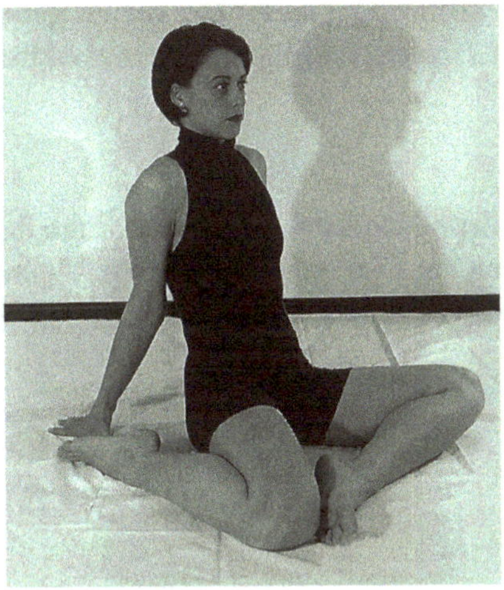

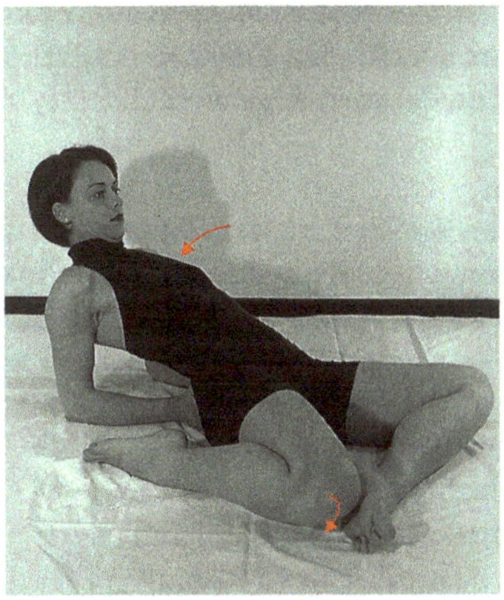

Ist es Ihnen aufgrund mangelnder Hüftbeweglichkeit nicht möglich, die Position zu halten, können Sie das Bein, das Kontakt mit dem Knie hat, auch ausstrecken.

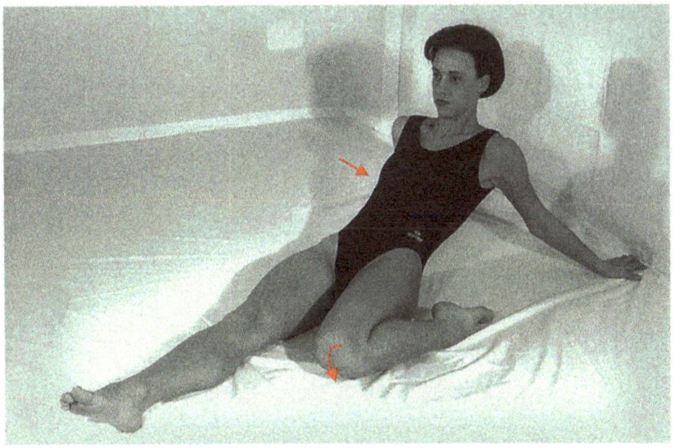

Übung 130 (Fortsetzung)

Die häufigsten Fehler
- Schmerzen statt Spannung auslösen,
- das vordere Knie vom Boden abheben,
- die Zwerchfellatmung einschränken,
- um jeden Preis die Position, die mit dem einen Bein erreicht wurde, auch mit dem anderen zu erreichen versuchen.

Variante
Wer Hüft- oder Rückenprobleme (am unteren Rücken) hat, sollte die Oberschenkelmuskulatur mit folgender Übung trainieren.

Position
Rechte Seitenlage, der rechte Arm liegt angewinkelt unter dem Kopf, die linke Hand umfasst den linken Knöchel. Der rechte Oberschenkel ist im rechten Winkel zum Oberkörper gebeugt. Gelingt es Ihnen nicht, den Knöchel mit der Hand zu fassen, schlingen Sie ein Handtuch um den Knöchel und ergreifen Sie dieses.

Ausführung
Ziehen Sie den Knöchel mit dem linken Arm in Richtung Rücken, so dass das linke Bein nach hinten gedehnt wird. Wenn Sie eine leichte Spannung am Oberschenkel spüren, bleiben Sie in dieser Position und atmen dabei weiter, bis die entstandene Muskelspannung verschwindet oder nachlässt. Wiederholen Sie dies zweimal pro Seite.

Die häufigsten Fehler
- Schmerz auslösen,
- die Zwerchfellatmung einschränken,
- das untere Bein nicht anwinkeln,
- das Knie des gedehnten Beins nach oben heben.

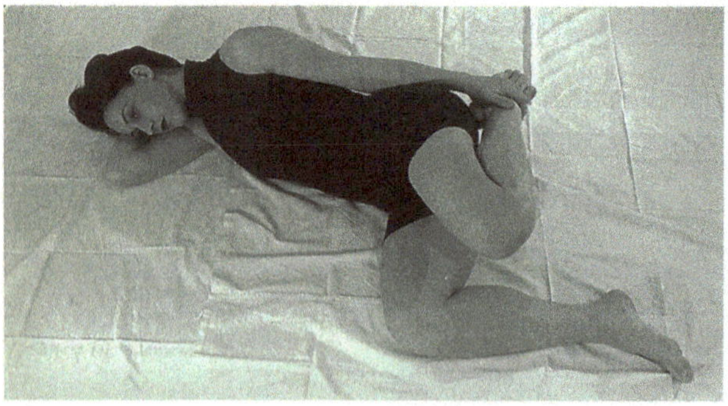

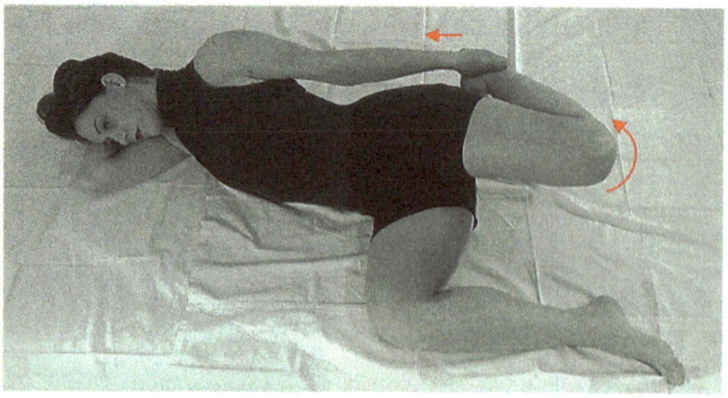

Übung 131

Position
Auf einem Stuhl sitzend, die Wirbelsäule ist aufrecht und die Arme sind leicht nach vorne gestreckt.

Ausführung
Beim Einatmen ballen Sie die Hände kräftig zu Fäusten und halten Sie fünf Sekunden lang den Atem an. Atmen Sie aus und öffnen dabei die Fäuste mit Kraft, halten Sie dann wiederum den Atem fünf Sekunden lang an. Wiederholen Sie dies dreimal.

Die häufigsten Fehler
- die Hände beim Ausatmen zu Fäusten ballen,
- den Daumen nicht einrollen,
- die Finger nicht maximal strecken.

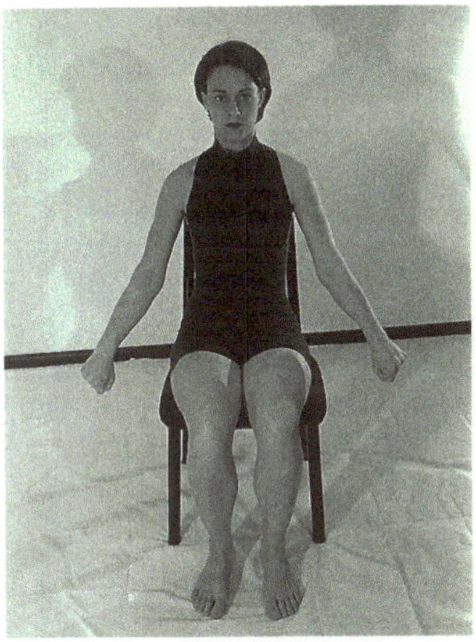

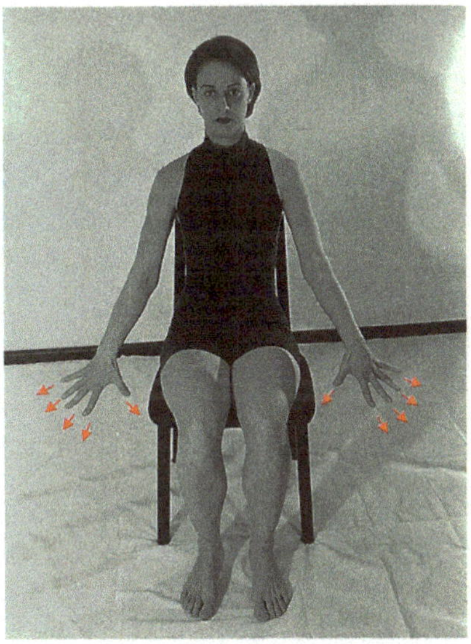

Übung 132

Position
Auf einem Stuhl (möglichst ohne Lehne oder auf einem Hocker) sitzend, die Arme hängen entspannt seitlich herab.

Ausführung
Lassen Sie die Arme in entgegengesetzter Richtung nach vorne und hinten schwingen. Versuchen Sie für diese Pendelbewegung das Eigengewicht der Arme maximal zu nutzen. Der Atem ist frei und regelmäßig. Führen Sie die Übung ein bis zwei Minuten lang aus.
Sie können die Arme auch parallel schwingen und diese ab und zu kreisen lassen (nur nach vorne, oben und hinten).

Die häufigsten Fehler
- den Kopf bewegen,
- die Zwerchfellatmung einschränken,
- die Schultern oder Hände nicht locker mit schwingen,
- die parallel geschwungenen Arme in die andere Richtung kreisen lassen.

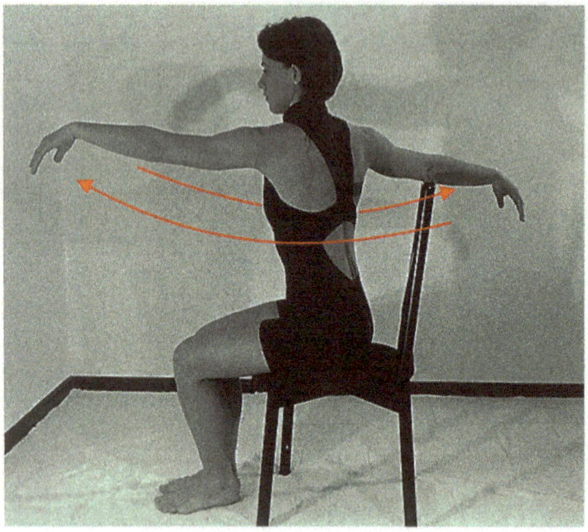

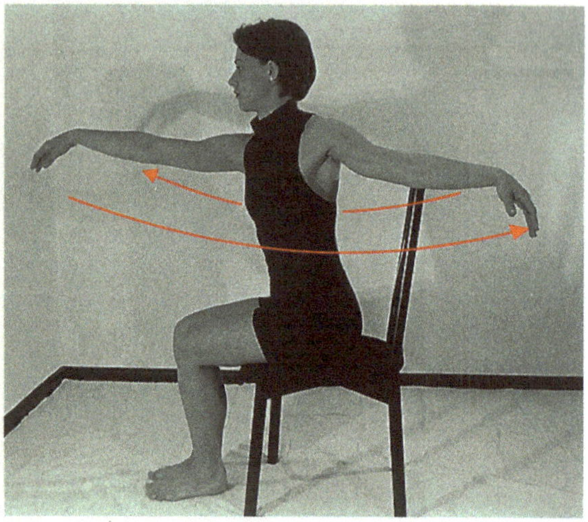

Übung 133

Position
Sitz auf einen Stuhl oder Hocker, der Rücken ist gerade, die Arme sind seitlich auf Schulterhöhe ausgestreckt, die Handflächen zeigen nach unten.

Ausführung
Beim Ausatmen drehen Sie die Handflächen nach oben, ballen die Hände zu Fäusten, beugen die Arme und bewegen die Fäuste so nahe wie möglich Richtung Schultern. Mit dem Einatmen kehren Sie in die Ausgangsposition zurück. Wiederholen Sie dies zwanzig- bis vierzigmal.

Die häufigsten Fehler
- beim Beugen der Arme ein- statt ausatmen,
- die Ellenbogen sinken lassen, wenn die Arme gebeugt werden.

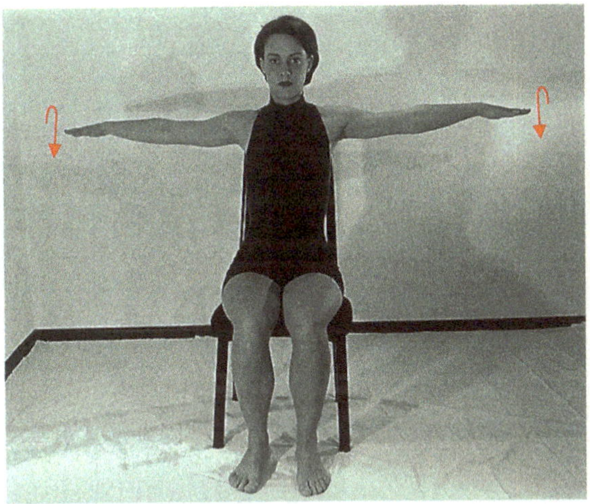

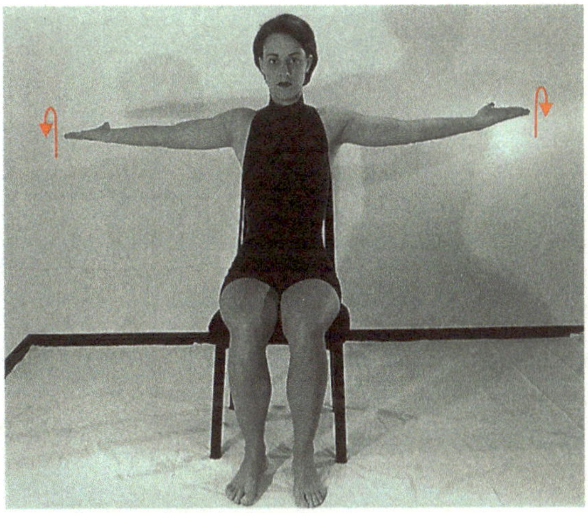

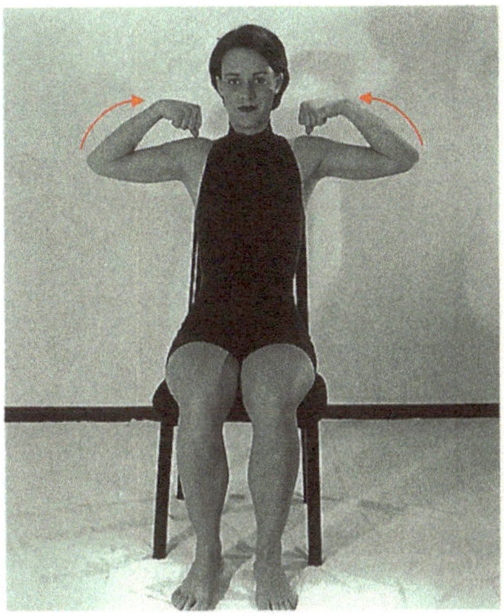

Übung 134

Position
Vierfüßlerstand, die Handflächen sind nahe an den Knien aufgestützt, die Finger sind gespreizt und zeigen nach hinten.

Ausführung
Bewegen Sie das Gesäß in Richtung Fersen, während Sie mit den Händen ganz in Kontakt mit dem Boden bleiben, bis Sie an den Unterarmen oder Handgelenken eine leichte Spannung spüren. Bleiben Sie in dieser Position, atmen Sie regelmäßig weiter, bis diese Muskelspannung nachlässt oder verschwindet. Wiederholen Sie die Übung zweimal.

Die häufigsten Fehler
- die Handflächen vom Boden lösen,
- die Zwerchfellatmung einschränken,
- die Finger nicht spreizen.

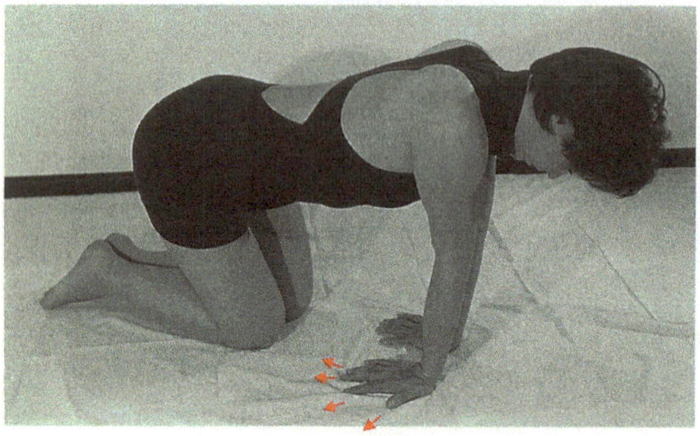

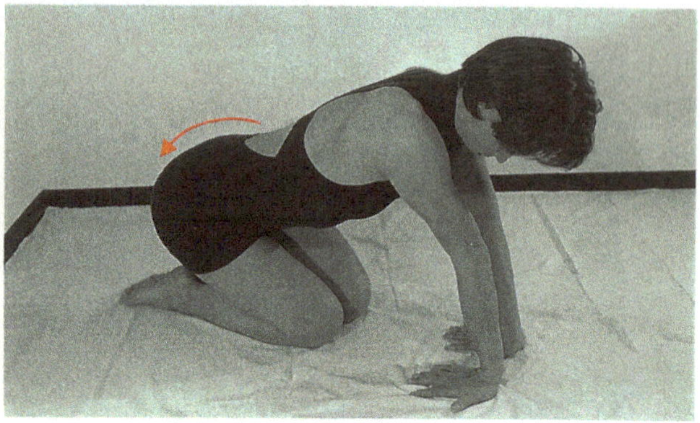

Übung 135

Position
Sitzposition, der Rücken ist gerade. Umfassen Sie hinter dem Rücken mit der linken Hand das rechte Handgelenk.

Ausführung
Ziehen Sie das rechte Handgelenk nach links und nach unten (so dass die rechte Schulter nach unten gezogen wird) und neigen den Kopf nach links. Stoppen Sie die Bewegung, wenn Sie eine leichte Spannung am Hals oder an der Schulter wahrnehmen. Bleiben Sie in dieser Position und atmen dabei gleichmäßig weiter, bis die Muskelspannung nachlässt oder verschwindet.

Die häufigsten Fehler
- den Oberkörper neigen,
- den Kopf nicht zur Seite neigen,
- die Zwerchfellatmung einschränken,
- den Nacken überstrecken und das Kinn heben.

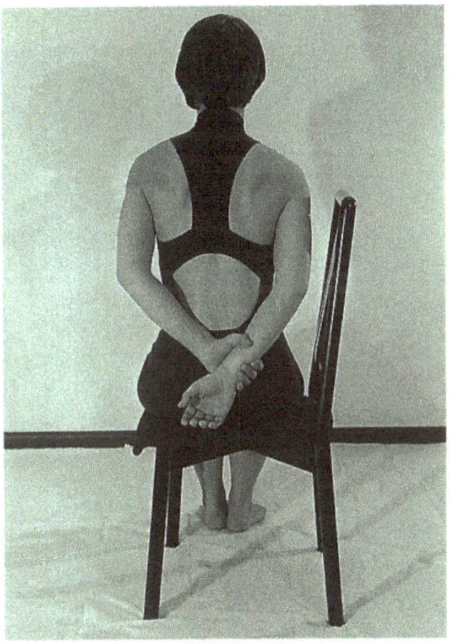

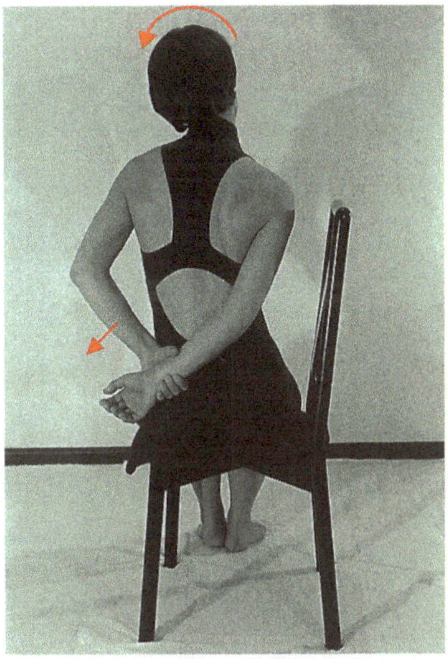

Übung 136

Position
Sitzposition, der Rücken ist gerade. Verschränken Sie die Finger, strecken die Arme nach vorne und drehen die Handflächen nach außen.

Ausführung
Während Sie den Rücken senkrecht halten, drücken Sie die Handflächen so weit wie möglich nach vorne. Ziehen Sie dabei die Schultern zurück. Bleiben Sie in dieser Position, atmen zehn bis 15 Sekunden lang regelmäßig weiter und lassen dann die Arme entspannt seitlich hängen. Wiederholen Sie die Übung fünfmal.

Die häufigsten Fehler
- den Nacken überstrecken und das Kinn heben,
- die Schultern nicht zurückziehen,
- die Handflächen zum Gesicht zeigen lassen,
- bei der Dehnung den Atem anhalten,
- die Hände bei der Dehnung tiefer als Schulterhöhe halten.

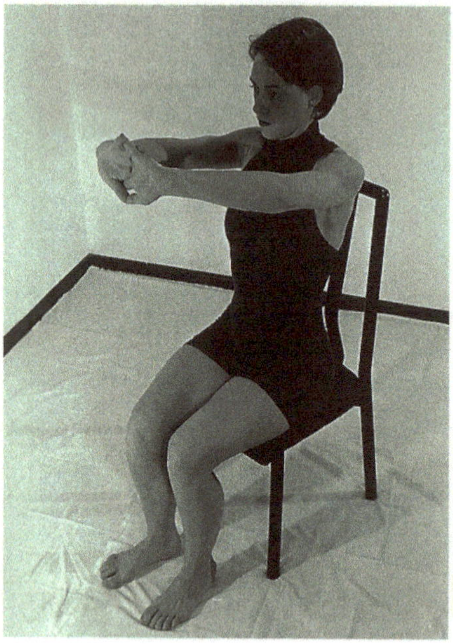

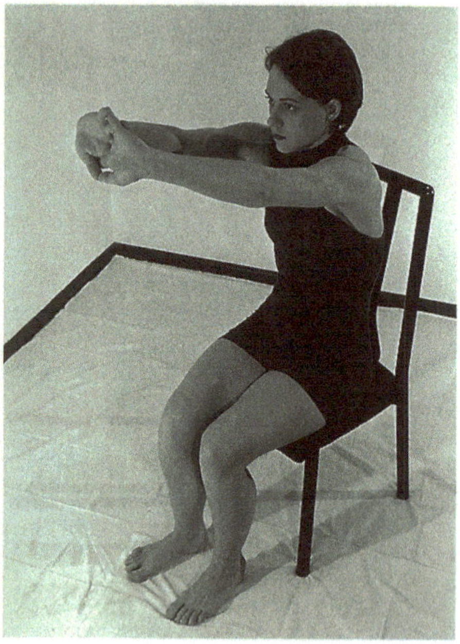

Übung 137

Position
Sitzposition, der Rücken ist gerade. Die Hände sind hinter dem Rücken verschränkt, die Handflächen zeigen nach oben.

Ausführung
Drehen Sie die gestreckten Ellenbogen nach innen und näher zueinander, bewegen so die Schultern nach hinten und ziehen die Hände so weit wie möglich nach hinten und nach oben, ohne den Oberkörper nach vorne zu beugen. Bleiben Sie in dieser Position, atmen Sie regelmäßig weiter und lassen Sie nach zehn bis 15 Sekunden die Arme entspannt an die Seite sinken. Wiederholen Sie dies fünfmal.

Die häufigsten Fehler
- den Kopf nach vorne schieben und den Nacken überstrecken,
- den Oberkörper nach vorne beugen,
- die Ellenbogen bei der Dehnung beugen,
- die Handflächen nach unten zeigen lassen.

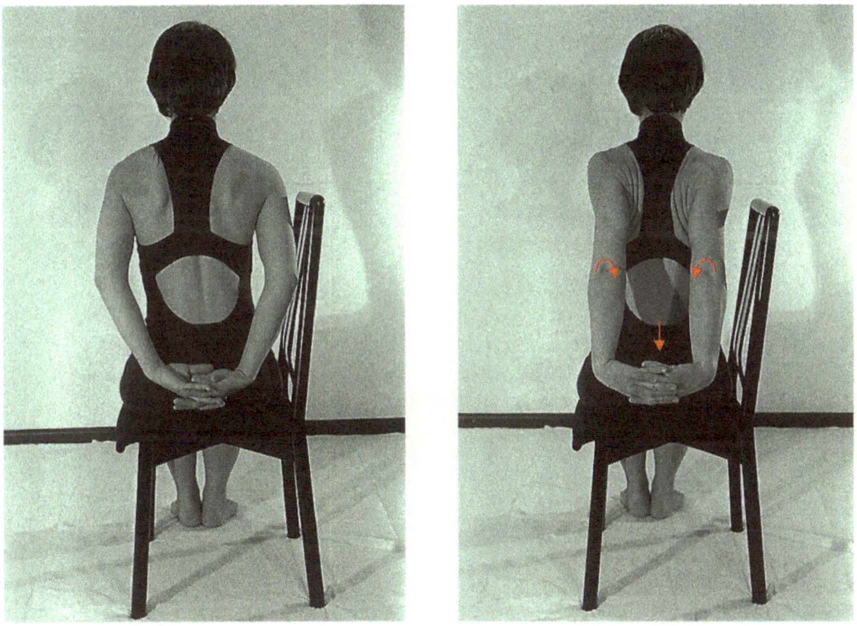

Übung 138

Position
Sitzposition, der Rücken ist gerade. Die rechte Hand ruht auf der linken Schulter. Fassen Sie mit der linken Hand den rechten Ellenbogen auf Schulterhöhe.

Ausführung
Drehen Sie den Kopf nach rechts und ziehen Sie gleichzeitig den Ellenbogen zur linken Schulter. Stoppen Sie die Bewegung, sobald Sie eine leichte Spannung am Hals, an der Schulter oder am Arm spüren. Bleiben Sie in dieser Position und atmen Sie regelmäßig weiter, bis die Muskelspannung verschwindet oder nachlässt. Wiederholen Sie dies zweimal pro Seite.

Die häufigsten Fehler
- den Arm, der gedehnt werden soll, über Schulterhöhe anheben,
- den Arm, der die Dehnung ausführt, anheben,
- das Kinn heben und den Nacken überstrecken,
- den Kopf zur falschen Seite drehen,
- die Zwerchfellatmung einschränken.

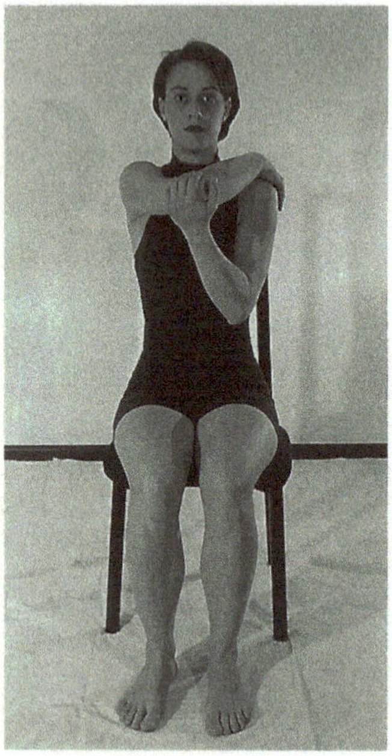

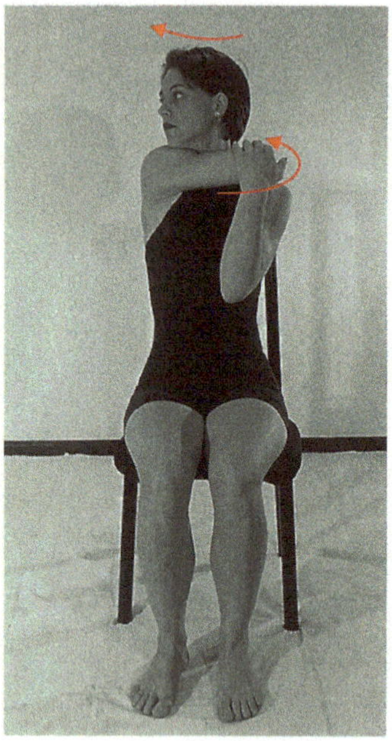

Übung 139

Position
Sitzposition, der Rücken ist gerade. Fassen Sie mit der rechten Hand hinter dem Kopf den linken Ellenbogen. Lassen Sie den linken Unterarm und die linke Hand nach unten hängen.

Ausführung
Ziehen Sie den linken Ellenbogen mit der rechten Hand zur rechten Schulter. Halten Sie an, sobald Sie eine leichte Spannung spüren, und bleiben in dieser Position, atmen dabei gleichmäßig weiter, bis die entstandene Spannung nachlässt oder verschwindet.
Wiederholen Sie die Übung zweimal auf jeder Seite.

Die häufigsten Fehler
- den Kopf oder den Oberkörper nach vorne beugen,
- die Zwerchfellatmung einschränken,
- Schmerz auslösen.

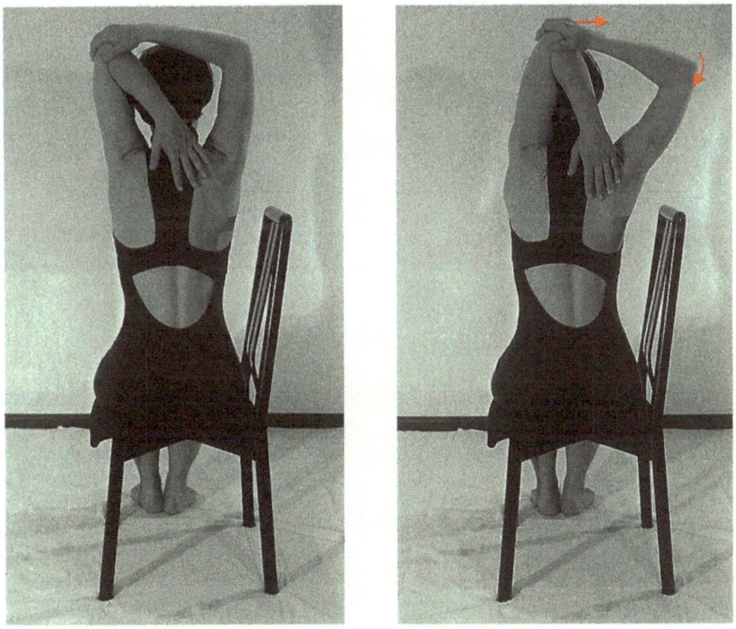

Übung 140

Position
Rückenlage, unter einem Tisch. Die Hände fassen den Tischrand.

Ausführung
Beim Einatmen beugen Sie die Arme, so dass Sie die Brust so nahe wie möglich zum Tisch ziehen können, der ganze Körper ist dabei angespannt.
Führen Sie drei Serien von zwei bis zehn Wiederholungen aus, zwischen den Serien eine Pause von 60 – 90 Sekunden.

Die häufigsten Fehler
- das Becken heben und senken, ohne die Arme zu beugen und zu strecken,
- die Arme nach der Beugung nicht wieder ganz strecken.

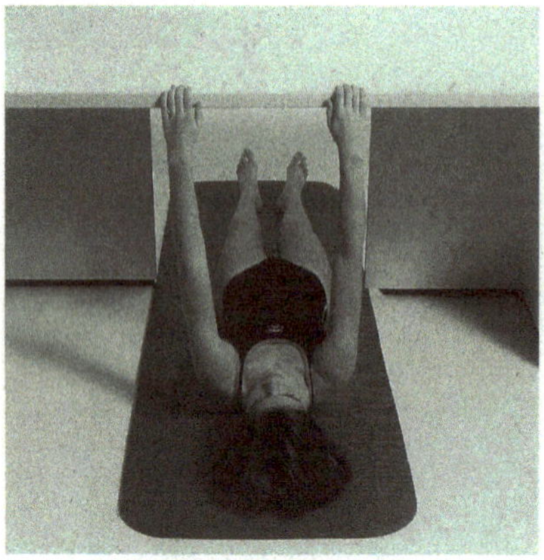

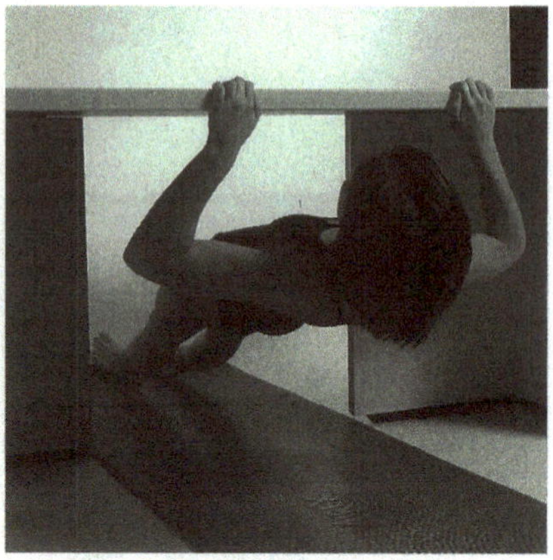

Variante
Wenn Sie es nicht schaffen, die Übung wenigstens einmal zu wiederholen, beugen Sie die Arme und heben dabei nur den Oberkörper an, das Becken bleibt am Boden.

Übung 141

Position
Zwischen zwei Stühlen, die Hände sind seitlich auf die Stühle aufgestützt, der Oberkörper hängt zwischen den Armen. Die Beine sind nach vorne ausgestreckt, nur die Fersen haben Kontakt zum Boden.

Ausführung
Beim Einatmen beugen Sie die Arme, so dass sich das Becken so weit wie möglich dem Boden nähert, beim Ausatmen strecken Sie die Arme wieder. Führen Sie drei Serien von zwei bis zehn Wiederholungen aus, zwischen den Serien eine Pause von 60 – 90 Sekunden.

Die häufigsten Fehler
- das Becken heben und senken, ohne die Arme zu beugen,
- die Arme zu weit beugen, so dass es nicht möglich ist, sie wieder zu strecken.

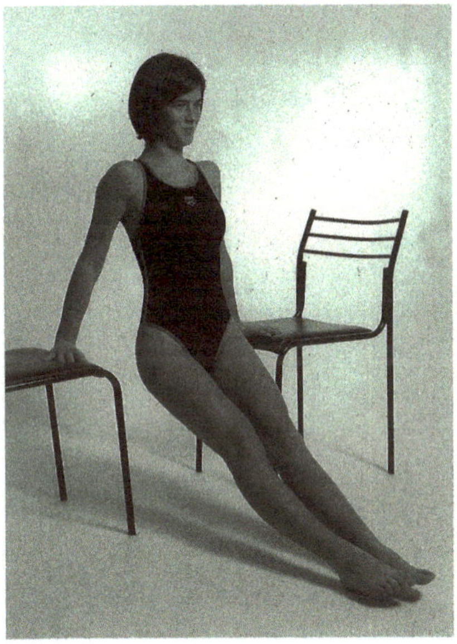
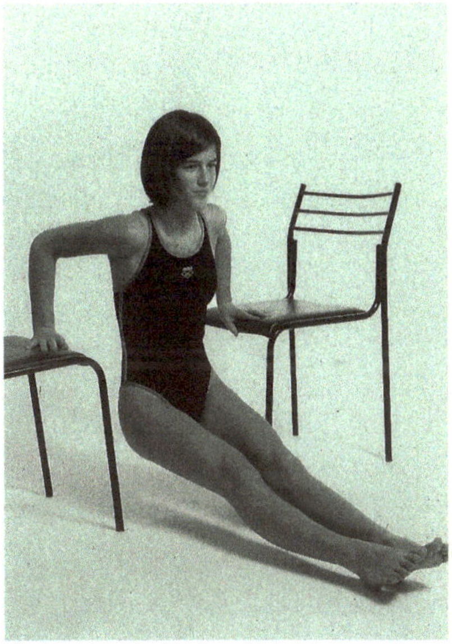

Schlussgedanke

Die meisten „zivilisierten" Menschen denken normalerweise nicht mehr an ihren Körper. Sie stehen morgens auf und halten es für selbstverständlich, dass ihr Körper funktioniert, wie wenn sie in Urlaub fahren würden, ohne vorher Benzin, Ölstand, Kühlwasser oder Reifendruck des Autos überprüft zu haben.

Der menschliche Körper ist immer noch die beste „Erfindung" auf der Erde, aber wie alle ausgeklügelten Mechanismen benötigt er eine aufmerksame Pflege, ansonsten können Pannen auftreten. Ein Formel-1-Wagen, z. B. ein Ferrari, weist besondere Leistungen auf, muss jedoch zur Vermeidung von Unannehmlichkeiten oft gewartet werden.

Wie viel Zeit widmet der heutige Durchschnittsmensch täglich seinem Körper? Wenn man sich überlegt, wie sehr der menschliche Körper missbraucht wird (durch sitzende Tätigkeiten, exzessiven Sport, falsche Ernährung usw.), ohne dass auf eine gesunde Bewegung geachtet wird, darf man eigentlich nicht darauf hoffen, dass der Körper immer funktioniert. Oft sagen mir Patienten, sie hätten dazu keine Zeit. Aber andererseits finden sie trotz vollen Terminkalenders immer Zeit, sich die Haare zu waschen, sich zu rasieren, zu schminken oder zu duschen.

Schon fünf geeignete Körperübungen pro Tag bedeuten Gesundheitspflege. Und dafür brauchen Sie nicht länger als zehn Minuten! „Verlieren" Sie lieber jeden Tag zehn Minuten als in der Zukunft Wochen oder ganze Monate aufgrund von Krankheiten.

Es war nicht meine Absicht, ein Buch zu schreiben, um dadurch das Leben komplizierter zu gestalten, sondern um ein größeres Bewusstsein dafür zu schaffen, welchen Schatz wir eigentlich mit unserem Körper besitzen und wie wir ihn besser einsetzen können, um sein Kapital zu nutzen. Dies kann nur geschehen, wenn man dazu bereit ist, einige Prioritäten im täglichen Leben neu zu setzen.

Liste der Übungen

Wenn man eine Übung ausführt, ist es praktisch unmöglich, deren Wirkung auf einen speziellen Körperbereich zu beschränken. Auch Übungen für ein bestimmtes Zielorgan werden die anderen Organe mit beeinflussen: Z. B. hat eine Übung für die Eierstöcke auch einen Einfluss auf die Gebärmutter. Dennoch können die Übungen nach ihren biophysiologischen Hauptwirkungen eingeteilt werden.

Organe	Übungen
Arterien, Venen, Lymphbahnen	52, 115, 131, 132, 133, 134, 136, 140
Arterien, Venen, Lymphbahnen am Arm	37, 45, 46, 52, 54, 115, 132, 133, 135, 137, 138, 139, 140
Arterien, Venen, Lymphbahnen am Bein	11, 32, 75, 115, 117, 119, 120, 121, 122, 123, 124, 125, 126, 127
Arterien, Venen, Lymphbahnen am Oberschenkel	11, 18, 32, 75, 115, 116, 117, 118, 119, 128, 129, 130
Augen	110, 111, 112, 113, 114
Bauchspeicheldrüse	27, 31, 35, 36, 38
Bronchien	36, 42, 47, 49, 56
Brustdrüsen	37, 44, 45, 46, 47, 52, 54
Dünndarm	16, 17, 20, 21, 24, 27, 29, 30, 31
Durchblutung des Kopfes	30, 56, 102, 103
Eierstöcke	59, 60, 62, 67, 68, 69, 72, 73, 75, 78, 82, 83, 85, 87
Gebärmutter	57, 61, 65, 66, 69, 70, 71, 74, 76, 77, 84
Gefäße des Halses (Halsschlagader, Jugularvenen)	9, 10, 11, 56, 88, 89, 93, 94, 95, 96, 101
Gleichgewichtsorgan	56, 94, 98, 99, 100, 105, 106, 107, 108, 109
Hämorrhoidalvenen	57, 58, 61, 63, 64, 77, 79, 80, 82, 84
Harnblase	57, 58, 60, 61, 62, 79, 80, 81, 82
Herz	36, 43, 48, 49, 50, 51, 54, 56
Hörorgan	94, 97, 99, 100, 105, 106, 107, 108, 109
Kehlkopf	9, 10, 11, 56, 90, 93, 95, 96, 101
Kolon (Dickdarm)	12, 13, 14, 15, 18, 19, 20, 21, 22, 23, 24, 25, 26, 27 (Variante), 31, 32
Leber	33, 34, 35, 36, 37, 38, 39, 40, 41
Luftröhre	9, 10, 11, 56, 90, 91, 92, 96, 101, 103
Lungen	43, 44, 45, 46, 47, 48, 50, 51, 52, 53, 54, 55
Magen	36, 49, 50, 51, 55, 56
Mandeln	90, 91, 92, 93, 94, 95, 96, 97, 101, 103, 104
Milz	33, 34, 35, 36, 37, 38, 39, 40, 41
Nieren (und Nebennieren)	22, 24, 26, 28, 29, 31, 33, 35, 37, 38, 40, 41
Prostata	57, 58, 60, 61, 62, 79, 80, 81, 82
Schilddrüse (und Nebenschilddrüsen)	9, 10, 11, 56, 90, 93, 95, 96, 97, 101
Sigmoid (Rektum)	60, 61, 63, 64, 79, 80, 82, 84, 86
Speicheldrüsen	93, 94, 96, 97, 99, 100, 101, 104, 106, 107
Speiseröhre	9, 10, 11, 56, 90, 91, 92, 96, 101
Stimmbänder	9, 10, 11, 56, 90, 91, 93, 94, 95, 96, 101
Thymusdrüse	36, 43, 48, 49, 50, 51, 56
Zwerchfell	1, 2, 3, 4, 5, 6, 7, 8, 9, 10, 11, 29, 30, 31, 102

Glossar

Alkalisch Eine Lösung ist alkalisch, wenn ihr pH-Wert > 7 ist; bei einem pH-Wert = 7 ist die Lösung neutral. Von sauren Lösungen spricht bei einem pH-Wert < 7.

Anabolische Phase Aufbauphase des Stoffwechsels

Anastomose natürliche Querverbindung zwischen Blut-, Lymphgefäßen oder Nervenbahnen

Back school Rückenschule, Rehabilitationsprogramm bei Rückenschmerzen

Biomechanik Teilgebiet der Biophysik, das sich mit den mechanischen Vorgängen in den Organismen befasst

Bone school „Knochenschule", Rehabilitationsprogramm bei Osteoporose (Knochenschwund)

Enteroptose (Viszeroptose) Senkung der Baucheingeweide

Epithelgewebe oberste Zellschicht des menschlichen Haut- und Schleimhautgewebes

Faszie wenige dehnbare Hülle einzelner Organe, Muskeln und Muskelgruppen; Allgemeine Körperfaszien umhüllen die Gesamtmuskulatur des Rumpfs und der Extremitäten, wodurch Spannungen zwischen weiter auseinander liegenden Körperbereichen sich aufeinander übertragen können.

Fibromyalgie chronische generalisierte Muskel- und Knochenschmerzen; rheumatische Erkrankung

Ganglion Nervenknoten

Glykogen Speicherform des Zuckers

Homöostase Gleichgewicht der physiologischen Körperfunktionen, das auch bei äußeren Veränderungen und Einflüssen gewahrt bleibt.

Hyperoxie erhöhte Sauerstoffwerte in Blut und Körpergeweben

Hypomobilität verminderte Bewegung(sfähigkeit)

Katabolische Phase Abbauphase des Stoffwechsels

Kinesiologie Lehre von den mechanischen und anatomischen Grundlagen der Bewegung. Sie beschäftigt sich mit dem Zusammenspiel von Nerven, Muskulatur und Knochen und ihrem Einfluss auf Körperhaltung und Bewegungsabläufe und sie versucht auch die psychische Ebene (Emotionen, Denkschemata, Verhaltensmuster) in Bewegung zu bringen.

Kyphose Verkrümmung der Wirbelsäule nach hinten

Ligamentum Band

Liquor (cerebrospinalis) Flüssigkeit, in der Hirn und Rückenmark „schwimmen" und die das zentrale Nervensystem gegen Stoß und Druck von außen schützt.

Lordose Verkrümmung der Wirbelsäule nach vorne

Lumbalgie Schmerzen am unteren Rücken

Mechanorezeptoren Rezeptoren in Haut, Muskeln, Sehnen, Organen usw., die auf mechanische Reize ansprechen (Druck usw.).

Mediastinum mittlerer Brustraum zwischen den beiden Lungen

Medioklavikularlinie Linie, die von der Mitte des Schlüsselbeins nach unten gezogen wird

Meningen Häute (Dura mater, Arachnoidea, Pia mater), die Hirn und Rückenmark umhüllen

Mobilität atmungsbedingte Bewegung der Organe

Motilität rhythmische, langsame aktive (Eigen-) Bewegung der Organe unabhängig vom Atemrhythmus

Myofibrillen kontraktile Elemente der Muskelzellen

Myoglobin roter Muskelfarbstoff, der Sauerstoff bindet und somit den Sauerstoffspeicher im Muskelgewebe darstellt

Neuron Nervenzelle

Neurotransmitter chemische Substanzen, die Nervenreize weiterleiten

Ontogenese Entwicklung des Individuums von der Einzelle zum geschlechtsreifen Menschen

orthostatische Proteinurie Proteine (Eiweiße) im Urin nach längerer körperlicher Belastung

Osteopathie Ganzheitliche manuelle Diagnostik und Therapie, die sich auf anatomische, embryologische und physiologische Kenntnisse stützt, so dass Funktionsstörungen im Körper erspürt und behandelt sowie die Selbstheilungskräfte des Patienten gefördert werden können.

Osteopenie Knochenabbau

Phylogenese Entstehungsgeschichte der Lebewesen

primärer Atemmechanismus Dieser Mechanismus ist im ganzen Körper präsent, seine motorische Kraft geht vom Schädel aus. Dieses physiologische Phänomen umfasst die Beweglichkeit des Gehirns und des Rückenmarks, das Hin- und Herfließen des Liquors, die Beweglichkeit der Hirn- und Rückenmarkshäute, der Schädelknochen und die Beweglichkeit des Kreuzbeins zwischen den Darmbeinen.

psychosomatische Störungen Störungen, die auf Wechselwirkungen zwischen Psyche und Körper beruhen.

Skapularlinie Linie, die von der Mitte des Schulterblatts nach unten gezogen wird

vasomotorisch die Gefäßnerven (Vasomotoren) betreffend, die eine Gefäßverengung oder -erweitung vermitteln

viszeral die Eingeweide betreffend

viszero-somatischer Reflex Störung, die von einem oder mehreren Organen ausgeht und sich an der äußerlichen Körperstruktur an den entsprechenden Segmenten niederschlägt.

Literatur

Anderson, B., Stretching, Felicitas Hübner, Waldeck-Dehringhausen 1982.

Benjamin, H., Miglior vista senza occhiali, Astrolabio, Roma 1972.

Brazzo, M., Il musicista in forma, Edizioni Mediterranee, Roma 1993.

Brazzo, M., L'educazione alla respirazione diaframmatica nel musicista, Edizioni Mediterranee, Roma 1989.

Cambier, J., Dehen, H., Pitrier, J., Ribadeau-Dumas, J. L., Propédeutique neurologique, Masson, Paris 1976.

Caporossi, R., Le système neuro-vegetif et ses troubles fonctionnels, Editions de Verlaque, Paris 1990.

Costacurta, L., La nuova dietetica, Edizioni di Medicina naturale, Conegliano (TV) 1986.

Greissing, H., Zillo, A., Neue Hoffnung: Zilgrei, Mosaik, München 1995.

Günther, H., Kohlrausch, W., Teirich-Leube, H., Krankengymnastik in der Frauenheilkunde, G. Fischer, Stuttgart 1968.

Kapandji, I. A., Funktionelle Anatomie der Gelenke, Hippokrates, Stuttgart 2001.

Kos, B., Gymnastik – 1200 Übungen, Sportverlag, Berlin 1979.

Rochard, B., Trattato di osteopatia strutturale, Marrapese, Roma 1986.

Shelton, H. M., Fasting for Renewal of Life, Natural Hygiene Press, Chicago (Illinois) 1974.

Souchard, P. E., Il campo chiuso via somato-psichica, Marrapese, Roma 1982.

Upledger, J. E., Vredevoogd, J. D., Lehrbuch der Kraniosakraltherapie, Haug, Heidelberg 1994.

Weischenck, J., Trattato di osteopatia viscerale, Marrapese, Roma 1982.

Williams, P. L., Warwick, R., Gray's Anatomy, W. B. Saunders, Philadelphia 1980.

FSC
www.fsc.org
MIX
Papier | Fördert gute Waldnutzung
FSC® C083411

Kolibri 360 GmbH
Ferdinand-Jühlke-Straße 7
99095 Erfurt, Deutschland
produktsicherheit@kolibri360.de